现代临床妇产科
常见病诊疗

主编 陈怡萌 等

天 津 出 版 传 媒 集 团

天津科技翻译出版有限公司

图书在版编目（CIP）数据

现代临床妇产科常见病诊疗 / 陈怡萌等主编. —天
津：天津科技翻译出版有限公司，2022.10（2024.4重印）
ISBN 978-7-5433-4145-6

Ⅰ.①现…　Ⅱ.①陈…　Ⅲ.①妇产科病–常见病–诊
疗　Ⅳ.①R71

中国版本图书馆 CIP 数据核字(2021)第 193525 号

现代临床妇产科常见病诊疗

XIANDAI LINCHUANG FUCHANKE CHANGJIANBING ZHENLIAO

出　　　版：天津科技翻译出版有限公司
出 版 人：刘子媛
地　　　址：天津市南开区白堤路 244 号
邮政编码：300192
电　　　话：(022)87894896
传　　　真：(022)87893237
网　　　址：www.tsttpc.com
印　　　刷：三河市华东印刷有限公司
发　　　行：全国新华书店
版本记录：787mm×1092mm　16 开本　12.75 印张　300 千字
　　　　　　2022 年 10 月第 1 版　2024 年 4 月第 2 次印刷
　　　　　　定价：78.00 元

（如发现印装问题，可与出版社调换）

编者名单

主　编　陈怡萌　高友芹　李　菲　严玲玲

副主编　刘海霞　李凤兰

编　者　(按姓氏汉语拼音排序)

陈　芹　　滕州市中心人民医院

陈怡萌　　铜仁职业技术学院

高友芹　　滕州市中心人民医院

贾庆兰　　滕州市中心人民医院

李　菲　　寿光市人民医院

李凤兰　　西平县人民医院

刘海霞　　承德市中心医院

严玲玲　　江汉大学附属湖北省第三人民医院

郑　岚　　滕州市中医医院

邹　莉　　云南省第一人民医院

前　言

随着近年来医学模式的转变及传统医学观念的不断更新,妇产科学的许多诊疗技术和原则也发生了日新月异的变化。为了传递全新的实用性知识,提高妇产科医师的诊疗水平,并规范医疗行为,我们整合了多年丰富的临床经验,并参阅了相关文献,倾力合著此书。

本书内容包括正常妊娠、异常妊娠、异常分娩,以及女性生殖系统炎症、妊娠滋养细胞疾病、生殖内分泌疾病和女性生殖细胞肿瘤。本书条理清晰、通俗易懂,适用于妇产科医师及对妇产科感兴趣的广大读者参考阅读。

在本书编写过程中,我们查阅了大量相关资料和参考文献,在此,向所有编者和出版者表示衷心的感谢。由于编写时间和篇幅有限,书中难免存在不妥之处,望广大读者不吝指正。

目　录

第**1**章

正常妊娠

第1节 妊娠生理

一、生殖细胞的发生与成熟

(一)精子的发生与成熟

1.精子的来源

睾丸是男性生殖腺,除能分泌雄激素外,还能产生精子。睾丸实质由 250 个锥体小叶组成,每个小叶内有 1~4 条弯曲细长的生精小管,其管壁由支持细胞和生精细胞组成。生精细胞包括精原细胞、初级精母细胞、次级精母细胞、精子细胞和精子。

2.精子发生过程

从精原细胞发育为精子,人类需要(64±4.5)天。由精原细胞经过一系列发育阶段发展为精子的过程称为精子发生。这个过程可分为 3 个阶段。第一阶段,精原细胞经过数次有丝分裂,增殖分化为初级精母细胞。第二阶段,初级精母细胞进行 DNA 复制,经过两次成熟分裂,经短暂的次级精母细胞阶段,变为精子细胞。在此过程中,染色体数目减少 50%,故又称减数分裂。第三阶段,精子细胞不再分裂,由圆形的精子细胞变态发育为蝌蚪状的精子,精子的形成标志着男性生殖细胞的成熟。

(二)卵子的发生与排卵

1.卵子发生过程

卵巢是女性生殖腺,它既产生卵细胞,又分泌雌激素。人类的原始生殖细胞在受精后

5~6周迁移至生殖嵴。人胚第6周时,生殖嵴内有原始生殖细胞1000~2000个;胚胎第5个月末,卵巢中卵细胞数有(600~700)万个,其中约有200万个卵原细胞,500万个初级卵母细胞;至新生儿,两侧卵巢有(70~200)万个原始卵泡;7~9岁时约有30万个;青春期约有4万个。在促性腺激素的作用下,每个月有15~20个卵泡生长发育,一般只有一个卵泡发育成熟并排出。女性一生中约排卵400余个,其余卵泡均在不同年龄先后退化为闭锁卵泡。卵泡的发育一般分为原始卵泡、初级卵泡、次级卵泡和成熟卵泡4个阶段。近年有研究显示,原始卵泡发育至成熟卵泡需经历几个周期才能完成。

2.排卵

成熟卵泡破裂,卵母细胞自卵巢排出的过程称为排卵。一般每28~35天排卵一次,两个卵巢轮流排卵。多数人每次排一个卵,偶尔可排两个卵。

二、受精及受精卵输送、发育与着床

(一)受精

已获能的精子和成熟的卵子相结合的过程称为受精。受精一般发生在排卵后的12小时内,整个受精过程大约需要24小时。

1.精子获能

精子经宫颈管进入宫腔与子宫内膜接触后,子宫内膜白细胞产生的α、β淀粉酶解除精子顶体酶上的"去获能因子",此时精子具有受精能力,称精子获能。获能的主要部位在子宫和输卵管。

2.受精过程

获能的精子与卵子在输卵管壶腹部与峡部连接处相遇,在 Ca^{2+} 的作用下,精子顶体前膜破裂释放出顶体酶,溶解卵子外围的放射冠和透明带,称为顶体反应。虽有数个精子穿过透明带,但只能有一个精子进入卵细胞。已获能的精子穿过次级卵母细胞透明带为受精的开始,雄原核与雌原核融合为受精的完成。

(二)受精卵的输送与发育

输卵管蠕动和纤毛运动可将正在进行有丝分裂的受精卵向子宫腔方向移动,大约受精后3天分裂成由16个细胞组成的实心细胞团,称为桑椹胚。约在受精后第4天,桑椹胚进入子宫腔并继续分裂发育为100个细胞时,细胞间出现一些小的腔隙,随之融合为一个大腔,腔内充满液体,呈囊泡状,称为胚泡。

(三)着床

胚泡逐渐侵入子宫内膜的过程称为植入,又称着床。着床于受精后第 5~6 天开始,第 11~12 天完成。

受精卵着床需经过定位、黏着和穿透 3 个阶段。着床必须具备以下条件:①胚胎必须发育至胚泡期。②透明带消失。③雌激素与孕激素分泌已达一定水平。④子宫内膜已进入分泌期,发生蜕膜反应,允许胚泡着床。

受精卵着床后,孕酮作用使子宫内膜腺体增大并弯曲,腺上皮细胞内及腺腔中含有大量糖原,血管充血,结缔组织细胞肥大,此时的子宫内膜称为蜕膜。根据囊胚与蜕膜的位置关系,蜕膜可分为 3 部分:①包蜕膜,覆盖于囊胚表面。②底蜕膜,位于囊胚植入处,以后发育成胎盘的母体部分。③真蜕膜,底蜕膜及包蜕膜以外的蜕膜部分。

三、胎儿附属物的形成及其功能

胎儿附属物是指胎儿以外的组织,包括胎盘、胎膜、脐带和羊水。

(一)胎盘

胎盘由胎儿与母体组织共同构成,是母体与胎儿之间进行物质交换、营养代谢、分泌激素和阻止外来微生物入侵、保证胎儿正常发育的重要器官。胎盘由羊膜、叶状绒毛膜和底蜕膜构成。

1.胎盘的形成与结构

(1)羊膜:胎盘最内层,构成胎盘的胎儿部分,由胚胎羊膜囊壁发育而成。正常羊膜光滑半透明,厚 0.05mm,无血管、神经及淋巴,有一定弹性,有活跃的物质转运功能。

(2)叶状绒毛膜:构成胎盘的胎儿部分,是胎盘的主要部分。

晚期囊胚着床后,滋养层迅速分裂增长,表面呈毛状突起,以后再分支形成绒毛。绒毛表面有两层细胞,内层为细胞滋养细胞,外层为合体滋养细胞,是执行功能的细胞。此时的绒毛为一级绒毛,又称初级绒毛;胚胎发育至第 2 周末或第 3 周初时,胚外中胚层逐渐深入绒毛干内,形成间质中心索,称为二级绒毛,又称次级绒毛;约在第 3 周末,胚胎血管长入间质中心索,分化出毛细血管,形成三级绒毛,建立起胎儿胎盘循环。

与底蜕膜相接触的绒毛营养丰富,发育良好,称为叶状绒毛膜。从绒毛膜板伸出很多绒毛干,逐渐分支形成初级绒毛干、次级绒毛干和三级绒毛干,每个绒毛干分出许多分支,一部分绒毛末端浮于绒毛间隙中,称为游离绒毛,长入底蜕膜中的绒毛称为固定绒毛。一个初级绒毛及其分支形成一个胎儿叶,一个次级绒毛及其分支形成一个胎儿小叶,一个胎儿叶包括几个胎儿小叶。

绒毛干之间的间隙称为绒毛间隙。在滋养层细胞的侵蚀过程中,子宫螺旋动脉和子宫静脉破裂,直接开口于绒毛间隙。绒毛间隙充满母体血液。在妊娠晚期,母体血液以每分钟500mL的流速进入绒毛间隙,每个绒毛干中均有脐动脉和脐静脉,最终成为毛细血管进入绒毛末端。胎儿血也以每分钟500mL的流速流经胎盘,但胎儿血与母体血液不直接相通。

(3)底蜕膜:构成胎盘的母体部分,占妊娠胎盘很小一部分。固定绒毛的滋养层细胞与底蜕膜共同形成蜕膜板。相邻绒毛间隙之间残留下的楔形底蜕膜形成胎盘隔,不超过胎盘全层的2/3。相邻绒毛间隙的血液相互沟通。胎盘隔把胎盘的母体面分隔成表面凹凸不平、肉眼可见的15~20个暗红色母体叶,也称胎盘小叶。每个母体叶包含数个胎儿叶,每个母体小叶均有其独自的螺旋动脉供应血液。

在正常情况下,绒毛可侵入子宫内膜功能层深部。若底蜕膜发育不良,滋养层细胞可能植入过深甚至进入子宫肌层,造成植入性胎盘。

2.妊娠足月胎盘的大体结构

足月胎儿的胎盘重约500g,直径为15~20cm,中央厚,周边薄,平均厚度为2.5cm。胎盘母体面凹凸不平,由不规则的浅沟将其分为15~30个胎盘小叶。胎盘胎儿面覆盖着一层光滑透明的羊膜,近中央处有脐带附着。

3.胎盘的生理功能

胎盘的生理功能极其复杂,具有物质交换及代谢、激素分泌和屏障功能,对保证胎儿的正常发育至关重要。

(1)物质交换:进行物质交换是胎盘的主要功能,胎儿通过胎盘从母体血液中获得营养和氧气,排出代谢废物和二氧化碳。

1)胎盘的物质交换方式:①简单扩散,指物质通过细胞膜从高浓度区扩散至低浓度区,不消耗细胞能量。脂溶性高,不带电荷物质(如 O_2、CO_2、水、钠、钾等电解质),容易通过血管合体膜。②易化扩散,指在载体介导下,物质通过细胞膜从高浓度区向低浓度区扩散,不消耗细胞能量,但速度远较简单扩散快得多,具有饱和现象,如葡萄糖等的转运。③主动转运,指物质通过细胞膜从低浓度区逆方向扩散至高浓度区,在此过程中需要消耗 ATP(如氨基酸、水溶性维生素及钙、铁等)转运,在胎儿血中浓度均高于母体血液。④较大物质可通过血管合体膜裂隙,或通过细胞膜入胞和出胞等方式转运,如大分子蛋白质、免疫球蛋白等。

2)气体交换:氧和二氧化碳在胎盘以简单扩散方式交换。胎儿红细胞中血红蛋白含量高于成人,同时,子宫动脉内氧分压(5.3~6.6kPa)远高于绒毛间隙内氧分压(2~4kPa),使母体血液中的氧能迅速向胎儿方向扩散。此外, 由于胎盘屏障对 CO_2 的扩散度是氧的20倍,胎儿向母体血液排出二氧化碳较摄取氧容易得多。二氧化碳进入母体血液后引起的 pH 值降低又可增加母体血液氧的释放。

3)水与电解质的交换:水的交换主要通过简单扩散方式进行,妊娠36周时交换率最高;妊娠末期,每小时约有3.6L水通过胎盘进入胎儿。钾、钠和镁大部分以简单扩散方式通过胎盘屏障,但当母体缺钾时,钾的交换方式则为主动运输,以保证胎儿体内钾浓度正常。钙、磷、碘、铁多以主动运输方式单向从母体向胎儿转运,以保证胎儿正常生长发育,铁的主动运输不受母体贫血的影响。

4)营养物质的转运和废物排出:葡萄糖是胎儿能量的主要来源,以易化扩散方式通过胎盘;氨基酸多以主动运输方式通过胎盘;蛋白质通过胎盘的入胞和出胞作用从母体转运至胎儿;脂类必须先在胎盘中分解,进入胎儿体内再重新合成;甾体激素要在酶的作用下,结构发生变化后才能通过胎盘。

维生素 A、维生素 D、维生素 E、维生素 K 等脂溶性维生素主要以简单扩散方式通过胎盘屏障。维生素 A 以胡萝卜素的形式进入胚体,再转化成维生素 A。胎儿血中的水溶性维生素,即维生素 B 和维生素 C 浓度高于母体血液,故多以主动运输方式通过胎盘屏障。胎儿代谢产生的废物,如肌酐、尿素等亦经胎盘进入母体血液后排出。

(2)防御功能:胎盘具有屏障作用,对胎儿具有一定的保护功能,但这种功能并不完善。母体血液中的免疫抗体免疫球蛋白 G(IgG)能通过胎盘,使胎儿获得被动免疫力,但 IgG 类抗体,如抗 A、抗 B、抗 Rh 血型抗体亦可进入胎儿血中,致使胎儿及新生儿发生溶血。各种病毒(如风疹病毒、巨细胞病毒、流感病毒等)可直接通过胎盘进入胎儿体内,引起胎儿畸形、流产及死胎。一般细菌、弓形虫、衣原体、螺旋体等不能通过胎盘屏障,但可在胎盘部位形成病灶,破坏绒毛结构后进入胎儿体内引起感染。

(3)内分泌功能:胎盘能合成多种激素、酶及细胞因子,对维持正常妊娠有重要作用。

1)人绒毛膜促性腺激素(hCG):一种糖蛋白激素,由 α、β 两个不同亚基组成,α 亚基的结构与垂体分泌的尿促卵泡素(FSH)、黄体生成素(LH)和促甲状腺激素(TSH)等基本相似,故相互间能发生交叉反应,而 β 亚基的结构具有特异性。β-hCG 与 β-LH 结构较近似,但最后 30 个氨基酸各不相同,所以临床应用抗 hCGβ 亚基来进行 hCG 的检测,以避免 LH 的干扰。hCG 在受精后第 6 天开始分泌,受精后第 19 天就能在妊娠女性血清和尿中测出,至妊娠 8~10 周血清浓度达高峰,为 50~100kU/L,持续 1~2 周后迅速下降,中、晚期妊娠时血浓度仅为高峰时的 10%,持续至分娩,一般于产后 1~2 周消失。

hCG 的功能:①具有 LH 与 FSH 的功能,维持月经黄体的寿命,使月经黄体增大成为妊娠黄体。②能刺激雄激素芳香化转变为雌激素,同时也能刺激孕酮的形成。③能抑制植物凝集素对淋巴细胞的刺激作用,hCG 可吸附于滋养细胞表面,以免胚胎滋养层细胞被母体淋巴细胞攻击。④与尿促性素(hMG)合用能诱发排卵。

2)人胎盘生乳素(HPL):由 191 个氨基酸组成,是分子量为 22 000 的一种蛋白类激素。妊娠 6 周时可在母体血液中测出,随妊娠进展,分泌量逐渐增加,至妊娠 34~35 周达高峰,母体血液值为 5~7mg/L,羊水值为 0.55mg/L,维持至分娩,分娩后 7 小时内迅速消失。

HPL 的功能:①促进蛋白质合成,形成正氮平衡,促进胎儿生长。②促进糖原合成,同时可刺激脂肪分解,使非酯化脂肪酸增加以供母体应用,从而使更多的葡萄糖供应胎儿。③促进乳腺腺泡发育,刺激乳腺上皮细胞合成酪蛋白、乳白蛋白与乳珠蛋白,为产后泌乳做好准备。④促进黄体形成。⑤抑制母体对胎儿的排斥作用。

3)妊娠特异性蛋白:包括妊娠相关血浆蛋白 A(PAPP-A)、妊娠相关血浆蛋白 B(PAPP-B)及妊娠相关血浆蛋白 C(PAPP-C)。其中较重要的是 PAPP-C,也称 PSBG,即 SP,分子量为 90 000,含糖量为 29.3%,半衰期为 30 小时。受精卵着床后,进入母体血循环,其值逐渐上升,妊娠 34~38 周达高峰,至妊娠足月为 200mg/L。正常妊娠母体血液、羊水、脐血及乳汁亦能测出 SP,羊水值比母体血液值低 100 倍,脐血值比母体血液值低 1000 倍。测定 SP 值,可用于预测早孕,并能间接了解胎儿情况。

4)雌激素:为甾体类激素,妊娠早期主要由黄体产生,妊娠 10 周后主要由胎儿-胎盘单位合成。至妊娠末期,雌三醇值为非妊娠女性的 1000 倍,雌二醇及雌酮值为非妊娠女性的 100 倍。

雌激素合成过程:母体内胆固醇在胎盘内转变为孕烯醇酮后,经胎儿肾上腺胎儿带转化为硫酸脱氢表雄酮(DHEAS),再经胎儿肝内 16α-羟化酶作用,形成 16α-羟基硫酸脱氢表雄酮(16α-OH-DHEAS)。此种物质在胎盘合体滋养细胞硫酸酯酶的作用下,去硫酸根成为 16α-OH-DHA 后,再经胎盘芳香化酶作用成为 16α-羟基雄烯二酮,最后形成游离雌三醇。由于雌三醇由胎儿和胎盘共同作用形成,故测量血雌三醇的值,可反映胎儿胎盘单位的功能。

5)孕激素:为甾体类激素,妊娠早期由卵巢妊娠黄体产生,自妊娠 8~10 周后,胎盘合体滋养细胞是产生孕激素的主要来源。随妊娠进展,母体血液中孕酮值逐渐增高,至妊娠末期可达 180~300mol/L,其代谢产物为孕二醇,24 小时尿排出值为 35~45mg。

6)缩宫素酶:是由合体滋养细胞产生的一种糖蛋白,分子量约为 30 万,随妊娠进展逐渐增加,主要作用是灭活缩宫素,维持妊娠。胎盘功能不良时,血中缩宫素酶活性降低。

7)耐热性碱性磷酸酶(HSAP):由合体滋养细胞分泌。于妊娠 16~20 周母体血液中可测出此酶。随妊娠进展分泌量增加,分娩后迅速下降,产后 3~6 天消失。多次动态测其数值,可作为胎盘功能检查的一项指标。

8)细胞因子与生长因子:如表皮生长因子(EGF)、神经生长因子、胰岛素样生长因子(IGF)、转化生长因子 β(TGF-β)、肿瘤坏死因子 α(TNF-α)、粒细胞-巨噬细胞克隆刺激因子(GM-CSF),白细胞介素 1、2、6、8 等。这些因子对胚胎营养及免疫保护起一定作用。

(二)胎膜

胎膜由绒毛膜和羊膜组成。胎膜外层为绒毛膜,在发育过程中由于缺乏营养供应而逐渐退化萎缩为平滑绒毛膜,至妊娠晚期与羊膜紧密相贴。胎膜内层为羊膜,羊膜为半透明无血管的薄膜,厚度为 0.02~0.05cm,部分覆盖胎盘的胎儿面。随着胎儿生长及羊膜腔的扩大,羊膜、平滑绒毛膜和包蜕膜进一步突向宫腔,最后与真蜕膜紧贴,羊膜腔占据整个子宫腔。胎膜含多量花生四烯酸的磷脂,且含有能催化磷脂生成游离花生四烯酸的溶酶体,故胎膜在分娩发动上有一定作用。

(三)脐带

脐带是连于胚胎脐部与胎盘间的条索状结构。脐带外被羊膜,内含卵黄囊、尿囊、两条脐动脉和一条脐静脉,中间填充华通胶,有保护脐血管的作用。妊娠足月胎儿脐带长 30~70cm,平均 50cm,直径 1.0~2.5cm。脐带是胎儿与母体进行物质交换的重要通道。若脐带受压致使血流受阻,可因缺氧导致胎儿窘迫,甚至胎死宫内。

(四)羊水

充满在羊膜腔内的液体称为羊水。妊娠不同时期的羊水来源、容量及组成均有明显改变。

1.羊水的来源

妊娠早期的羊水主要为母体血清经胎膜进入羊膜腔的透析液,此时羊水的成分除蛋白质含量及钠浓度偏低外,与母体血清及其他部位组织间液成分极相似。妊娠 11~14 周时,胎儿肾脏已有排泄功能, 此时胎儿尿液是羊水的重要来源, 使羊水中的渗透压逐渐降低,肌酐、尿素、尿酸值逐渐增高。胎儿通过吞咽羊水使羊水量趋于平衡。

2.羊水的吸收

羊水吸收的途径有:①胎膜吸收约占 50%。②脐带吸收每小时 40~50mL。③胎儿皮肤角化前可吸收羊水。④胎儿吞咽羊水,每 24 小时可吞咽羊水 500~700mL。

3.母体、胎儿、羊水三者间的液体平衡

羊水始终处于动态平衡,不断进行液体交换。母儿间液体交换主要通过胎盘,约每小时3600mL;母体与羊水间交换主要通过胎膜,约每小时 400mL;羊水与胎儿的交换,主要通过胎儿消化道、呼吸道、泌尿道以及角化前的皮肤等,交换量较少。

4.羊水量、性状及成分

(1)羊水量:妊娠 8 周时 5~10mL,妊娠 10 周时 30mL,妊娠 20 周约 400mL,妊娠 38 周约 1000mL,此后羊水量逐渐减少,至足月时约 800mL。过期妊娠羊水量明显减少,可少至300mL 以下。

(2)羊水性状及成分:妊娠早期羊水为无色澄清液体;妊娠足月羊水略混浊,不透明,内有脂肪、胎儿脱落上皮细胞、毳毛、毛发等。比重为 1.007~1.025,呈中性或弱碱性,pH 值为7.20,内含 98%~99%的水分、1%~2%的矿物质及有机物质。羊水中含大量激素和酶。

5.羊水的功能

(1)保护胎儿:使胎儿在羊水中自由运动,防止胎儿自身及胚胎与羊膜粘连而发生畸形;羊水温度适宜,有一定活动空间,防止胎儿受外界机械损伤;临产时,羊水直接受宫缩压

力能使压力均匀分布,避免胎儿直接受压致胎儿窘迫。

(2)保护母体:减少妊娠期因胎动所致的不适感;临产后,前羊水囊可扩张子宫颈口及阴道;破膜后羊水可冲洗阴道,减少感染机会。

四、胎儿发育及其生理特点

(一)不同妊娠周胎儿发育的特征

描述胎儿发育的特征,以4周为一个孕龄单位。在受精后6周(即妊娠8周)称胚胎,是主要器官结构完成分化的时期。从受精后第7周(即妊娠9周)称胎儿,是各器官进一步发育渐趋成熟的时期。

1.妊娠4周末

可辨认胚盘和体蒂。

2.妊娠8周末

胚胎初具人形,可分辨出眼、耳、鼻、口、手指及足趾,心脏已形成,B超可见心脏形成与搏动。

3.妊娠12周末

胎儿身长9cm,体重约20g,外生殖器已发生,四肢可活动,肠管有蠕动,指甲形成。

4.妊娠16周末

胎儿身长16cm,体重100g,从外生殖器可辨认胎儿性别,头皮长出毛发,开始出现呼吸运动,形成成人血红蛋白,妊娠女性自觉有胎动。

5.妊娠20周末

胎儿身长25cm,体重约300g,全身有毳毛及胎脂,开始有吞咽及排尿功能,腹部听诊可闻及胎心音。

6.妊娠24周末

胎儿身长30cm,体重700g,皮下脂肪开始沉积,各脏器均已发育,但尚不完善,出现眉毛和睫毛,此时出生已能呼吸。

7.妊娠28周末

胎儿身长35cm,体重1000g,有呼吸及吞咽运动,出生后能啼哭,但易患呼吸窘迫综合征。

8.妊娠 32 周末

胎儿身长 40cm,体重 1700g,面部毳毛已脱落,存活力尚可,出生后注意护理可以存活。

9.妊娠 36 周末

胎儿身长 45cm,体重 2500g,出生后能啼哭及吸吮,皮下脂肪沉积较多,生活力良好,出生后基本可以存活。

10.妊娠 40 周末

胎儿身长 50cm,体重 3000g,已发育成熟,外观显示体型丰满,足底皮肤有纹理,指(趾)甲超过指(趾)端,男婴睾丸下降,女婴外阴发育良好,出生后哭声响亮,能很好存活。胎儿身长的增长速度有其规律性,临床上常用新生儿身长作为判断胎儿月份的依据。妊娠前 20 周的胎儿身长(cm)=妊娠月数的平方。妊娠后 20 周=妊娠月数×5。

(二)胎儿的生理特点

1.循环系统

(1)胎儿循环不同于成人,其营养供给和代谢产物排出均通过脐血管、胎盘和母体来完成。含氧量较高的血液自胎盘经脐静脉进入胎儿体内,分为三支:一支进入肝脏,一支与门静脉汇合再进入肝脏,这两支的血液经肝静脉进入下腔静脉,另一支经静脉导管直接进入下腔静脉。因此进入右心房的下腔静脉血是混合血,有来自脐静脉含氧量高的血液,也有来自胎儿身体下半部含氧量低的血液。

(2)卵圆孔的开口正对下腔静脉入口,故下腔静脉入右心房的血流大部分经卵圆孔入左心室。

(3)由于肺循环阻力较大,肺动脉血大部分经动脉导管入主动脉,仅有 1/3 的血经肺静脉入左心房,会同卵圆孔进入左心室之血再进入升主动脉,供应心、头部及上肢。左心室小部分血液进入降主动脉,会同动脉导管进入之血经腹下动脉进入两条脐动脉后再通过胎盘,与母体血液进行气体交换,因此胎体无纯动脉血,而是动静脉混合血。

(4)新生儿出生后出现自主呼吸,肺循环建立,胎盘循环停止,左心房压力增高,右心房压力降低,从而改变胎儿右心压力高于左心的特点和血液流向。卵圆孔于出生后数分钟开始关闭,多在出生后 6~8 周完全闭锁。新生儿血流分布多集中于躯干及内脏,故肝、脾常可触及,四肢容易发冷而出现发绀。

2.血液系统

(1)红细胞生成:妊娠 3 周内,胎儿红细胞来自卵黄囊。妊娠 10 周,肝脏是红细胞生成的主要器官,以后骨髓、脾渐具造血功能。妊娠 32 周红细胞生成素大量产生,故妊娠 32 周以后早产儿及妊娠足月儿红细胞数均较多,约为 $6.0×10^9$/L。妊娠足月时骨髓产生 90% 的红细胞。

(2)血红蛋白生成:妊娠前半期,血红蛋白为胎儿型。从妊娠 16 周开始,成人型血红蛋白逐渐形成,至临产时胎儿血红蛋白仅占 25%。

(3)白细胞生成:妊娠 8 周,胎儿血循环出现粒细胞。妊娠 12 周,胸腺、脾产生淋巴细胞,成为胎儿体内抗体的主要来源。

3.呼吸系统

母体和胎儿血液在胎盘中进行气体交换。胎儿出生前,肺泡、肺循环及呼吸肌均已发育。妊娠 11 周可见胎儿胸壁运动。妊娠 16 周,胎儿呼吸能使羊水进出呼吸道。当胎儿窘迫时,会出现大喘息样呼吸运动。

4.消化系统

妊娠 12 周有肠管蠕动。妊娠 16 周时,胎儿胃肠功能基本建立,可吞咽羊水,吸收大量水分。胎儿胃肠对脂肪吸收能力差。肝脏内缺乏许多酶,无法结合因红细胞破坏所产生的大量游离胆红素。

5.泌尿系统

妊娠 11~14 周,胎儿肾已有排尿功能。妊娠 14 周胎儿膀胱内有尿液,并通过排尿参与羊水形成与交换。

6.内分泌系统

妊娠 6 周胎儿甲状腺开始发育,妊娠 12 周可合成甲状腺激素。肾上腺于妊娠 4 周时开始发育,妊娠 7 周时可合成肾上腺素,妊娠 20 周时肾上腺皮质增宽,主要由胎儿带组成,可产生大量甾体激素。

7.生殖系统

(1)男性胎儿睾丸于妊娠第 9 周开始分化发育,在妊娠 14~18 周形成,由细精管、激素和酶作用使中肾管发育,副中肾管退化,外生殖器向男性分化发育。男性胎儿睾丸于临产前才降至阴囊内,右侧高于左侧且下降稍迟。

(2)女性胎儿卵巢于妊娠 11~12 周开始分化发育,副中肾管发育形成阴道、子宫、输卵管,外生殖器向女性分化发育。

五、妊娠期母体变化

在妊娠期,为了适应胎儿生长发育的需要,妊娠女性受胎儿及胎盘所产生的激素的影响,在解剖、生理以及生化方面会发生一系列变化。这些变化于分娩后和(或)停止哺乳后逐渐恢复。

(一)生殖系统的变化

1.子宫

(1)子宫重量、容量和形状的改变:非妊娠期子宫重量约为50g,足月妊娠时可增至约1000g,约为非妊娠时重量的20倍。非妊娠时宫腔容量约为10mL,足月时增至约5000mL。随着子宫体积的改变,子宫形状由妊娠早期的倒梨形变化至妊娠12周时的球形,以及妊娠晚期的长椭圆形直至足月。妊娠早期子宫肥大可能与雌、孕激素作用有关,妊娠12周后子宫体增大则与胎儿及其附属组织的扩展有关。

(2)子宫位置的改变:妊娠12周前子宫位于盆腔内,随着妊娠进展,子宫增大,从盆腔上升入腹腔并轻度向右旋转。妊娠女性仰卧位时,子宫向后倒向脊柱,可压迫下腔静脉及主动脉,出现仰卧位低血压综合征一系列表现,如脉快、心慌、血压下降等,改侧卧位后血压迅速恢复。

(3)子宫收缩:妊娠12~14周起,子宫出现无痛性不规则收缩,随着妊娠周数增加,收缩频率及幅度相应增加,其特点为稀发、不对称。收缩时宫腔压力不超过1.3~2.0kPa,持续时间约为30秒,称为Braxton Hicks收缩。

(4)子宫胎盘的血流灌注:妊娠期胎盘的灌注主要由子宫动脉及卵巢动脉供应。子宫动脉非妊娠时屈曲,至妊娠足月渐变直,以适应妊娠期子宫血流量增加的需要。足月时子宫血流量为每分钟500~700mL,较非妊娠时增加4~6倍,其中5%供应肌层,10%~15%供应子宫蜕膜层,80%~85%供应胎盘。宫缩时,子宫血流量明显减少。

(5)子宫峡部:指位于宫颈管内,子宫的解剖内口与组织学内口间的狭窄部位,长0.8~1cm。子宫峡部在妊娠后变软,妊娠10周时明显变软。妊娠12周以后,子宫峡部逐渐伸展、拉长、变薄,扩展成为宫腔的一部分,临产后可伸展至7~10cm,成为产道的一部分,称为子宫下段。

(6)宫颈:妊娠时宫颈充血水肿,外观肥大,呈紫蓝色,质软。宫颈管内腺体肥大,黏液增多,形成黏液栓,防止细菌进入宫腔。由于宫颈鳞柱状上皮交界部外移,宫颈表面会出现糜烂面,称为假性糜烂。

2.卵巢

妊娠期卵巢略增大,停止排卵。一侧卵巢可见妊娠黄体。妊娠10周后,胎盘取代妊娠黄体功能,卵巢黄体于妊娠3~4个月时开始萎缩。

3.输卵管

妊娠期输卵管伸长,但肌层不增厚,黏膜可呈蜕膜样改变。

4.阴道

妊娠期阴道黏膜变软,充血,水肿,呈紫蓝色。皱襞增多,伸展性增加。阴道脱落细胞增加,分泌物增多,呈白色糊状。阴道上皮细胞糖原含量增加,乳酸含量增多,使阴道分泌物pH值降低,可防止病原体感染。

5.外阴

妊娠期外阴充血,皮肤增厚,大小阴唇色素沉着,阴唇内血管增加,结缔组织变软,故伸展性增加,有利于分娩。

(二)乳房的变化

妊娠期受垂体催乳素、胎盘生乳素、雌激素、孕激素、生长激素及胰岛素影响,乳腺管和腺泡增生,脂肪沉积。乳头增大、变黑,易勃起。乳晕变黑,乳晕上的皮脂腺肥大,形成散在的结节状小隆起,称为蒙氏结节。妊娠32周后挤压乳晕,可有数滴稀薄黄色乳汁溢出,称为初乳。

(三)循环系统的变化

1.心脏

妊娠后期因增大的子宫将横膈上推,心脏向左、向上、向前移位,更贴近胸壁,心音界稍扩大。心脏移位使大血管轻度扭曲,加之血流量增加及血流速度加快,心尖区可闻及Ⅰ~Ⅱ级柔和吹风样收缩期杂音。妊娠晚期心脏容量增加10%,心率增加10~15次/分,心电图出现轴左偏,多有第一心音分裂或第三心音。

2.心排血量

心排血量的增加为妊娠期循环系统最重要的改变,对维持胎儿生长发育极其重要。心排血量自妊娠10周开始增加,至妊娠32周达高峰,左侧卧位测心排血量较非妊娠时增加30%,平均每次心排血量可达80mL,维持至足月。临产后,尤其第二产程时排血量显著增加。

3.血压

妊娠期胎盘形成、动静脉短路、血液稀释、血管扩张等因素,会致妊娠早期及中期血压偏低,妊娠晚期血压轻度升高,脉压稍增大。妊娠女性体位影响血压,仰卧位时腹主动脉及下腔静脉受压,使回心血量减少,心排血量减少,迷走神经兴奋,血压下降,形成妊娠仰卧低血压综合征。

(四)血液系统的变化

1.血容量

血容量自妊娠6~8周开始增加,妊娠24~32周达高峰,增加30%~45%,平均增加约

1500mL,其中血浆约增加 1000mL,红细胞约增加 500mL,血液相对稀释。

2.血液成分

(1)红细胞:由于血液稀释,红细胞计数约为 $3.6×10^{12}$/L,血红蛋白值为 110g/L,血细胞比容为 31%~34%。

(2)白细胞:自妊娠 7~8 周开始增加,至妊娠 30 周达高峰,为 $(10~12)×10^{12}$/L,有时可达 $15×10^{12}$/L,以中性粒细胞为主,淋巴细胞增加不多。

(3)凝血因子变化:处于高凝状态。凝血因子 Ⅱ、Ⅶ、Ⅸ、Ⅹ 增加,仅凝血因子 Ⅺ、Ⅻ 降低。血小板无明显改变,血浆纤维蛋白原含量增加 40%~50%,达 4~5g/L。血沉加快,可达每小时 100mm。妊娠晚期凝血酶原时间及部分妊娠女性凝血活酶时间轻度缩短,凝血时间无明显改变。纤维蛋白溶酶原显著增加,优球蛋白溶解时间延长,致纤溶活性降低。

(4)血浆蛋白:由于血液稀释,血浆蛋白,尤其是白蛋白减少,约为 35g/L,加之妊娠期对铁的需求量增多,妊娠女性易发生缺铁性贫血。可通过口服硫酸亚铁、维生素 C、乳酸钙纠正贫血。

(五)呼吸系统的变化

妊娠女性胸廓周径加大,妊娠中期有过度通气现象,妊娠晚期以胸式呼吸为主,呼吸较深。肺活量无明显改变,肺泡换气量和通气量增加,但呼吸道抵抗力降低,容易感染。

(六)泌尿系统的变化

1.肾脏

妊娠期由于代谢产物增多,肾脏负担过重,肾血浆流量较非妊娠时增加 35%,肾小球滤过率增加 50%,且两者均受体位影响,妊娠女性仰卧位尿量增加,故夜尿量多于日尿量。代谢产物尿素、尿酸、肌酸、肌酐等排泄增多。当肾小球滤过超过肾小管吸收能力时,可有少量糖排出,称为妊娠生理性糖尿。

2.输尿管

妊娠期在孕激素作用下,输尿管增粗且蠕动减弱,尿流缓慢,右侧输尿管受右旋妊娠子宫压迫,加之输尿管有尿液逆流现象,妊娠女性易患急性肾盂肾炎,以右侧多见。

(七)消化系统的变化

妊娠期胃肠平滑肌张力降低,贲门括约肌松弛,胃内酸性内容物可产生反流,胃排空时间延长,易出现上腹饱满感。肠蠕动减弱,易出现便秘或痔疮。肝脏胆囊排空时间延长,胆道平滑肌松弛,胆汁黏稠使胆汁淤积,易诱发胆石症。故妊娠女性应养成定时排便的习惯,多食新鲜蔬菜和水果,少吃辛辣食物,纠正便秘。

(八)皮肤的变化

妊娠期垂体分泌促黑色素细胞,激素增加会导致妊娠女性乳头、乳晕、腹白线、外阴、腋窝等处易出现色素沉着。面颊部易产生蝶状褐色斑,称为妊娠斑。随着妊娠周数增多,子宫增大,肾上腺皮质激素分泌增多,妊娠女性腹部、大腿、臀部及乳房皮肤的皮内组织改变,皮肤过度扩张,会使皮肤弹力纤维断裂,形成紫色或淡红色不规则平行裂纹,称为妊娠纹。

(九)内分泌系统的变化

1.垂体

妊娠期腺垂体增生肥大,嗜酸性细胞肥大增生形成妊娠细胞。此细胞可分泌催乳素(PRL)。PRL 从妊娠 7 周开始增多,至妊娠足月分娩前达高峰(约 $200\mu g/L$)。PRL 有促进乳腺发育的作用,为泌乳做准备。产后未哺乳者于产后 3 周内降至非妊娠水平,哺乳者产后 80~100 天降至非妊娠水平。

2.肾上腺皮质

妊娠期雌激素大量增加,使中层束状带分泌的皮质醇增多 3 倍,但其中 90%与蛋白结合,血中游离皮质醇不多,故妊娠女性无肾上腺皮质功能亢进表现。外层球状带分泌的醛固酮于妊娠期增加 4 倍,但大部分与蛋白结合,不致引起过多的水钠潴留。内层网状带分泌的睾酮稍有增加,表现为妊娠女性阴毛及腋毛增多、增粗。

3.甲状腺

妊娠期甲状腺呈均匀增大,血清甲状腺素增加,但游离甲状腺素无大幅度增加,妊娠女性通常无甲状腺功能亢进表现。

(十)新陈代谢的变化

1.基础代谢率(BMR)

BMR 于妊娠早期稍下降,妊娠中期渐增高,至妊娠晚期可增高 15%~20%。

2.体重

妊娠 13 周前无改变,13 周起体重平均每周增加 350g,至妊娠足月时体重平均增加 12.5kg。

3.糖类

妊娠期胰岛功能旺盛,胰岛素分泌增多,使血循环中的胰岛素增加,故妊娠女性空腹血糖稍低于非妊娠女性。

4.脂肪代谢

妊娠期吸收脂肪能力增强,母体脂肪堆积增多,由于能量消耗增加,糖原储备少。若妊娠期能量消耗过多,如妊娠剧吐,可出现尿酮阳性。

5.蛋白质代谢

呈正氮平衡。妊娠女性体内储备的氮除供给胎儿、母体子宫、乳房发育需要外,尚为分娩期消耗做准备。

6.矿物质代谢

妊娠期母体和胎儿需要大量的钙、磷、铁,故应补充大量钙、维生素 D 和铁,以满足需要。

(十一)骨骼、关节及韧带的变化

妊娠期子宫圆韧带、主韧带及骨盆漏斗韧带增长、肥大、变粗。骶髂关节及耻骨联合松弛,有轻度伸展性,严重时可发生耻骨联合分离。骶尾关节松弛,有一定活动性,有利于分娩。

第 2 节　妊娠诊断

一、早期妊娠的诊断

(一)病史与症状

1.停经

已婚生育年龄女性,平时月经周期规则,一旦月经过期 10 天或以上,应首先疑为妊娠。若停经已达 8 周,妊娠的可能性更大。但需与内分泌紊乱、哺乳期、口服避孕药引起的停经相鉴别。

2.早孕反应

约 50%以上女性于停经 6 周左右出现畏寒、头晕、乏力、嗜睡、食欲缺乏、偏食或厌油腻、恶心、晨起呕吐等症状,称早孕反应。这可能与体内 hCG 增多、胃酸分泌减少以及胃排空时间延长有关。上述症状多于妊娠 12 周左右自行消失。

3.尿频

尿频于妊娠早期出现,系增大的前倾子宫在盆腔内压迫膀胱所致。一般妊娠 12 周子宫进入腹腔后,尿频症状消失。

(二)检查与体征

1.生殖器官的变化

妊娠6~8周行阴道检查,可见阴道壁及宫颈充血,呈紫蓝色。双合诊检查发现宫颈变软,子宫峡部极软,感觉宫颈与宫体似不相连,称为黑加征。随妊娠进展,子宫增大、变软,妊娠8周时,宫体大小约为非妊娠时的2倍,妊娠12周时约为非妊娠时的3倍。

2.乳房的变化

早孕时受雌、孕激素影响,乳房增大,妊娠女性自觉乳房轻微胀痛,检查见乳头及其周围皮肤(乳晕)着色加深,乳晕周围出现蒙氏结节。

(三)辅助检查

1.妊娠试验

一般受精后7天即可在血浆中检测到hCG,临床测定尿中hCG常用试纸法,测定血清hCG常用放射免疫法检测hCG-β亚型。

2.超声检查

(1)B超显像法是检查早孕快速、准确的方法。妊娠5周时,可在增大的子宫内见到一圆形光环,即妊娠环,环内为液性暗区(羊水)。若在妊娠环内见到有节律的胎心搏动,可确认早孕、活胎。

(2)超声多普勒法,在增大的子宫内听到有节律的单一高调胎心音,最早可在妊娠7周时听到。

3.孕酮试验

停经女性每天肌内注射孕酮20mg,连续3~5天,停药后2~7天出现阴道出血,可排除妊娠。若停药后7天仍未出现阴道流血,妊娠可能性大。

4.宫颈黏液检查

宫颈黏液量少、质稠,涂片干燥后镜下可见到排列成行的椭圆体,无羊齿植物叶状结晶,则早孕可能性大。

5.基础体温(BBT)测定

如呈双相且持续3周以上不下降,应考虑早孕。

二、中、晚期妊娠的诊断

妊娠中期以后,子宫明显增大,能扪及胎体,感到胎动,听到胎心音,容易确诊。

(一)病史与体征

有早孕经历,渐感腹部增大,自觉胎动。

1.子宫增大

子宫随妊娠进展逐渐增大,根据手测宫底高度及尺测宫高、腹围,B 型超声检查监测胎儿双顶径大小以判断妊娠周数。

2.胎动

胎儿在子宫内冲击子宫壁的活动称为胎动(FM),胎动正常是胎儿情况良好的表现。妊娠 18~20 周开始,妊娠女性可自觉胎动,正常胎动每小时 3~5 次。

3.胎儿心音

妊娠 18~20 周时,用听诊器经妊娠女性腹壁可听到胎儿心音。正常胎心率为 120~160 次/分。胎心音应与脐带杂音、子宫杂音、腹主动脉音相鉴别。

4.胎体

妊娠 20 周以后,经腹壁可触及子宫内的胎体。妊娠 24 周以后,能区别胎头、胎臀及胎儿肢体。

(二)辅助检查

1.超声检查

B 型超声可显示胎儿数目、胎产式、胎先露、胎方位,有无胎心搏动及胎盘位置,且能测量胎头双顶径等多条径线,并可观察有无胎儿体表畸形。超声多普勒可探出胎心音、胎动音、脐带血流音及胎盘血流音。

2.胎儿心电图

胎儿心电图常用间接法测得。妊娠 12 周以后即能显示较规律图形,妊娠 20 周后成功率更高。

3.X 线诊断

X 线检查主要用于骨盆测量,检查有无多胎、体表畸形和死胎等。X 线对胎儿有潜在性损害,现已被超声检查所取代,极少应用。

第 3 节　妊娠期监护

妊娠期监护的目的是尽早发现高危妊娠,及时治疗妊娠并发症,保障孕产妇、胎儿及新生儿健康。监护内容包括妊娠女性定期产前检查、胎儿监护、胎儿成熟度及胎盘功能监测等。

一、产前检查

(一)产前检查的时间

产前检查于确诊早孕时开始。早孕检查 1 次后,未见异常者应于妊娠 20 周起进行产前系列检查,每 4 周 1 次,32 妊娠周后改为每 2 周 1 次,36 妊娠周后每周检查 1 次。高危妊娠女性应酌情增加检查次数。

(二)产前检查的内容和方法

1.病史

(1)妊娠女性首次就诊时,应详细询问其年龄、职业、婚龄、孕产次、籍贯、住址等,注意年龄是否过小或超过 35 岁。

(2)既往有无肝炎、结核病史,有无心脏病、高血压、血液病、肾炎等疾病史,以及发病时间、治疗转归等。

(3)家族中有无传染病、高血压、糖尿病、双胎及遗传性疾病史。

(4)配偶有无遗传性疾病及传染性疾病史。

(5)月经史及既往孕产史:询问初潮年龄、月经周期,经产妇应了解有无难产史,死胎、死产史,分娩方式及产后出血史。

(6)本次妊娠经过:早期有无早孕反应及其开始出现时间;有无病毒感染及用药史;有无毒物及放射线接触史;有无胎动及胎动出现的时间;妊娠期有无阴道流血、头痛、心悸、气短、下肢水肿等症状。

(7)妊娠周计算:多依据末次月经起始日计算妊娠周数及预产期。预产期推算方法是取月份减 3 或加 9,天数加 7。若末次月经第一天为农历,应将其换算成公历,再推算预产期。若末次月经不清或哺乳期月经未来潮而受孕者,可根据早孕反应出现时间、胎动开始时间、尺测耻上子宫底高度及 B 型超声测胎头双顶径等来估计。

2.全身检查

观察妊娠女性发育、营养、精神状态、步态及身高。身高<140cm 者常伴有骨盆狭窄；注意心、肝、肺、肾有无病变，脊柱及下肢有无畸形；观察乳房发育情况，乳头有无凹陷；记录血压及体重，正常妊娠女性血压不应超过 140/90mmHg（1mmHg≈0.133kPa），或与基础血压相比不超过 30/15mmHg；正常单胎妊娠女性整个妊娠期体重增加 12.5kg 较为合适，妊娠晚期平均每周增加 0.5kg，若短时间内体重增加过快，多有水肿或隐性水肿。

3.产科检查

(1)早妊娠期检查：早妊娠期除做一般体格检查外，必须常规做阴道检查。内容包括确定子宫大小与妊娠周是否相符；检查有无阴道纵隔或横膈、宫颈赘生物、子宫畸形、卵巢肿瘤等；对于阴道分泌物多者，应做白带检查或细菌培养，及早发现滴虫、真菌、淋菌、病毒等的感染。

(2)中、晚妊娠期检查

1)宫高、腹围测量：该项检查目的为观察胎儿宫内生长情况，及时发现引起腹围过大、过小，宫底高度大于或小于相应妊娠月份的异常情况，如双胎妊娠、巨大胎儿、羊水过多和胎儿宫内发育迟缓等。测量时，妊娠女性应排空膀胱，取仰卧位，用塑料软尺自耻骨联合上缘中点至子宫底测得宫高，软尺经脐绕腹 1 周测得腹围。腹围大约每妊娠周平均增加 0.8cm，16~42 妊娠周平均增加 21cm。

2)腹部检查

A.视诊：注意腹形大小、腹壁妊娠纹。若腹部过大，宫底高度大于停经月份，则有双胎、巨大胎儿、羊水过多可能；相反可能为胎儿宫内发育迟缓(IUGR)或妊娠周推算错误；腹部宽，宫底位置较低者，多为横位；若有尖腹或悬垂腹，可能伴有骨盆狭窄。

B.触诊：触诊可明确胎产式、胎方位，估计胎儿大小及头盆关系。一般采用四步触诊法进行检查。第一步，用双手置于宫底部，估计胎儿大小与妊娠周数是否相符，判断宫底部的胎儿部分，胎头硬而圆且有浮球感，胎臀软且宽且形状略不规则。第二步，双手分别置于腹部左右侧，一手固定，另一手轻深按，两手交替进行，以判断胎儿背和肢体的方向，宽平一侧为胎背，另一侧高低不平为肢体，有时还能感到胎儿的肢体活动。第三步，检查者右手拇指与其余四指分开，于耻骨联合上方握住胎先露部，判定先露是头或臀，左右推动确定是否衔接。若胎先露浮动表示尚未入盆，若固定则胎先露部已衔接。第四步，检查者面向妊娠女性足端，两手分别置于胎先露部两侧，沿骨盆入口向下深按，进一步确定胎先露及其入盆程度。

C.听诊：妊娠 18~20 周时，在靠近胎背上方的妊娠女性腹壁上可听到胎心。枕先露时，胎心在脐右(左)下方；臀先露时，胎心在脐左(右)上方；肩先露时，胎心在靠近脐部下方听得最清楚。当确定胎背位置有困难时，可借助胎心及胎先露判定胎位。

(三)骨盆测量

骨盆大小及形状是决定胎儿能否经阴道分娩的重要因素之一,故骨盆测量是产前检查必不可少的项目。分骨盆外测量和骨盆内测量。

1.骨盆外测量

(1)髂棘间径(IS):测量两髂前上棘外缘的距离,正常值为 23~26cm。

(2)髂嵴间径(IC):测量两髂嵴外缘的距离,正常值为 25~28cm。

(3)骶耻外径(EC):妊娠女性取左侧卧位,左腿屈曲,右腿伸直,测第 5 腰椎棘突下至耻骨上缘中点的距离,正常值为 18~20cm。此径线可以间接推测骨盆入口前后径。

(4)坐骨结节间径(出口横径)(TO):妊娠女性取仰卧位,两腿弯曲,双手抱双膝,测量两坐骨结节内侧缘的距离,正常值为 8.5~9.5cm。

(5)出口后矢状径:坐骨结节间径<8cm 者,应测量出口后矢状径。以出口测量器置于两坐骨结节之间,其测量杆一端位于坐骨结节间径的中点,另一端放在骶骨尖,即可测出出口后矢状径的长度,正常值为 8~9cm。出口后矢状径与 TO 之和>15cm,表示出口无狭窄。

(6)耻骨弓角度:检查者左、右手拇指指尖斜着对拢,放置在耻骨联合下缘,左、右两拇指平放在耻骨降支上面,测量两拇指间角度,为耻骨弓角度,正常值为 90°,<80°为不正常。

2.骨盆内测量

(1)对角径:指耻骨联合下缘至骶岬前缘中点的距离。正常值为 12.5~13.5cm,此值减去 1.5~2.0cm 为骨盆入口前后径的长度,又称真结合径。测量方法为在妊娠 24~36 周时,检查者将一手的示指和中指伸入妊娠女性阴道,用中指尖触到骶岬上缘中点,示指上缘紧贴耻骨联合下缘,另一手示指标记此接触点,抽出阴道内手指,测量中指尖到此接触点距离为对角径。

(2)坐骨棘间径:测量两坐骨棘间的距离,正常值为 10cm。方法为检查者一手示指和中指放入妊娠女性阴道内,触及两侧坐骨棘,估计其间的距离。

(3)坐骨切迹宽度:其宽度为坐骨棘与骶骨下部的距离,即骶棘韧带宽度。将阴道内的示指置于韧带上移动,若能容纳 3 横指(5.5~6cm)为正常,否则属中骨盆狭窄。

(四)绘制妊娠图

将每次检查结果,包括血压、体重、子宫长度、腹围、B 超测得的胎头双顶径值、尿蛋白、尿雌激素/肌酐(E/C)比值、胎位、胎心率、水肿等项,填于妊娠图中,绘制成曲线,观察其动态变化,可以及早发现妊娠女性和胎儿的异常情况。

(五)辅助检查

常规检查血、尿常规,血型,肝功能;如有妊娠并发症者,应根据具体情况做特殊相关检查;对胎位不清、胎心音听诊困难者,应行 B 超检查;对有死胎、死产史,胎儿畸形史和遗传性疾病史的妊娠女性,应进行血甲胎蛋白、羊水细胞培养并行染色体核型分析等检查。

二、胎儿及其成熟度的监护

(一)胎儿宫内情况的监护

1.胎动计数

胎动计数可通过自测或 B 超监测。若胎动计数≥30 次/12 小时为正常;≤20 次/12 小时妊娠期女性需引起重视;<10 次/12 小时,提示胎儿缺氧和宫内窘迫。

2.胎儿心电图及彩色超声多普勒测定脐血的血流速度

通过胎儿心电图及彩色超声多普勒测定脐血的血流速度,可以了解胎儿心脏及血供情况。

3.羊膜镜检查

正常羊水为淡青色或乳白色。若羊水混有胎粪,呈黄色、黄绿色甚至深绿色,说明胎儿宫内缺氧。

4.胎儿电子监测

胎儿电子监测可以观察并记录胎心率(FHR)的动态变化,了解胎动、宫缩时胎心的变化,估计和预测胎儿的宫内情况。

(1)胎心率的监护

1)胎心率基线:指无胎动及宫缩情况下记录 10 分钟的 FHR。正常为 120~160bpm,若 FHR>160bpm 或<120bpm, 则为心动过速或心动过缓。FHR 变异指 FHR 有小的周期性波动,即基线摆动,包括 FHR 的变异振幅及变异频率。变异振幅为 FHR 波动范围,一般为 10~25bpm。变异频率为 1 分钟内 FHR 波动的次数,正常≥6 次。

2)一过性胎心率变化:指与子宫收缩有关的 FHR 变化。加速是指子宫收缩时,FHR 基线暂时增加 15bpm 以上,持续时间>15 秒,这是胎儿良好的表现,可能与胎儿躯干或脐静脉暂时受压有关。减速是指随宫缩出现的短暂 FHR 减慢,分 3 种:①早期减速(ED),FHR 减速几乎与宫缩同时开始,FHR 最低点在宫缩的高峰,下降幅度<50bpm,持续时间短,恢复快,一般认为与宫缩时胎头受压,脑血流量一时性减少有关。②变异减速(VD),FHR 变异形态不规则,减速与宫缩无恒定关系,持续时间长短不一,下降幅度>70bpm,恢复迅速,一般认为由宫缩时脐带受压所致。③晚期减速(LD),FHR 减速多在宫缩高峰后开始出现,下降缓慢,幅度<50bpm,持续时间长,恢复亦慢,一般认为是胎盘功能不足、胎儿缺氧的表现。

(2)胎儿宫内储备能力预测

1)无应激试验(NST):通过观察胎动时 FHR 的变化情况,了解胎儿的储备能力。用胎儿监护仪描记 FHR 变化曲线,至少连续记录 20 分钟。若有 3 次或以上胎动伴 FHR 加速>15bpm,持续时间>15 秒,为 NST 有反应型;若胎动时无 FHR 加速、加速<15bpm 或持续时间<15 秒,为无反应型,应进一步做缩宫素激惹试验,以明确胎儿的生存情况。

2)缩宫素激惹试验(OCT):又称宫缩应激试验(CST),用缩宫素诱导出规律宫缩,并用胎儿监护仪记录宫缩时胎心率的变化。若多次宫缩后连续出现晚期减速,胎心率基线变异减少,胎动后胎心率无加速,为 OCT 阳性,提示胎盘功能减退;若胎心率基线无晚期减速,胎动后有胎心率加速,为 OCT 阴性,提示胎盘功能良好。

(二)胎儿成熟度的监测

(1)正确计算胎龄,可按末次月经、胎动日期及单次性交日期推算妊娠周数。

(2)测宫高、腹围计算胎儿体重。胎儿体重=子宫高度(cm)×腹围(cm)+200。

(3)B 型超声测胎儿双顶径>8.5cm,表示胎儿已成熟。

(4)羊水卵磷脂、鞘磷脂比值(L/S)>2,表示胎儿肺成熟;肌酐浓度≥176.8μmol/L,表示胎儿肾成熟;胆红素类物质,若用 OOD450 测该值<0.02,表示胎儿肝成熟;淀粉酶值,若以碘显色法测该值≥450U/L,表示胎儿涎腺成熟;若羊水中脂肪细胞出现率达 20%,表示胎儿皮肤成熟。

三、胎盘功能监测

监测胎盘功能的方法除胎动计数、胎儿电子监护和通过 B 超对胎儿进行生物物理监测等间接方法外,还可通过测定妊娠女性血、尿中的一些特殊生化指标来直接反映胎盘的功能。

1.测定妊娠女性尿中雌三醇值

正常值>15mg/24h,<15mg/24h 为警戒值,<10mg/24h 为危险值。亦可测定妊娠女性尿雌激素/肌酐(E/C)比值,E/C 比值>15 为正常值,10~15 为警戒值,<10 为危险值。

2.测定妊娠女性血清游离雌三醇值

若该值在妊娠足月时<40mol/L,表示胎盘功能低下。

3.测定妊娠女性血清胎盘生乳素(HPL)值

若该值在妊娠足月时<4mg/L 或突然下降 50%,表示胎盘功能低下。

4.测定妊娠女性血清妊娠特异性 β 糖蛋白

若该值在妊娠足月时<170mg/L,提示胎盘功能低下。

第 4 节　遗传筛查和产前诊断

一、遗传筛查

遗传筛查是指检测异常基因或染色体的携带者。检出患遗传性疾病的个体,给予相应治疗;检出其子代患遗传性疾病风险增加的个体或夫妇,对他们进行婚姻和生育指导,以预防和减少遗传性疾病的发生。

(一)遗传携带者的检出

遗传携带者是指表型正常却带有致病遗传基因的个体,主要为隐性遗传病杂合体和染色体平衡易位者。

1.隐性遗传病杂合体的检出

人群中隐性遗传病的发病率不高,但杂合体所占比例却相当高。对发病率低的遗传性疾病,通常不做杂合体的群体遗传筛查,仅对患者亲属及其配偶进行筛查。对于检测出的携带者,应对其进行遗传学方面的指导,预防纯合体患儿的出生。

2.染色体平衡易位者的检出

染色体平衡易位多无遗传物质的丢失,一般不表现疾病。但其后代染色体异常的概率为 50% 以上,甚至达 100%,可致生育死亡率高。故染色体平衡易位者检测是遗传筛查的项目之一。

(二)遗传筛查的手段

1.羊膜腔穿刺羊水检查

取羊水细胞做培养,行染色体核型分析,一般在妊娠 16~20 周进行。

2.绒毛活检

在妊娠 6~8 周时吸取绒毛,可通过涂片观察,酶活性测定、染色体检查或提取 DNA 后做基因诊断,亦可行绒毛细胞培养,进行染色体核型分析。

3.羊膜腔胎儿造影

将脂溶性及水溶性造影剂注入羊膜腔内,诊断胎儿体表畸形及消化道畸形。

4.胎儿镜检查

胎儿镜检查可在直视下观察胎儿体表和胎盘胎儿面,同时可以采集羊水,抽取胎血和取胎儿皮肤进行活检等。

5.B 超

妊娠 6 周以后,B 超能观察到胎儿体表及脏器有无畸形、脑积水、无脑儿、大的脊柱裂等异常。

6.经皮脐静脉穿刺取胎血检测

在妊娠 18~20 周进行经皮脐静脉穿刺取胎血检测,可确定胎儿血型,并能进行 β-珠蛋白生成障碍性贫血、镰状细胞贫血、血友病等疾病的诊断。

7.胎儿心动图

妊娠 18~20 周,胎儿心动图能确切显示胎儿心脏的结构和功能,可诊断胎儿先天性心脏畸形。

8.磁共振成像(MRI)

MRI 能从任意方向截面显示胎儿的解剖病变。

二、产前诊断

又称宫内诊断或出生前诊断,是指在胎儿出生前采用影像学、生物学、细胞遗传学及分子生物学等技术,了解胎儿宫内发育情况,对先天性和遗传性疾病做出诊断。

(一)产前诊断的指征

(1)妊娠女性年龄≥35 岁。

(2)有过染色体异常儿分娩史。

(3)夫妻双方之一有染色体异常,包括染色体平衡易位携带者,染色体结构重组、非整倍体和嵌合体等。

(4)生育过无脑儿,脑积水、脊柱裂、唇裂、腭裂、先天性心脏病患儿者。

(5)性连锁隐性遗传病基因携带者。

(6)夫妻一方有先天性代谢疾病或已生育过患儿的妊娠女性。

(7)在妊娠早期接受大剂量化学毒剂、辐射和严重病毒感染的妊娠女性。

(8)有遗传性疾病家族史或有近亲婚配史的妊娠女性。

(9)原因不明的流产、死产、畸胎和有新生儿死亡史的妊娠女性。

(10)本次妊娠羊水过多、疑有畸胎的妊娠女性。

(二)产前诊断的疾病种类

1.染色体病

包括染色体数目异常和结构异常。常染色体数目异常包括 21-三体综合征、18-三体综合征和 13-三体综合征。性染色体数目异常常见有先天性卵巢发育不全症(45,XO)。常染色体结构异常以缺失、重复、倒位、易位较常见,包括 Prader-Willi 综合征、An-gelman 综合征和 Down 综合征。性染色体结构异常见于 Turner 综合征。

2.性连锁遗传病

以 X 连锁隐性遗传病居多,如红绿色盲、血友病、无丙种球蛋白血症等。

3.遗传性代谢缺陷病

用羊水细胞可诊断的遗传性代谢缺陷病已达 80 余种,国内可诊断黑蒙性白痴病、黏多糖增多症等疾病。目前对该类疾病无有效的治疗方法,故产前诊断是非常重要的预防措施。

4.非染色体性先天畸形

通过妊娠女性血清及羊水甲胎蛋白检测,以及 B 超检查,一般可明确诊断。

(三)产前诊断的方法

1.观察胎儿的外形

利用 B 型超声、X 线、胎儿镜、MRI 等观察胎儿有无体表畸形。

2.分析染色体核型

利用羊水、绒毛细胞或胎儿血细胞做培养,行染色体核型分析检测染色体病。

3.检测基因

利用 DNA 分子杂交、限制性内切酶、聚合酶链反应技术检测 DNA。

4.检测基因产物

利用羊水、羊水细胞、绒毛细胞或血液,进行蛋白质、酶和代谢产物检测,诊断胎儿有无神经管缺陷及先天性代谢疾病等。

第 2 章

异常妊娠

第1节 流产

妊娠不足 28 周,体重不足 1000g 而终止妊娠者称为流产。妊娠 12 周末前终止者称早期流产,妊娠 13 周至不足 28 周终止者称为晚期流产。

因自然因素导致的流产称为自然流产。自然流产率占全部妊娠的 10%~15%,其中 80% 以上为早期流产。按流产发展的不同阶段又可分为 4 种临床类型,分别为先兆流产、难免流产、不全流产和完全流产。此外,尚有 3 种特殊情况,包括:稽留流产,指宫内胚胎或胎儿死亡后未及时排出者;习惯性流产,指连续自然流产 3 次或 3 次以上者;流产合并感染。

一、诊断与鉴别诊断

(一)临床依据

1.先兆流产

先兆流产指病史为停经后阴道少量流血,伴或不伴下腹痛或腰骶部胀痛。体格检查阴道及宫颈口可见少量血液,宫颈口未开,无妊娠物排出,子宫大小与停经时间相符。辅助检查血、尿 hCG 升高,B 超显示宫内可见妊娠囊。

2.难免流产

难免流产指在先兆流产基础上阴道流血增多、腹痛加剧,或阴道流液、胎膜破裂。体格检查见阴道内有大量血液,有时宫颈口已扩张,见部分妊娠物堵塞宫口,子宫大小与停经时间相符或偏小。辅助检查血 hCG、孕激素不升高或降低。B 超显示宫内可见妊娠囊,但无胚胎及心管搏动。

3.不全流产

不全流产指部分妊娠物排出宫腔,或胚胎(胎儿)排出宫腔后嵌顿于宫颈口,会影响子宫收缩而大量出血。因此,病史为阴道大量流血,伴腹痛,甚至休克。体格检查阴道可见大量血液及宫颈管持续血液流出,宫颈口有妊娠物堵塞,子宫小于停经时间。

4.完全流产

完全流产指有流产症状,妊娠物已排出。病史为阴道流血减少并逐渐停止,体格检查阴道及宫颈口可见少量血液,宫颈口闭合,子宫大小接近正常。辅助检查血、尿 hCG 明显降低,B 超显示宫内无妊娠物。

5.稽留流产

稽留流产表现为先有早孕症状后减轻,有或无先兆流产的症状。体格检查子宫大小比停经时间小。辅助检查血 hCG、孕激素降低,B 超显示宫内可见妊娠囊,但无胚胎及心管搏动。

6.习惯性流产

习惯性流产指连续自然流产 3 次或 3 次以上者。临床经过同一般流产。

7.流产合并感染

感染病史常发生于不全流产或不洁流产时,有下腹痛和阴道恶臭分泌物,可有发热。体格检查阴道、宫颈口可有脓性分泌物,宫颈摇摆痛,子宫压痛。严重时可引发盆腔腹膜炎、败血症及感染性休克。辅助检查血常规显示白细胞及 C 反应蛋白(CRP)等感染指标增高。

(二)检查项目及意义

1.B 超

测定妊娠囊的大小、形态,胎心搏动,可辅助诊断流产类型及鉴别诊断。

2.血 hCG 水平

连续测定血 β-hCG 水平的动态变化有助于妊娠的诊断和预后判断。

3.其他相关性检查

(1)孕激素的连续监测也有助于判断妊娠预后。

(2)针对流产合并感染,应行红细胞沉降率、C 反应蛋白、宫腔分泌物培养等相关检查。

(3)稽留流产患者应行凝血功能检测。

(4)习惯性流产患者应行夫妻双方染色体核型、优生 5 项检查(TORCH)、甲状腺功能检测等相关检查。

(三)诊断思路和原则

1.病史

停经史;早孕反应及出现时间;阴道流血量和时间;腹痛部位及性状;有无组织物排出;阴道分泌物有无异味;有无发热、晕厥等表现;既往病史(内分泌疾病史、流产史、生殖器官疾病或手术史)等。

2.体格检查

生命体征;有无贫血和急性感染征象;妇科检查。

二、治疗方案及选择

(一)先兆流产

1.一般处理

嘱患者卧床休息、严禁性生活,保证足够的营养供应并保持情绪稳定,同时进行心理治疗。

2.药物治疗

(1)黄体功能不足者可给予孕酮 20~40mg 肌内注射,每天 1 次。

(2)在体外受精-胚胎移植(IVF-ET)患者出现早期流产征象时,也可同时加用 hCG。

(3)维生素 E 对黄体功能不足也有一定的治疗作用。

(4)甲状腺功能低下者可口服小剂量甲状腺素。

(二)难免流产

一旦确诊,应及时行清宫术排出胚胎及胎盘组织,刮出物送病理学检查。

(三)不全流产

在输液、输血同时立即行刮宫术或钳刮术,并给予抗生素预防感染。

(四)完全流产

行 B 超检查,如无感染,可不予特殊处理。

(五)稽留流产

(1)行凝血功能检测。如有异常,给予纠正后再行清宫术。

(2)因稽留流产时胎盘组织常与子宫壁致密粘连,清宫前应给予口服倍美力片0.625mg,每次 5 片,每天 3 次,以提高子宫肌对缩宫素的敏感性。

(3)手术中应行 B 超监测。

(4)如粘连致密、手术操作困难,为避免子宫穿孔等并发症,不可强求 1 次清宫彻底,必要时可 5~7 天后行 2 次清宫术或宫腔镜下电切割术。

(5)中期妊娠稽留流产也可考虑行 B 超引导下的利凡诺尔羊膜腔内注射引产,继行清宫术。

(6)手术前给予米索可有助于软化宫颈并促进子宫收缩。

(7)术后应给予人工周期药物,以促进子宫内膜修复。

(六)习惯性流产

1.病因检查

反复自然流产患者妊娠前应做相关检查。

(1)女性生殖器:应做详细的妇科检查,注意有无子宫内口松弛和陈旧性裂伤,子宫轮廓是否规整,有无子宫发育不良、子宫畸形、子宫肌瘤、附件肿瘤等;疑有宫腔异常者,可行超声、输卵管造影(HSG)、诊断性刮宫或宫腔镜等相关检查,排除子宫纵隔、宫腔息肉、黏膜下肌瘤、宫腔粘连等,并取子宫内膜组织送病理学检查;宫颈内口功能不全借助于宫颈内口探查术或 HSG 多可明确诊断;疑有子宫畸形不能确定者可行腹腔镜检查。

(2)内分泌功能检测:BBT 测定、激素水平测定、超声监测卵泡发育和排卵情况、经前子宫内膜组织活检、宫颈黏液检查、阴道脱落细胞学检查等;此外,还应行甲状腺功能检测,有糖尿病史者尚需行空腹血糖和(或)口服葡萄糖耐受试验(OGTT)。

(3)染色体检查:检测夫妻双方的染色体核型,如有可能,同时行流产清宫刮出物或排出物的染色体核型检测。

(4)免疫学检查:夫妻双方的血型检测[如女方为 O 型而男方为非 O 型,则需测定抗 A 抗体和(或)抗 B 抗体];夫妻血液中抗精子抗体检测;人类白细胞(HLA)位点抗原检测;混合淋巴细胞试验等。

(5)TORCH 全套检查:弓形虫、支原体检测;单纯疱疹病毒(HSV–Ⅰ、HSV–Ⅱ)、风疹病毒(RuV)、巨细胞病毒(CMV)等病毒学检测。

(6)精液检测:排除父方严重营养不良、过度吸烟、饮酒等不良嗜好以及不良环境因素,如长期接触有毒化学物质或放射线等。

2.治疗

(1)对症处理:①对有宫颈内口松弛者于停经 14~16 周行宫颈内口环扎术。②积极处理子宫纵隔、子宫肌瘤、宫腔息肉、宫腔粘连等相关疾病。

(2)药物治疗:习惯性流产患者确诊妊娠后,可常规注射 hCG 3000~5000U,隔天 1 次,直至妊娠 8 周后停止。

(3)免疫治疗:①有学者对不明原因的习惯性流产患者行主动免疫治疗。②女方抗精子抗体滴度达 1:32 或更高者,应行避孕套避孕 3~6 个月,以避免抗精子抗体继续产生;如抗体滴度持续未下降,可采用免疫抑制药,如小剂量泼尼松片治疗。③男方抗精子抗体滴度达 1:32 或更高者也应采取免疫抑制治疗。

(七)流产合并感染

(1)应以迅速控制感染和尽快清除宫腔内感染组织为目的。

(2)依据病情严重程度及辅助检查,选择合适的抗生素,并尽早施行清宫手术。手术前应先给予抗生素,并使血中药物浓度达到有效水平。

(3)在以上治疗的同时,应积极予以支持治疗,以改善患者的一般情况、增强其抵抗力并提高患者对手术的耐受能力。

三、病情与疗效评价

(1)流产类型不同,临床表现也不同。详细的病史是病情判断的关键。

(2)生命体征、阴道流血量,以及妇科检查。

(3)动态妊娠试验和 B 超检查。

(4)血常规、血凝、CRP、血生化等实验室检查。

先兆流产经治疗后,如阴道流血等症状未加重,一般一周评价疗效 1 次,复查血 hCG 和 B 超,直到症状消失,B 超提示胎儿存活,表示可继续妊娠。如症状加重,B 超提示胚胎发育不良,血 hCG 不升或下降,表明流产不可避免,应及时终止妊娠。难免流产术后两周内如仍有阴道流血,需行 B 超检查了解有无妊娠物残留。手术后如有月经异常或停经者,要及时去医院检查。应警惕宫腔粘连。

第 2 节　早产

　　早产指从末次月经第一天开始计算,妊娠满 28 周而不足 37 周分娩者。此期间分娩的新生儿为早产儿。早产儿与低出生体重儿不同,早产儿取决于孕龄,低出生体重儿取决于出生时的体重。低出生体重儿分为 3 个等级:低出生体重儿≤2500g;极低体重儿≤1500g;超低出生体重儿(ELBW)≤100g。新生儿的孕龄与体重之间的关系非常重要,凡出生时体重低于同胎龄儿平均体重的第十百分位数(10%)者称为小于孕龄儿(SGA)。低体重儿、小于孕龄儿与早产有一定关系,临床上应予重视。早产的发生率为 5%~15%,是新生儿死亡的首要原因,早产儿死亡率比足月儿高 11~16 倍。

一、病因

　　近年来对早产的病因学研究取得了较大进展,但仍有部分患者发生早产的原因不明。

(一)感染

　　绒毛膜和羊膜感染是早产的重要原因,感染来源是宫颈及阴道微生物,部分来自宫内感染。其病原菌包括需氧菌及厌氧菌、沙眼衣原体、支原体等。不少研究报道认为,需氧菌中的 β 链球菌及厌氧菌中的类杆菌是导致感染的常见菌种。支原体中的解脲支原体是常见的病原体。近年来关于感染和发生早产之间机制的研究较多,由于各种细胞活性因子不断被发现,不少学者通过各种白细胞介素(IL)及肿瘤坏死因子(TNF)来研究感染对胎膜及蜕膜的作用。其作用机制为细菌的内毒素在羊水中可以激活各种细胞活性因子的释放,同时促使前列腺素(PG)合成的增加,PG 增加导致子宫收缩。母亲全身性感染,如流行性感冒、风疹、急性尿路感染均可导致早产。

(二)胎膜早破

　　破膜后羊水流出,宫腔内压力降低,诱发宫缩,会导致早产。感染是导致胎膜早破的重要因素。宫颈及阴道穹隆部的微生物可以产生蛋白酶,水解宫颈口附近胎膜的细胞外物质,使组织张力强度降低,胶原纤维Ⅱ减少,膜的脆性增加。细菌产生的内毒素也有诱导产生 PG 的作用,PG 的增加导致子宫收缩。在宫内压力增强、局部张力强度降低及脆性增加的情况下,可以发生胎膜早破。早产常与胎膜早破合并存在,胎膜早破常使早产不可避免。随着破膜时间的延长,原已存在的感染或破膜后的上升性感染可导致绒毛膜羊膜炎,胎儿发生感染的可能性也随之增加。

(三)子宫颈功能不全

子宫颈功能不全表现如下。

(1)先天性宫颈平滑肌发育缺陷,纤维组织少,子宫颈丧失其正常的承受能力。

(2)前次分娩宫颈内口损伤,使宫颈结缔组织的连续性及完整性受到破坏。由于上述原因,在妊娠中期以后,宫颈管逐渐消退,宫口逐渐扩大,羊膜囊逐步向外突出,最终因张力过大而致胎膜早期破裂,发生早产。

(四)子宫发育不全

子宫畸形常导致早产,如单角子宫、双子宫、子宫纵隔及马鞍形子宫均可因发育不良而导致晚期流产或早产。

(五)子宫过度膨胀

双胎或多胎及羊水过多均可使宫腔内压力升高,导致子宫过度膨胀,以致提早临产而发生早产。

(六)妊娠并发症

如妊娠高血压综合征、妊娠期肝内胆汁淤积症(ICP)、前置胎盘、胎盘早剥、妊娠期糖尿病、妊娠合并肝炎等,病情严重,危及产妇及胎儿时,必须及早终止妊娠。这些妊娠并发症亦为早产的原因。

二、诊断

(一)临床症状及体征

1.先兆早产

出现宫缩,其间歇时间已在 10 分钟以内,有逐渐缩短的趋势,收缩时间持续在 20~30秒,并有逐渐延长的倾向,为先兆早产,应注意与生理性 Braxton Hick 宫缩相鉴别。

2.早产

出现规律宫缩, 若阴道有血性分泌物排出, 则可确定诊断。子宫颈口进行性扩张至2cm,早产可以确定。如规则的宫缩不断加强,子宫颈口扩展至 4cm 或胎膜破裂,则早产已不可避免。

(二)实验室检查

胎儿纤维结合素(fFN)的测定在早产诊断中有重要作用。当发生宫缩后,为明确是否有先兆早产,可用宫颈或阴道黏液测定 fFN,fFN>50ng/mL 为阳性。如有宫缩而 fFN 试验为阳性,则有 83%的概率发展成早产,阴性者仅有 19%的概率发展成早产。

(三)宫缩电子监护仪

宫缩电子监护仪能够准确描记宫缩情况。

三、处理

妊娠≤35 周,胎儿存活,无宫内窘迫,无畸形,胎膜未破,妊娠女性无严重并发症,子宫颈口扩张< 4cm 者,应抑制宫缩,积极保胎,尽量延长妊娠周。

(一)卧床休息

患者应卧床休息以减少宫缩。取左侧卧位可增加子宫胎盘血流量,改善胎儿供氧,降低围生儿死亡率。

(二)避免检查

应避免阴道检查和肛查,减少腹部检查。禁止性生活。

(三)应用宫缩抑制药

1.β 肾上腺素能受体兴奋药

(1)抑制子宫收缩的机制:β 肾上腺素能受体分为 β_1、β_2 两型,β_1 型受体的介导可能使心率加快,心脏收缩力增强,促进脂肪分解,而 β_2 型受体则介导子宫、支气管及小动脉的平滑肌松弛。

当 β 型肾上腺素能受体兴奋药与肌细胞膜外表面的 β 型肾上腺素能受体相互作用后,激活位于细胞膜内面的腺环化酶,该酶又激动三磷酸腺苷转变成环腺苷酸(cAMP),cAMP 的浓度升高,启动蛋白质磷酸根转移酶的活化,导致特异的膜蛋白的磷酸化。该过程通过两个途径使子宫松弛:①细胞内自由钙离子减少,依赖 cAMP 的蛋白质磷酸根转移酶的激活导致蛋白质的磷酸化,同时启动钠泵,Na^+泵出细胞,K^+则进入细胞,这也部分解释了在使用 β 型肾上腺素能受体兴奋药后,血钾降低,Na^+梯度的增加加速 Na^+/Ca^{2+}交换率,导致 Ca^{2+}从细胞质外流,以及肌质网内 Ca^{2+}增加的现象。②直接抑制肌球蛋白轻链磷酸根转移酶的活化导致环腺苷酸酶介导的磷酸化。

(2)常用药物:①利托君,150mg 加于 5%葡萄糖液 500mL,稀释为 0.3mg/mL 的溶液行静脉滴注,滴速保持在 0.15~0.35mg/min。待宫缩抑制后至少持续滴注 12 小时,再改为口服 10mg,每小时 1 次。②沙丁胺醇(舒喘灵),通常首次 4.8mg 口服,以后每 8 小时口服 2.4~4.8mg,直至宫缩消除时停药。

(3)β肾上腺素能受体兴奋药的副作用:此类药物在使用时会同时兴奋β受体,部分妊娠女性会出现心率加快、血压下降、血糖升高等不良反应,所以用药期间应监测心率、血压和胎儿心率,适时检测血糖、血电解质情况。

停药指征:妊娠女性心率≥140次/分,胎心率≥180次/分,妊娠女性收缩压降至90mmHg。对妊娠期糖尿病、电解质紊乱及使用排钾利尿药患者,应慎用β肾上腺素能受体兴奋药。

2.硫酸镁

硫酸镁至今仍是广泛应用于抑制子宫收缩的传统药物。镁离子通过抑制神经肌肉接头处乙酰胆碱的释放和直接抑制子宫肌肉收缩,起到治疗早产的作用。

用法:先以10%硫酸镁40mL加25%葡萄糖液10mL快速静脉滴注,以后用25%硫酸镁60mL加5%葡萄糖液1000mL缓慢静脉点滴,以子宫收缩被抑制为宜。用药过程中应注意呼吸、尿量和膝腱反射。如呼吸<16次/分,尿量<25mL/h,膝腱反射消失时应停药。出现镁中毒可静脉缓慢推注10%葡萄糖酸钙10mL。

3.前列腺素合成酶抑制药

前列腺素合成酶抑制药通过抑制前列腺素的合成,对抗前列腺素的子宫收缩和宫颈软化作用,常用的有吲哚美辛、阿司匹林、保泰松等。现临床证明吲哚美辛会使胎儿动脉导管早闭和羊水过少,不应长期应用,尤其妊娠周较短时。

4.钙拮抗药

钙拮抗药可抑制钙进入子宫肌细胞膜,抑制缩宫素及前列腺素的释放,达到治疗早产的效果。常用硝苯地平(心痛定),一般首剂30mg,若90分钟后仍有宫缩,再给予20mg。若子宫收缩被抑制,口服维持量20mg,每8小时1次。用药期间注意观察血压及心率等情况。

四、促进胎儿肺成熟

针对妊娠34周前的先兆早产或早产,需给予妊娠女性糖皮质激素。一般用地塞米松10mg,每天1次肌内注射,连用2~3天;或用倍他米松12~24mg肌内注射,每天1次,连用2天,以促进胎儿肺成熟,预防新生儿呼吸窘迫综合征。

五、抗生素的应用

在早产发生原因的探讨中可以看出感染问题已经日益受到重视,不少学者已在早产前即给予妊娠女性以抗生素,以改善产妇及新生儿的预后,可降低新生儿肺炎和坏死性小肠炎的发病率。因此,可考虑在产前应用抗生素,目前应用较多的是氨苄西林。

六、产时处理

产时应加强对胎儿的监护,尽量避免胎儿窘迫的发生,分娩时应行会阴侧切,以预防新生儿颅内出血。如已确诊宫内感染,短期内不能分娩时应使用抗生素并及时剖宫产结束妊娠。对早产儿应加强护理。

七、预防

(一)加强妊娠期宣传教育

妊娠女性应注意卫生,防止感染,妊娠晚期要减少性生活。

(二)早期处理阴道感染

在某些人群中,至少40%的早产与阴道感染有关。如滴虫性阴道炎、解脲支原体及各类细菌性阴道炎都有可能启动各类细胞活性因子的产生以致发生早产,因此及早治疗阴道炎症非常重要。

(三)fFN 测定

fFN 测定的应用已从诊断发展到预测。使用宫颈黏液进行 fFN 测定, 如 fFN>50ng/mL 为阳性。结合观察宫缩,如每小时多于 2 次,即为阳性。fFN 测定敏感度、特异性均佳,阴性预测值较高,如和宫缩监测结合,准确度更高。

(四)B 超测定宫颈

宫颈成熟是临产的重要条件之一。如果宫颈本身发育过短,也将导致早产。因此,近年来用 B 超进行宫颈测量以预测早产可能性的研究较多,其方法有经腹部或经阴道两种。最近尚有经会阴预测者,测量内容包括宫颈长度及宫颈内口扩张度等。

(五)有高危因素者

多胎妊娠、fFN 试验阳性、宫颈长度短者等,妊娠晚期应多卧床休息,取左侧卧位更好,禁止性生活,在自觉有过多宫缩时,应立即去医院检查。

(六)宫颈关闭不全的处理

宫颈关闭不全者可于妊娠 14~16 周行手术治疗。

1.手术指征

有晚期流产、早产史合并宫颈陈旧裂伤达穹隆者;非妊娠期宫颈扩张器 7 号进入宫颈内口无阻力者;宫颈阴道段短于 0.5cm 或阙如者;中期妊娠 B 超发现宫颈内口扩张,羊膜囊楔形嵌入宫颈管者及多胎妊娠。

2.手术方法

(1)宫颈环扎术,如 Shirodkar 法、McDonald 法及 Cautifaris 法。

(2)宫颈对合缝合法,适用于宫颈短或阙如、裂伤。

第3节 过期妊娠

过期妊娠指平时月经周期规则,此次妊娠达到或超过 42 周者。过期妊娠的发生率占妊娠总数的 3.5%~17%。过期妊娠中胎盘功能正常者称为生理性过期,占过期妊娠的 60%~80%,胎盘功能减退者称为病理性过期,占过期妊娠的 20%~40%。过期妊娠围生儿发病率及死亡率明显增高,并随妊娠延长而增加。初产妇过期妊娠胎儿较经产妇胎儿危险性增加。近年来,由于产前及新生儿阶段的监测及治疗技术进步,围生儿死亡率已有明显下降,但在过期妊娠发生的情况下,其剖宫产率、胎儿窘迫率、羊水污染率、产程延长发生率,以及新生儿神经损伤发生率均明显高于正常妊娠期分娩的新生儿和产妇。

一、病因

分娩的发动机制是一个复杂的问题,目前尚不完全清楚。因此过期妊娠的病因亦不确定。发动分娩的任何一个环节出现障碍,均可造成过期妊娠。现认为过期妊娠与下列因素有关。

1.雌激素水平低

临产的机制十分复杂,但血中的雌激素水平与临产有密切关系,过期妊娠可能与血雌激素水平过低有关。例如:①无脑儿。胎儿无下丘脑,使垂体-肾上腺轴发育不良,胎儿肾上腺皮质所产生的雌二醇及雌三醇的前身物质 16α-OH-DHEAS 减少,因此,血中雌激素水平亦不高。在自然临产组中,过期妊娠发生率为 28%。②胎盘硫酸酯酶缺乏,是一种罕见的伴性隐性遗传病。患者胎儿肾上腺产生了足量的 16α-OH-DHEAS,但由于缺乏胎盘硫酸脂酶,无法将这种活性较弱的脱氢表雄酮转变成雌二醇及雌三醇,以致发生过期妊娠。

2.内源性前列腺素和雌二醇分泌不足而致孕酮水平增高

有学者认为过期妊娠系雌、孕激素比例失调导致孕激素占优势,抑制前列腺素和缩宫素,使子宫不收缩,延迟分娩发动。

3.头盆不称时

胎先露部对宫颈内口及子宫下段的刺激不强,容易发生过期妊娠,这是较多见的原因。

4.遗传

有少数女性的妊娠期较长,多次妊娠均出现过期妊娠,有时尚见于一个家族,说明这种倾向可能与遗传有关。

5.排卵延迟或胚胎种植延迟

排卵延迟或胚胎种植延迟,可导致过期妊娠。

二、胎盘及胎儿的病理改变

(一)胎盘

过期妊娠的胎盘可分为两种类型:一种是胎盘功能正常,胎盘外观和镜检均与足月妊娠胎盘相似,胎盘重量可略有增加;另一种是胎盘功能减退,胎盘出现退行性变化。胎盘绒毛内毛细血管减少,绒毛间质纤维化,合体滋养细胞结节增多,纤维蛋白坏死绒毛增多,使胎盘血供下降,导致胎儿缺血、缺氧。

(二)羊水

过期妊娠时,羊水量明显减少,可减至 300mL 以下。由于胎盘功能低下,胎儿慢性缺氧,使肠蠕动增加,而肛门括约肌松弛,羊水被胎粪污染。

(三)胎儿

(1)正常生长:过期妊娠且胎盘功能正常者,胎儿继续生长,体重增加,成为巨大胎儿,颅骨钙化明显,不易变形,难产率增加。

(2)成熟障碍:由于胎盘功能减退,胎盘血流不足,以致缺氧及营养供应缺乏,胎儿不易再继续生长发育,出现成熟障碍综合征。成熟障碍综合征可分为 3 期。

第Ⅰ期:由于缺乏皮下脂肪,新生儿四肢细长,皮肤干而有皱褶,类似羊皮纸,胎脂及胎毛少,指甲少,新生儿表现为营养不良,但无胎粪的污染,颅骨硬,但面容反应尚机敏。

第Ⅱ期:新生儿表现为第Ⅰ期,但伴有含胎粪的羊水。胎粪可以沾染皮肤、胎盘、胎膜和脐带表面,但无黄染表现。

第Ⅲ期:新生儿表现如第Ⅰ期,除有胎粪沾染外,新生儿指甲、皮肤黄染,胎盘、胎膜及脐带表面均被染成黄绿色。

(3)宫内发育迟缓:可与过期妊娠并存,后者更增加胎儿的危险性。

(4)胎儿在宫内吸入胎粪:使新生儿出生时呈呼吸困难和持续性缺氧状态,可有吸入性肺炎,还可发生中枢神经系统损害。

(5)胎盘功能低下:可致胎儿宫内缺氧,出现如胎心改变、羊水减少、胎心电子监护异常、胎盘功能生化检测异常及脐动脉检测异常等情况。

三、诊断

(一)核对妊娠周

月经规律,周期为 28~30 天者,妊娠≥42 周;月经不规律者,以基础体温升高时为受孕日计算妊娠周,≥40 周;月经不规律,未测基础体温者,根据早孕反应出现的时间、胎动时间及妊娠早期检查子宫大小或 20 周前 B 超检查的胎儿大小推算预产期,超过预产期 2 周以上者,可诊断为过期妊娠。

(二)辅助检查

重点监测胎盘功能,以及胎儿大小和生长发育情况。

1.胎动计数

过期妊娠胎动多少是胎儿在宫内状态的重要指标。妊娠女性于每天上午 8~9 点、下午 2~3 点、晚上 7~8 点,静坐计算胎动次数,然后将 3 次胎动数相加再乘以 4,即代表 12 小时内的胎动次数。如<10 次,提示有可能存在胎儿宫内缺氧情况,应立即告知医务人员。

2.尿雌三醇含量和 E/C 比值测定

每周检测 2~3 次。24 小时尿雌三醇<10mg,或 E/C 比值<10,或下降 50% 为胎盘功能低下。

3.HPL

正常 HPL 随妊娠周的增加而增加,36 周达高峰,37 周后逐渐下降。妊娠末期 HPL<4mg/L 表示胎儿危险。

4.妊娠特异性 β 糖蛋白(SP)

SP 于妊娠 4 周时增加,妊娠 38 周达高峰,39 周稍下降,维持到分娩。过期妊娠时,SP 随妊娠周的增加而下降,需动态观察。

5.NST 及 CST

每周行 NST 检查 2 次,无反应者行 CST,CST 阳性表明胎儿窘迫。过期妊娠者需每天行 NST 1 次,如有需要,NST 观察时间可延长至 60 分钟。

6.生物物理评分(BPS)

包括 NST、胎儿呼吸运动(FBM)、FM、胎儿肌张力(FT)、羊水量(AFV)5 项,每项 2 分。5 项指标中的 4 项(除 AFV)反映胎儿神经系统对各种生物物理活动的调节功能,AFV 是胎儿缺氧的敏感指标。如 NST 和 AFV 两项正常,不必处理。而 AFV 单项减少时,即使其他指标正常,也应作为终止妊娠的指征。AFV 减少标准是羊水池深度<20cm 或羊水指数(4 个羊水池最大径线值相加)≤5cm。

7.羊膜镜检查

羊水混浊有胎粪者考虑胎盘功能不良,胎儿宫内窘迫。羊膜镜检只适用于宫颈已开大,胎膜完整者。

8.胎儿大小及生长情况估计

由于大部分过期妊娠的胎盘功能属正常范围,胎儿仍在生长,胎儿常偏大。可用 B 超测量胎儿各有关径线值(如胎儿双顶径、股骨长、小脑横径、胸围、腹围等),以了解胎儿大小情况。现在常采用多个变量的计算方式来更准确地估计胎儿体重。

四、治疗

过期妊娠会影响胎儿正常娩出,应避免过期妊娠的发生。国内学者多主张妊娠达 41 周时应终止妊娠。国外有学者主张定期检测胎盘功能,每天做 NST 监测,每周 2 次 B 超检查,若胎儿缺氧,需立即终止妊娠。

(一)终止妊娠的方法

1.引产

胎盘功能正常,胎心好,OCT(-),宫颈已成熟,无引产禁忌者,可行人工破膜;如羊水较多且清亮者,继之以静脉滴注缩宫素引产。宫颈不成熟者,先促宫颈成熟,然后行人工破膜并给予缩宫素引产。

引产过程中需严密观察产程进展,监护 FHR,有条件时,应采用胎心监护仪持续监护,因为过期妊娠的胎儿对缺氧的耐受力下降。有些胎儿产前监护正常,但临产后宫缩应激力显著增加,可超过胎儿的储备力,会导致胎儿宫内窘迫,甚至死亡。为避免缺氧,产程中应充分给氧。可静脉滴注葡萄糖液,以增加胎儿对缺氧的耐受能力。

2.剖宫产

过期妊娠出现胎盘功能低下、胎儿窘迫、羊水过少、巨大儿、引产失败或人工破膜后发现羊水粪染、产程进展缓慢等,需行剖宫产手术。

(二)过期产儿的处理

胎儿娩出前应做好一切抢救准备。胎头娩出后即应清理其鼻腔及鼻咽部黏液和胎粪,必要时行气管插管,以清除新生儿气管内的羊水和胎粪。新生儿出生后,如有轻度窒息,可面罩给氧;重复窒息时,应先清理呼吸道,后行气管插管,人工呼吸,脐静脉推注碳酸氢钠、地塞米松纠正酸中毒。必要时可行胸外心脏按压,心内注射肾上腺素。

第4节 异位妊娠

一、输卵管妊娠

输卵管妊娠系受精卵在输卵管内着床发育,是最常见的异位妊娠,占异位妊娠的 90%~95%。发病部位以壶腹部最多,占 75%~80%,其次为峡部,再次为伞部,间质部最少。

(一)诊断标准

1.病史

有盆腔炎、子宫内膜异位症、不孕史或以往有过输卵管妊娠史者。

2.临床表现

(1)停经:80%的患者主诉有停经史,除输卵管间质部妊娠停经时间较长外,大多有 6~8 周停经史。少数患者因有不规则阴道流血,会误认为是月经来潮而自诉无停经史。

(2)阴道流血:常表现为短暂停经后不规则阴道流血,量少,呈点滴状,一般不超过月经量,颜色暗红或呈深褐色,淋漓不净,并可有宫腔管型组织物排出。只有 5%的患者表现为大量出血。

(3)腹痛:95%以上输卵管妊娠患者以腹痛为主诉就诊。早期时常表现为患侧下腹隐痛或酸胀感。当输卵管妊娠流产或破裂时,患者突感下腹一侧撕裂样疼痛,常伴恶心、呕吐。当血液局限于患部,主要为下腹痛。出血多时可引起全腹疼痛,血液刺激横膈,出现肩胛部放射痛。血液积聚于子宫直肠凹陷处时,出现肛门坠胀感。

(4)晕厥和休克:部分患者由于腹腔内急性出血及剧烈腹痛,入院时即处于休克状态,面色苍白、四肢厥冷、脉搏快而细弱、血压下降。休克程度取决于内出血速度及出血量,与阴道流血量不成比例。间质部妊娠一旦破裂,常因出血量多而发生严重休克。

(5)检查:①妇科检查阴道后穹隆饱满,触痛,宫颈有举痛,子宫体稍大,子宫一侧或后方可触及包块,质如湿面团,边界不清,触痛明显。②腹部检查有腹腔内出血时,腹部有明显压痛和反跳痛,患侧为重,可有轻度肌紧张,出血多时叩诊有移动性浊音。

(二)辅助检查

1.尿妊娠试验

尿妊娠试验如为阳性,可辅助诊断,但阴性不能排除输卵管妊娠。

2.血 β-hCG 测定

血 β-hCG 测定是早期诊断异位妊娠的常用手段,β-hCG 在停经 3~4 周时即可显示阳性。胚胎存活或滋养细胞尚有活力时 β-hCG 呈阳性,但异位妊娠时,其值往往低于正常宫内妊娠。

3.B 超检查

B 超检查已成为诊断输卵管妊娠的主要方法之一。输卵管妊娠的典型声像图特征如下:①子宫腔内不见妊娠囊,内膜增厚。②宫旁一侧见边界不清、回声不均的混合性包块,有时宫旁包块内可见妊娠囊、胚芽及原始心管搏动,是输卵管妊娠的直接证据。③直肠子宫陷凹处有积液。文献报道超声检查输卵管妊娠的准确率为 77%~92%。

4.后穹隆穿刺或腹腔穿刺

疑有腹腔内出血者,可用 18 号长针自阴道后穹隆刺入子宫直肠陷凹,抽出暗红色不凝血为阳性结果。内出血量多,腹部有移动性浊音时,可做腹腔穿刺。若抽出的血液较红,放置 10 分钟内凝固,表明误入血管。当有血肿形成或粘连时,抽不出血液也不能除外异位妊娠的存在。

5.腹腔镜检查

腹腔镜有创伤小、可在直视下检查、又可同时手术及术后恢复快的特点,适用于早期病例及诊断不明确的病例。但出血量多或严重休克时不宜做腹腔镜检查。

6.子宫内膜病理检查

子宫内膜病理检查适用于阴道出血较多的患者,目的是排除宫内妊娠,病理切片中仅见蜕膜而无绒毛,或呈 A-S 反应。但如果内膜为分泌反应或增生期,并不能除外输卵管妊娠。

(三)鉴别诊断

应与流产、黄体破裂、急性输卵管炎、卵巢囊肿蒂扭转、卵巢异位囊肿破裂及急性阑尾炎相鉴别。

(四)治疗原则

1.手术治疗

(1)输卵管妊娠的治疗以手术为主,一般确诊后即行手术。可根据患者的情况和医院的条件,进行开腹手术或腹腔镜手术。

(2)手术方式一般为输卵管切除术,适用于出血量多、休克患者。对有生育要求的年轻女性,可行保守性手术,保留输卵管及其功能。术后 3~7 天内应复查血 β-hCG,如血 β-hCG 下降不显著,应考虑加用甲氨蝶呤(MTX)治疗。

(3)术后应在切除的输卵管或血液中查找绒毛,如未见,应于术后测定 β-hCG。可疑持续妊娠时,采用 MTX 药物治疗,用法同保守治疗。

(4)自体输血缺乏血源的情况下可采用自体血回输。

2.药物治疗

一般认为符合下列条件者可采用药物治疗:

(1)盆腔包块最大直径<3cm。

(2)输卵管妊娠未破裂。

(3)患者一般情况好,无明显内出血。

(4)血 β-hCG<2000IU/L。

(5)B 超检查未见胚胎原始心管搏动。

(6)肝、肾功能及血红细胞、白细胞、血小板计数正常。

(7)无 MTX 禁忌证。

3.用药方法

(1)全身用药:常用 MTX。

1)单次给药:MTX 剂量为 $50mg/m^2$,肌内注射 1 次,可不加用四氢叶酸,成功率达 87% 以上。

2)分次给药:MTX 1mg/kg,肌内注射,第 1、3、5、7 天每天 1 次。同时用四氢叶酸 0.1mg/kg,第 2、4、6、8 天每天肌内注射一次。给药期间应测定血 β-hCG 并进行 B 超检查。

(2)局部用药:在 B 超引导下或经腹腔镜直视下,将 MTX 直接注入孕囊或输卵管内。

4.用药后随访

(1)单次或分次用药后 2 周内,宜每隔 3 天复查血 β-hCG 并进行 B 超检查。

(2)血 β-hCG 呈下降趋势并转阴性,症状缓解或消失,包块缩小为有效。

(3)若用药后第 7 天血 β-hCG 下降>15%至≤25%、B 超检查无变化,可考虑再次用药

(方案同前)。此类患者约占 20%。

(4)血 β-hCG 下降<15%,症状不缓解或反而加重,或有内出血,应考虑手术治疗。

(5)用药后应每周复查血 β-hCG,直至 β-hCG 值达正常范围。

5.注意

(1)手术应保留卵巢,除非卵巢有病变,如肿瘤等必须切除者。同时需仔细检查对侧附件。

(2)治疗期间需密切观察一般情况,定期测体温、血压、脉搏,注意腹部体征及妇科阳性体征变化、B 超及尿 hCG 转阴状况。如效果不佳,血 β-hCG 持续上升,发生急性腹痛、输卵管破裂时,应及早手术。保守治疗 3 个月后可随访输卵管碘油造影,了解患侧输卵管情况。

二、卵巢妊娠

卵巢妊娠指受精卵在卵巢内着床和发育,发病率占异位妊娠的 0.36%~0.74%。卵巢妊娠术前诊断困难,一般在术时才得到明确诊断。

(一)诊断标准

1.临床表现

(1)临床表现与输卵管妊娠极为相似,常被诊断为输卵管妊娠或卵巢黄体破裂。常有宫内节育器避孕史、停经史或不伴早孕现象。

(2)腹痛常表现为下腹隐痛,破裂时往往有剧烈腹痛。

(3)破裂后若伴大量腹腔出血,可出现休克等征象,与输卵管妊娠破裂相同。

(4)检查:①妇科检查显示宫体正常或稍大,子宫一侧或后方可触及块物,质囊性偏实,边界不清,触痛明显。②腹部检查有腹腔内出血者,腹部有明显压痛和反跳痛,叩诊有移动性浊音。

2.辅助检查

(1)尿妊娠试验阳性,但阴性不能除外妊娠。

(2)血 β-hCG 放射免疫测定敏感度高,有助于卵巢妊娠的早期诊断。

(3)超声诊断见子宫增大,宫腔空虚,宫旁有低回声区。如见妊娠囊位于卵巢,更可确诊,如已破裂,可见盆腔内有积液。

(4)后穹隆穿刺及腹腔穿刺适用于疑有腹腔内出血者,抽出不凝血为阳性。

(5)腹腔镜检查有助于早期诊断,已有腹腔内出血及休克者一般禁忌做腹腔镜检查。

(6)诊断性刮宫可用于排除宫内妊娠,内膜病理应结合病情做出诊断。

3.诊断

(1)双侧输卵管完整,并与卵巢分开。

(2)囊胚位于卵巢组织内。

(3)卵巢与囊胚必须以卵巢固有韧带与子宫相连。

(4)囊胚壁上有卵巢组织。

(二)治疗原则

(1)疑卵巢妊娠者应立即收住院,密切观察病情变化。

(2)一经诊断即应手术治疗,可根据病灶范围及情况做卵巢楔形切除、卵巢切除或患侧附件切除。可行开腹手术,也可行腹腔镜手术。

三、宫颈妊娠

宫颈妊娠指受精卵在子宫颈管内着床和发育,是一种极为罕见的异位妊娠,多见于经产妇,是严重的病理妊娠情况,不仅影响患者健康,而且会危及生命。

(一)诊断标准

1.临床表现

(1)停经史伴早孕反应。

(2)持续性阴道流血,量由少到多,也可为间歇性阴道大量出血以致休克。

(3)无急性腹痛。

(4)伴有感染者出现腹痛,体温升高。

(5)妇科检查显示宫颈变软,呈紫蓝色,不成比例增大,宫颈可大于或等于子宫体的大小,宫颈外口部分扩张,边缘薄,内口紧闭。宫体可增大且硬度可正常。

2.辅助诊断

(1)尿妊娠试验阳性。

(2)B超检查显示子宫增大但宫腔内未见妊娠囊,宫颈管增大,颈管内见妊娠囊。

3.鉴别诊断

易被误诊为流产,应注意宫颈特异性改变。

(二)治疗原则

(1)可疑宫颈妊娠应即入院治疗。

(2)无出血时可用保守疗法,MTX 为最常用药物,用法同输卵管妊娠保守治疗。

(3)刮宫加宫颈填塞:宫颈妊娠出血或药物治疗中出血,应在备血后做刮宫术清除妊娠产物,刮宫后可用纱条填塞宫颈止血。

(4)有条件者可选用宫腔镜下吸取胚胎组织,创面以电凝止血;或选用子宫动脉栓塞。

(5)在患者出现失血性休克的紧急情况下,也可以切除子宫,以挽救患者生命。

四、腹腔妊娠

腹腔妊娠指妊娠位于输卵管、卵巢及阔韧带以外的腹腔内,分原发性及继发性两种。前者指孕卵直接种植于腹膜、肠系膜、大网膜等处,极为少见;而后者大部分为输卵管妊娠流产或破裂后胚胎落入腹腔,部分绒毛组织继发植入盆腔腹膜或邻近脏器表面,继续发育。腹腔妊娠由于胎盘附着位置异常,血液供应不足,故胎儿不易存活至足月,围产儿死亡率高达90%。

(一)诊断标准

1.病史

大多数患者病史中有输卵管妊娠流产或破裂症状,即停经、腹痛及阴道流血。以后阴道出血停止,腹部逐渐增大。

2.临床表现

(1)妊娠女性一般无特殊主诉。随着妊娠月份延长,腹部逐渐增大,腹痛也日益加重。

(2)有时可有恶心、呕吐、嗳气、便秘、腹痛等症状。

(3)患者自感此次妊娠和以往妊娠不同。自感胎动明显,由于胎动,妊娠女性常感腹部极度不适。

(4)如胎儿死亡,妊娠征象消失,月经恢复来潮,腹部随着死胎缩小而相应缩小。

(5)体检:子宫轮廓不清,胎儿肢体甚易触及,胎位多异常,以横位或臀位为多;胎心音异常清晰,胎盘杂音响亮;宫颈位置上移,子宫比妊娠月份小,偏于一侧,胎儿位于另一侧。

3.辅助检查

(1)尿妊娠试验阳性。

(2)B超检查显示宫腔空虚,其旁有一囊性块物,内有胎儿。

(3)X线检查正位片显示胎儿位置较高,胎体贴近母体腹壁,肢体伸展,有时可见钙化石胎。侧位片如见胎儿骨骼与母体脊柱重叠,对诊断甚有帮助。

(二)治疗原则

(1)一旦确诊后应立即手术,术前必须做好输血准备。

(2)胎盘剥离有困难时可仅取出胎儿,以肠线在靠近胎盘处结扎脐带,让胎盘留在腹腔内,经过一段时间后,多可逐渐吸收。

(3)如胎盘附着在输卵管、阔韧带、子宫和大网膜等处,可连同附着脏器一并切除。

(4)术后应加用抗生素,控制感染,特别是胎盘未取出者。

五、剖宫产瘢痕部位妊娠(CSP)

CSP 是剖宫产术后的一种并发症。自 20 世纪 50 年代以来,剖宫产术一般均采用子宫下段术式。子宫下段切口瘢痕妊娠的位置相当于子宫峡部并位于子宫腔以外,严格地说是一种特殊部位的异位妊娠。

(一)诊断标准

1.病史

有剖宫产史,发生瘢痕部位妊娠的原因尚未完全清楚,但显然与剖宫产切口愈合不良有关。发病相关因素有多次剖宫产史及瘢痕部位愈合不良者。

2.临床表现

(1)有停经史,发病一般在 5~6 妊娠周。

(2)早期症状不明显,约 1/3 患者可无症状,少数在常规做 B 超检查时发现为 CSP。

(3)阴道流血,大部分患者于停经后有少量阴道流血,亦有少数患者一开始即有大量阴道流血,部分阴道少量流血的患者尚伴有轻至中度下腹痛。

(4)少数 CSP 患者可能持续到妊娠中期,甚至妊娠晚期,妊娠中期以后的 CSP 可能突发剧烈腹痛及大量出血,预示子宫即将破裂或已经发生了子宫破裂。

3.辅助检查

(1)尿妊娠试验阳性:因为子宫切口瘢痕妊娠血运较差,CSP 比宫内妊娠 hCG 值低,其 hCG 测定量一般为 100~10 000U/L,这一特征有助于 CSP 的诊断。

(2)超声检查:阴道超声是对可疑病例首选的有效辅助检查方法。CSP 的超声诊断标准为,宫腔内及宫颈管内未见孕囊,孕囊在子宫峡部前壁,孕囊与膀胱之间缺乏子宫肌层或肌层有缺陷,孕囊与膀胱之间的距离<5mm,最薄者仅 1~2mm。

(3)MRI:MRI 具有无损伤、多平面成像及组织分辨率高等优点,可清晰显示孕囊在子宫峡部前壁着床,无完整肌层及内膜覆盖。但 MRI 一般很少应用,仅用于超声检查不能准确诊断时。

(4)内镜诊断:宫腔镜与腹腔镜均可用于诊断,但目前大多数用于治疗。在 CSP 已确诊或高度怀疑 CSP 时,可选择应用宫腔镜或腹腔镜进行诊断与治疗。

(二)治疗原则

(1)药物治疗:MTX 治疗较为有效。MTX 治疗可分全身治疗与局部治疗。

1)全身治疗:MTX 单次肌内注射,剂量为 50mg/m²。若效果不明显,可于 1 周后再次给药;MTX 与四氢叶酸交替使用,MTX 1mg/kg 于第 1、3、5、7 天各肌内注射 1 次, 四氢叶酸 0.1mg/kg 于第 2、4、6、8 天各肌内注射 1 次。

2)局部注射:在 B 超引导下可以局部在孕囊注入 MTX 20~50 毫克/次。

3)联合方法:全身与局部注射联合应用。治疗时以 hCG 测定来进行监测。

(2)子宫动脉栓塞:用于 CSP 发生大出血时,止血效果好。目前,除用于止血,子宫动脉栓塞对 CSP 的治疗也有很重要的作用。子宫动脉栓塞联合 MTX 药物治疗是目前认为有效的方法。

(3)刮宫术:试图用刮宫术刮除孕囊的方法会导致子宫穿孔及大出血。因此,当确认 CSP 后切不可盲目行刮宫术。当 CSP 被误诊为早孕或流产不全进行人工流产或清宫,发生大出血时,应立即终止刮宫,用缩宫药物,仍出血不止可用纱条填塞,同时给予 MTX。如有条件,可行子宫动脉栓塞,并同时用 MTX 等处理。

(4)宫腔镜下孕囊去除术:适用于孕囊向宫腔方面生长者,宫腔镜去除孕囊后,可直视电凝植入部位的出血点,防止去除孕囊后出血。

(5)腹腔镜手术:适用于孕囊向膀胱和腹腔方向生长者。腹腔镜下可切开 CSP 包块,取出孕囊组织,或局部切除,电凝止血并行缝合。

(6)经腹行瘢痕部位妊娠物切除或子宫切除术(包括次全切或全切):中期或晚期 CSP 破裂,可根据具体情况行瘢痕切除术,或在情况紧急时行子宫切除术。

(三)预后与预防

1.预后

CSP 保守治疗后,尚可再次妊娠,已有保守治疗后再次妊娠并产下活婴者的报道。值得注意的是,处理上应在妊娠 36 周左右行选择性剖宫产,以防子宫下段过分伸展而导致子宫破裂。除子宫破裂外,尚应注意胎盘粘连与植入。

2.预防

首先,要降低剖宫产率及人工流产率;其次,是要重视剖宫产手术的技术,特别是切口缝合技术。

第 5 节　妊娠剧吐

　　妊娠剧吐是指在妊娠早期出现的以呕吐为主要症状的综合征。约 50% 的妊娠女性有不同程度的择食、食欲缺乏、呕吐等,妊娠 4 个月左右可自然消失,称之为早孕反应。由于症状多出现于清晨,故又称为晨吐。若早孕反应严重,呕吐频繁,不能进食,造成饥饿、脱水、酸中毒,以致代谢紊乱,影响健康,甚至威胁生命,则为妊娠剧吐,其发生率为 0.3%~1%。

一、病因

　　妊娠剧吐的病因至今尚无确切学说,通常认为与如下因素有关,常并非单一因素。

(一)内分泌因素

　　(1)妊娠早期,hCG 急剧上升,水平越高,反应越重,如双胎、葡萄胎等,故一般认为妊娠剧吐与 hCG 水平急剧增高有关,但个体差异大,不一定与 hCG 成正比。

　　(2)有人提出妊娠剧吐与血浆雌二醇水平迅速上升有关。

　　(3)部分患者有原发性或继发性促肾上腺皮质激素或肾上腺皮质激素功能低下(如艾迪生病),妊娠剧吐多见。

　　(4)妊娠合并甲状腺功能亢进,妊娠剧吐常见。

(二)精神社会因素

　　(1)精神过度紧张,丘脑下部自主神经功能紊乱。

　　(2)某些对妊娠有顾虑的妊娠女性,妊娠反应往往加重。

　　(3)生活不安定、社会地位低、经济条件差的妊娠女性好发妊娠剧吐。

(三)来自胃肠道的传入刺激

　　妊娠早期胃酸的分泌减少,胃排空时间延长,胃内压力增高,刺激呕吐中枢。

二、病理生理

　　病理生理变化主要是继发于脱水及饥饿。

　　(1)频繁呕吐导致脱水,血容量不足,血液浓缩,细胞外液减少,胃液严重丢失,出现低血钾、低血钠、低血氯等电解质紊乱及碱中毒。

　　(2)在饥饿状态下,糖供给不足,肝糖原储备减少,脂肪分解加速。为提供热量,脂肪氧化不全,其中间产物丙酮、乙酰乙酸及 β-羟丁酸增多,故出现酮血症和酸中毒。

（3）由于营养摄入不足，蛋白质分解加速，发生负氮平衡，体重下降，贫血，血浆尿素氮及尿酸升高。

（4）由于脱水，血容量减少，血液浓缩，肾小球血流量减少，尿量减少。肾小球通透性增加，导致血浆蛋白漏出，尿中出现蛋白或管型。肾小管可发生退行性变，排泄功能减退，肾功能受损，故尿素氮及血尿酸升高，血钾升高。

（5）因脱水，肝糖原减少，肝小叶中心部位发生细胞坏死、出血、脂肪变性，导致肝功能受损，有肝功能异常（GPT 及碱性磷酸酶升高）、血胆红素升高及出血倾向。

（6）多发性神经炎。维生素缺乏及酮体的毒性作用，使神经轴突有不同程度的变性，髓鞘变性，表现为肢体远端对称性感觉障碍和迟缓性瘫痪。严重者可出现中毒性脑病。

三、诊断

(一)症状

停经 6 周后出现食欲缺乏、恶心、剧烈呕吐、疲乏无力、明显消瘦。

(二)体征

血压降低，脉搏细微，体温轻度升高，体重减轻，皮肤弹性差，皮肤可见黄疸及出血点，尿量减少，严重者意识模糊，甚至呈昏睡状态。

(三)辅助检查

1.血液检查

测定血红细胞计数、血红蛋白、血细胞比容、全血及血浆黏度，以了解有无血液浓缩。测定二氧化碳结合力，或做血气分析，以了解血液 pH 值、碱储备及酸碱平衡情况。测定血钾、血钠、血氯，以了解有无电解质紊乱。进行血酮体定量检测，以了解有无酮血症。测定血胆红素，肝、肾功能，尿素氮、血尿酸等，必要时检查肾上腺皮质功能及甲状腺功能。

2.尿液检查

计算每天尿量，测定尿比重、酮体，做尿三胆试验、尿酮体检测。

3.心电图检查

做心电图检查，以及时发现有无低血钾或高血钾影响，并了解心肌情况。

4.眼底检查

做眼底检查，以了解有无视网膜出血。

四、鉴别诊断

(1)行 B 超检查,排除葡萄胎而肯定是宫内妊娠。

(2)应与引起呕吐的消化系统疾病相鉴别,如传染性肝炎、胃肠炎、十二指肠溃疡、胰腺炎、胆道疾病、胃癌等。

(3)应与引起呕吐的神经系统疾病相鉴别,如脑膜炎、脑瘤等。

(4)应与糖尿病酮症酸中毒相鉴别。

(5)应与肾盂肾炎、尿毒症等相鉴别。

五、并发症

1.低钾血症或高钾血症

如未能及时发现并治疗,可引起心脏停搏,危及生命。

2.食管黏膜裂伤或出血

严重时甚至可使食管穿孔,表现为胸痛、剧吐、呕血,急需对症手术治疗。

3.韦-科综合征

早诊断和早治疗可获得痊愈,延误诊断和治疗可能对母亲和胎儿造成严重不良影响。

六、治疗

(一)轻度妊娠呕吐

可给予妊娠女性精神劝慰。妊娠女性应注意休息,避免辛辣食物,少量多次进食,可服用镇静、止吐药物。

(二)中、重度妊娠呕吐

中、重度妊娠呕吐需住院治疗。

(1)禁食,先禁食 2~3 天,待呕吐停止后,可试进流质食物,以后逐渐增加进食量,调整静脉输液量。

(2)输液量依脱水程度而定,一般每天需补液 2000~3000mL,使尿量达到每天 1000mL。输液中加入维生素 B 及维生素 C,肌内注射维生素 B。根据血钾、血钠、血氯及二氧化碳结合力(或血气分析结果)情况,再决定输液剂量。营养不良者,可静脉滴注氨基酸、脂肪乳剂等营养液。

(3)应用糖皮质激素。若治疗数天后,效果不显著,可加用肾上腺皮质激素,如将 200~300mg 氢化可的松加入 5% 葡萄糖液 500mL 内静脉滴注,可能有益。

(三)终止妊娠的指征

经上述积极治疗后,若病情未见好转,反而出现下列情况,应尽快终止妊娠。

(1)持续黄疸。

(2)持续蛋白尿。

(3)体温升高,持续在 38℃ 以上。

(4)心率超过 120 次/分。

(5)多发性神经炎及神经性体征。

(6)并发韦-科综合征。

七、韦-科综合征

韦尼克脑病和科萨科夫精神病是维生素 B(硫胺素)缺乏引起的中枢神经系统疾病,两者的临床表现不同而病理变化却相同,有时可见于同一患者,故称为韦-科综合征。

(一)发病机制

维生素 B 属水溶性维生素,是葡萄糖代谢过程中必需的辅酶,也是神经系统细胞膜的成分。维生素 B 严重缺乏时,可造成有氧代谢障碍和神经细胞变化坏死。

在机体有氧代谢过程中,丙酮酸经丙酮酸脱氢酶系(PDHC)作用生成乙酰辅酶 A 进入三羧酸循环。维生素 B 以硫胺素焦磷酸(TPP)的形式参与其辅酶组成。妊娠剧吐造成维生素 B_1 严重缺乏,PDHC 活性下降,丙酮酸不能完全进入三羧酸循环彻底氧化供能,血清丙酮酸水平升高;当 PDHC 活性降到正常活性的 50% 以下时,糖代谢即无法顺利进行,组织供能将受影响。脑组织对缺血、缺氧敏感,丧失三磷酸腺苷(ATP)及其他高能物质后,则可引起脑组织细胞变性、坏死、组织自溶;同时,乙酰胆碱等神经介质合成障碍,会出现神经和精神症状。此外,TPP 也是转酮酶的辅酶成分,转酮酶与脑的葡萄糖代谢有关,参与糖代谢的磷酸戊糖途径,保证细胞内 5-糖磷酸和 6-糖磷酸的转化。但在韦-科综合征患者中,至今未发现转酮酶内在异常的证据,说明转酮酶活性降低是受维生素 B_1 缺乏的外在影响所致。

妊娠剧吐并发韦-科综合征引起中央脑桥髓鞘脱失,对其发生机制目前仍有争议,一般认为是低钠血症纠正过快的结果。有研究发现,低磷酸盐血症可引起包括中枢神经系统在内的多器官损害,并可导致类似韦-科综合征的症状。也有学者通过研究发现,随时间的延长,MRI 呈现出中央脑桥髓鞘脱失的图像变化,证明低磷酸盐血症,而非低钠血症,在中央脑桥髓鞘脱失的发病机制中起一定作用。韦-科综合征的基本病理改变表现为下丘脑、丘脑、乳头体、中脑导水管周围灰质、第三脑室壁、第四脑室底及小脑等部位毛细血管扩张、毛细血管内皮细胞增生及小出血灶,伴有神经细胞、轴索或髓鞘的丧失,多形性小胶质细胞增生和巨噬细胞反应。在 CT 或 MRI 上,表现为丘脑及中脑中央部位病变,乳头体萎缩,第三脑室及侧脑室扩张,大脑半球额叶间距增宽。此外,韦-科综合征有一些少见的病理改变,如视盘肿胀和出血、视盘炎双侧尾状核病变,伴有脑室周围、丘脑和下丘脑,以及导水管周围灰质的对称性病变。

(二)临床表现

(1)有妊娠剧吐的症状、体征及实验室检查发现。

(2)遗忘、定向力障碍及对遗忘事件虚构,病情严重时由于中脑网状结构受损害而出现意识模糊、谵妄或昏迷。

(3)眼肌麻痹,系由于脑内动眼神经核与滑车神经核受累。

(4)如病变损及红核或其联系的纤维,则可出现震颤、强直及共济失调。

(5)可能有维生素 B_1 缺乏引起的其他症状,如多发性神经炎等。

(三)处理

韦-科综合征死亡率较高,常死于肺水肿及呼吸肌麻痹。凡疑似病例,即应终止妊娠并予以大剂量维生素 B_1 500mg 静脉滴注或肌内注射,以后 50~100mg/d,直至患者能正常进食。有报道称,用葡醛内酯(肝泰尔)治疗妊娠剧吐可有一定效果,用法为葡醛内酯 500mg+10%葡萄糖液 40mL,静脉推注,每天 2 次,7 天为一疗程。为防止致死性并发症,妊娠女性应严格卧床休息,出院后,应摄入多种维生素,尤其是维生素 B_1。经合理治疗后,眼部体征可痊愈,但共济失调、前庭功能障碍和记忆障碍常不能完全恢复。如不及时治疗,死亡率达 50%,治疗患者的死亡率约为 10%。

第 **3** 章

异常分娩

第1节 产力异常

产力是分娩的动力,是将胎儿及其附属物经过产道排出体外的力量,它包括子宫收缩力、腹压及肛提肌收缩力。子宫收缩力是临产后的主要产力,贯穿于分娩全过程。而腹压和肛提肌收缩力是临产后的辅助产力,协同子宫收缩,促进胎儿及其附属物娩出,仅在子宫颈口开全后起作用,特别是在第二产程末期的作用更大,第三产程中还可促使胎盘娩出。产力是决定分娩的重要因素之一。

临产后,正常的子宫收缩力能使宫颈管消失、宫口扩张、胎先露部下降、胎儿和胎盘娩出。宫缩是非自主性的,一旦进入产程,宫缩不依赖于子宫外的控制。临产后的宫缩具有节律性、对称性和极性、缩复作用等特点。宫缩的节律性是临产的标志。每次宫缩都是由弱到强(进行期),维持一定时间(极期),随后从强逐渐减弱(退行期),直至消失,进入间歇期。正常宫缩起自两侧子宫角部,迅速向宫底中线集中,左右对称,再以 2cm/s 的速度向子宫下段扩散,持续时间约 15 秒,均匀协调地遍及整个子宫,此为宫缩的对称性。宫缩以宫底部最强、最持久,向下逐渐减弱,宫底部收缩力的强度几乎是子宫下段的两倍,此为宫缩的极性。每当宫缩时,子宫体部肌纤维缩短变宽,间歇期肌纤维松弛、变长、变窄,但不能恢复到原来长度,此为缩复作用。经反复收缩,子宫体部的肌纤维逐渐变粗、变短,致使子宫体部越来越厚,越来越短,而子宫下段被动扩展延长,宫腔容积逐渐缩小,迫使胎先露下降至子宫下段,直至通过宫颈将胎儿娩出。

无论何种原因致使子宫收缩丧失了节律性、对称性和极性,收缩强度或频率过强或过弱,称为子宫收缩力异常(简称"产力异常"),其临床表现较为复杂,尚缺乏一种简单、准确的测量方法和标准。

一、子宫收缩乏力

(一)病因

子宫收缩功能取决于子宫肌源性、精神源性及激素调节体系中的同步化程度,三者之中任何一方功能异常均可直接导致产力异常。

1.产道及胎儿因素

骨盆大小和形态异常,胎儿过大或胎位异常均可形成头盆不称,阻碍胎先露部下降。临产后若不能克服阻力, 或胎儿先露部不能紧贴子宫下段和子宫颈部而反射性刺激子宫收缩,致使原属正常的子宫收缩逐渐减弱,可出现继发性子宫收缩乏力,是引起难产的常见原因。

2.精神心理因素

不良心理状态可导致产力异常,特别是初产妇分娩时害怕疼痛、出血、发生难产时。临产前,产妇的这种紧张、焦虑及过早兴奋的情绪可通过中枢神经系统引发一系列不良反应,如交感神经兴奋,肾上腺素作用于子宫,可减少子宫收缩次数或发生不规则宫缩,致使产程延长或引发难产。

3.子宫因素

子宫发育不良、子宫畸形都可影响子宫收缩功能;子宫壁过度膨胀(如巨大儿、羊水过多、多胎妊娠等),可使子宫失去正常的收缩能力;子宫肌纤维变性、结缔组织增生或合并子宫肌瘤,尤其是肌壁间肌瘤时,可影响子宫收缩的对称性和极性,导致子宫收缩乏力。

4.内分泌和代谢失调

临产后产妇体内雌激素缩宫素、前列腺素,乙酰胆碱等分泌不足,孕激素水平下降缓慢,子宫对前四者的敏感性降低,以及电解质浓度异常(如低钾、钠、钙、镁等)等均可直接影响子宫肌纤维的收缩力。胎儿肾上腺系统发育未成熟时,胎儿胎盘单位合成与分泌硫酸脱氢表雄酮量少,致使宫颈成熟欠佳,亦可引起原发性宫缩乏力。

5.药物因素

妊娠晚期,尤其是临产后使用大剂量解痉、镇静、镇痛药物(如哌替啶、硫酸镁、地西泮、前列腺素拮抗剂等),可使子宫收缩受到抑制。行硬膜外麻醉无痛分娩或产妇衰竭时,亦可影响子宫收缩力,使产程延长。

6.其他因素

产妇患有急、慢性疾病。临产后,产妇休息不佳、进食减少甚至呕吐、体力消耗大及过度疲劳等因素均可致宫缩乏力。产妇尿潴留或于第一产程后期过早使用腹压向下屏气等均可影响子宫收缩。有研究发现,组织中低氧自由基水平同时伴有 Ca^{2+}-ATP 酶、细胞色素 C 氧化酶、琥珀酸脱氢酶活性降低,与子宫肌层收缩活性紊乱有关。

(二)临床表现和诊断

1.协调性子宫收缩乏力(低张性)

协调性子宫收缩乏力(低张性)的特点是子宫收缩有节律性、极性和对称性,但收缩弱而无力,强度不够,持续时间短而间歇时间长。在宫缩的高峰期,子宫体不隆起,以手指按压子宫底部肌壁仍可出现凹陷。根据羊膜腔内压力的测定,如宫缩时的子宫张力<15mmHg,则不足以使宫颈以正常的速度扩张,胎先露部不能如期下降,使产程延长,甚至停滞,故又称为低张性子宫收缩乏力。产妇可有轻度不适,一般对胎儿影响不大,但若未及时发现,导致产程拖延时间过久,则对产妇和胎儿均会产生不良影响。协调性宫缩乏力主要见于宫颈扩张活跃期。

2.不协调性子宫收缩乏力(高张性)

不协调性子宫收缩乏力(高张性)是指子宫收缩缺乏节律性、对称性和极性。子宫收缩的兴奋点发自子宫的某处、多处或子宫两角的起搏点不同步,宫缩的极性倒置,收缩此起彼伏,导致宫缩间歇期子宫壁也不能完全放松,宫缩后腹痛也不能完全缓解。产妇往往自觉宫缩强,腹痛剧烈,拒按,精神紧张,体力衰竭。宫缩的极性异常,影响子宫平滑肌有效收缩和缩复,无法使宫口扩张和胎先露下降,属于无效宫缩,故又称为高张性子宫收缩乏力,多发生于潜伏期。

3.根据发生时期诊断

协调性与不协调性子宫收缩乏力,根据其发生时期分为 2 种。

(1)原发性子宫收缩乏力:系产程开始时即表现为子宫收缩乏力,往往为不协调性子宫收缩乏力,子宫颈口不能正常扩张,因多发生于潜伏期,应与假临产相鉴别。鉴别方法是给予较强的镇静剂,若可以使宫缩停止则为假临产,不能停止者为原发性宫缩乏力。产妇往往有头盆不称和(或)胎位异常,胎头无法衔接,不能很好地紧贴于子宫下段,以产生反射性的正常子宫收缩。临床上多表现为潜伏期延长,或宫颈扩张活跃早期延缓或停滞。

(2)继发性子宫收缩乏力:系临产初期子宫收缩正常,但至宫颈扩张活跃晚期或第二产程时,子宫收缩减弱,临床上往往表现为协调性宫缩乏力。此种情况常见于持续性枕横位与枕后位,或中骨盆平面狭窄。

4.其他诊断因素

诊断宫缩乏力不仅应从临床上进行观察(包括子宫收缩微弱、产程延长等情况,对母婴的影响),还需对宫缩开始的形式、内压、强度、频率、持续时间、内压波形等诸多因素有全面了解:①宫缩周期(开始收缩至下次开始收缩为一周期)。随分娩进展不断变化,如周期延长(>5分钟),可诊断为宫缩乏力。②宫缩程度。分娩开始为30mmHg,第二产程为50mmHg,如宫缩在25mmHg以下,并且反复、持续较长时间,可诊断为宫缩乏力。

(三)对产妇和胎儿的影响

1.对产妇的影响

由于子宫收缩乏力,产程延长,产妇往往休息较差,进食少,体力消耗大,易出现疲惫、烦躁、口干唇裂、皮肤弹性差等脱水及电解质紊乱现象,并可能合并酸中毒、肠胀气及尿潴留等。第二产程延长,产道受压过久甚至会发生尿瘘、粪瘘。产程延长若伴有胎膜破裂时间较长,且有多次肛查及阴道检查,加之产妇一般情况较差,体质虚弱,则容易发生细菌逆行感染,导致子宫收缩乏力、产后出血及产褥感染的发生。若医务人员处置不当,甚至违规使用缩宫素,可导致子宫破裂,危及产妇和胎儿的生命。

2.对胎儿的影响

产程延长伴有胎膜破裂过久、羊水流尽,会使胎儿与子宫壁间的脐带受压;不协调性宫缩乏力时宫缩间歇期子宫不能完全放松等因素可妨碍子宫胎盘循环;或伴有阴道逆行性感染时,容易发生胎儿窘迫;出生后易发生新生儿肺炎、新生儿败血症及缺氧缺血性脑病等严重并发症。胎儿宫内缺氧还可造成颅内出血。子宫收缩乏力导致产程延长者除需剖宫产以外,阴道手术助产率也相应增加。胎儿宫内缺氧时行阴道手术助产可引起新生儿产伤,尤其会加重新生儿颅内出血的发生。

(四)预防及处理

1.预防

应对妊娠女性进行产前教育,使妊娠女性了解妊娠及分娩的生理过程。分娩时,应对产妇多做解释并具体指导,以消除产妇的思想顾虑和恐惧心理。做好耐心的解释工作,从而增强产妇信心,可以预防精神心理因素所导致的宫缩乏力。目前推行的"导乐分娩"和"家庭化产房"对缓解产妇焦虑,稳定情绪,保持正常的产力很有益处。

产程中应注意改善全身情况,加强护理,鼓励产妇多进食高能量食物,及时补充水分和营养,必要时可静脉给予5%~10%葡萄糖液500~1000mL及维生素C 1~2g。伴有酸中毒时应补充5%碳酸氢钠,低钾血症时应给予氯化钾静脉缓慢滴注。补充钙剂可提高子宫肌球蛋白及腺苷酶活性,增加间隙连接蛋白数量,增强子宫收缩。要正确使用镇静剂,产妇疲劳时可予以地西泮10mg静脉推注,或哌替啶100mg肌内注射,也可肌内注射苯巴比妥钠0.1~0.2g。产妇在得到充分休息后,子宫收缩可以转强,有利于产程进展。

产程中还应督促产妇及时排尿,对膀胱过度充盈而有排尿困难者应予以导尿,以免影响子宫收缩。

2.处理

当出现宫缩乏力时,应积极寻找原因。首先,应考虑有无头盆不称以及严重的胎位异常,如能除外明显的头盆不称及严重胎位不正,才应考虑加强宫缩。其次,应检查宫缩是否协调,若为不协调宫缩乏力,应先予以强镇静剂,如哌替啶 100mg 或吗啡 10mg 肌内注射,地西泮 10mg 静脉推注使产妇充分休息,宫缩转协调后才能使用其他方法加强宫缩。

(1)协调性子宫收缩乏力

1)温肥皂水灌肠:临产后宫口扩张 3cm 以下而胎膜未破裂者,可予以温肥皂水灌肠,以促进肠蠕动,排除粪便和积气,反射性刺激子宫收缩。

2)人工破膜:宫口扩张 3cm 以上,产程进展延缓或停滞而无明显头盆不称或严重胎位异常者,可行人工破膜,以利于胎头下降而直接压迫子宫下段及宫颈,反射性加强子宫收缩而促进产程进展。但破膜前必须先做阴道检查,特别是对胎头未衔接者应除外脐带先露,以免破膜后发生脐带脱垂。破膜时间应在两次宫缩之间,推荐在下次宫缩即将开始前这一段时间进行,此时宫腔压力不大。破膜后手指应停留在阴道内,依靠随即而来的宫缩使胎头下降,占据骨盆入口,经过 1~2 次宫缩待胎头入盆后,再将手指取出,以防羊水流出过速而将脐带冲出引起脐带脱垂。Bishop 用宫颈成熟度评分法,估计人工破膜加强宫缩措施的效果。该评分法满分为 13 分,若产妇得分≤3 分,人工破膜均失败,应该用其他方法;4~6 分的成功率约为 50%,7~9 分的成功率约为 80%,>9 分均成功。

3)缩宫素的应用:在处理协调性子宫收缩乏力时,正确地使用缩宫素非常重要。使用前应除外明显的头盆不称、胎位不正(额位、颏后位、高直后位、前不均倾位等)以及胎儿窘迫。缩宫素可以刺激子宫平滑肌收缩,还可使乳腺导管的肌上皮细胞收缩。外源性缩宫素在母体血中半衰期为 1~6 分钟,可以迅速灭活。

当产程中出现协调性子宫收缩乏力而需使用缩宫素加强宫缩时,需掌握低浓度、慢速度及专人守护的原则,具体方法如下:因缩宫素与其受体结合后才能发挥加强宫缩的作用,若用量过大,大部分不能与受体结合,且因足月妊娠子宫对缩宫素的敏感性增加,故主张从小剂量开始给药。即将缩宫素 2.5U 加入 5%葡萄糖液 500mL 中静脉滴注,每 1mL 溶液中含缩宫素 5mU,开始以每分钟 8 滴(相当于 2mU/min)缓慢滴注。然后根据子宫收缩的反应程度调整,直至达到有效剂量,出现有效宫缩。通常不超过 10mU/min(30 滴/分钟),最大滴注速度不能超过 20mU/min。当宫缩达到间隔 2~3 分钟,持续 40~60 秒,宫腔内压为 50~60mmHg 时,即为有效宫缩,即以最低有效浓度维持有效宫缩。按照分娩生理规律,潜伏期应调整宫缩间隔为 3~4 分钟,活跃期为 2~3 分钟,第二产程不少于 2 分钟。

用缩宫素静滴时,必须有经过训练、熟悉该药物性质,并具有能处理并发症的医务人员在旁专门观察,定时听诊胎心音,等候宫缩。有条件者可行电子胎心监护,若发现宫缩过强,应立即调整滴速。若出现痉挛性宫缩或胎心异常，须立即停止滴注。若持续用药2~4小时产程仍无进展，则往往并非由产力异常引起，应重新估计有无头盆不称及胎位不正。

有以下情况者应慎用或禁用缩宫素：①头盆不称。②子宫过度膨胀（如巨大儿、羊水过多、多胎妊娠）。③胎位异常（如肩先露、额位、颏后位、高直后位、前不均倾位等）。④前置胎盘。⑤胎盘早剥。⑥早产（可使新生儿高胆红素血症增加）。⑦胎儿宫内窘迫。⑧高龄初产妇。⑨有子宫或子宫颈手术病史（如剖宫产瘢痕子宫、子宫肌瘤剔除术后、子宫颈修补术后等）。

使用缩宫素的并发症有：①缩宫素过敏。产妇对缩宫素极度敏感而引起子宫强直收缩，短期内可导致胎儿窘迫或死亡，母体发生子宫破裂，是应用缩宫素最严重的并发症。为准确了解缩宫素进入产妇血循环的时间，在将缩宫素加入输液瓶内摇匀后，应先放掉橡皮管中不含缩宫素的液体，然后输入含有缩宫素的溶液。当缩宫素溶液进入产妇静脉时，应注意观察宫缩是否立即开始。若呈强制性收缩（宫缩持续1分钟以上不消失），提示产妇对缩宫素过于敏感，应立即停止滴注，并给予乙醚麻醉或宫缩抑制剂使子宫放松。如1%肾上腺素1mL加入5%~10%葡萄糖溶液250mL内静脉滴注，滴流速度不超过5μg/min，或25%硫酸镁20mL加入等量5%~10%葡萄糖溶液缓慢静脉推注。②胎膜已破的产妇，特别是羊水中混有胎粪的经产妇，缩宫素致宫缩过强时可能发生羊水栓塞。③第三产程时静脉中快速大量推注缩宫素，可能导致心律失常及低血压。④持续大量静脉滴注缩宫素，特别是大量静脉补液时，由于缩宫素的抗利尿作用，使水的重吸收增加，可有水中毒的表现，即先有尿量减少，数小时后出现昏迷和抽搐。

低浓度的缩宫素静脉滴注是比较安全的使用方法，过去常用缩宫素滴鼻，但由于浓度和吸收量的不可控性，目前已被放弃。除非胎头拨露，已经着冠，仅差2~3次阵缩胎儿即可娩出，产妇又无力向下屏气时，可用缩宫素1~2滴滴鼻，这样即使有较强的宫缩，也会因胎儿即将娩出或以出口产钳牵引娩出而不致受到损害。但无经验者仍不宜采用此法。

4）地西泮的应用：地西泮能松弛宫颈平滑肌，软化宫颈，促进宫口扩张，同时可以降低母体交感神经系统的兴奋性，使子宫血管张力下降，有助于改善子宫的血液循环。同时，其镇静、抗焦虑及催眠作用可缓解产妇的紧张情绪并改善其疲惫状态，进而减少产妇体内儿茶酚胺的分泌，有助于加强子宫收缩，适用于宫口扩张缓慢及宫颈水肿时。常用方法为10mg静脉推注，间隔4~6小时可重复使用，与缩宫素联合应用效果更佳。此法安全、有效，国内比较常用。近年来，间苯三酚（商品名：斯帕丰）也被广泛使用于产程中，其作用于产程的药物机制与地西泮相似，甚至有学者认为其作用较地西泮更为明显，常用方法为80mg静脉推注。

5）前列腺素：常用的前列腺素类药物有米索前列醇、卡孕栓及PGE2凝胶等，临床上多用于促进宫颈成熟。在宫颈条件差的足月妊娠引产中，使用前列腺素引产成功率显著高于缩宫素引产。由于前列腺素可能引起过强的宫缩及恶心、呕吐、头痛、心动过速、视力模糊及浅静脉炎等副反应，因此，宫缩乏力时使用前列腺素应严密观察产妇反应及是否出现过强宫缩。常用的方法包括口服、静脉滴注或局部应用，静脉滴注的剂量为PGE2 0.5μg/min或

PGF2 0.5μg/min。

6)其他处理方法:此外,针刺合谷、三阴交、太冲、支沟等穴位也可以增强宫缩强度。

在第一产程中,若经上述处理,产程仍无进展或出现胎儿窘迫征象时,应及时行剖宫产术。第二产程若头盆相称出现宫缩乏力,可静脉滴注缩宫素加强产力,同时指导产妇配合宫缩屏气用力,争取经阴道自然分娩。若出现胎儿窘迫征象,应尽早结束分娩,胎头双顶径已通过坐骨棘平面且无明显颅骨重叠者,可行低位产钳术或胎头吸引术助产分娩,否则应行剖宫产术。第三产程为预防产后出血,当胎儿前肩娩出后,立即于宫体注射缩宫素 20U,胎儿娩出后再以 20U 加入 5% 葡萄糖液 500mL 中静脉滴注,以增强宫缩,促使胎盘剥离、娩出及子宫血窦关闭。产程长、破膜时间长及手术产者,应予以抗生素预防感染。

(2)不协调性子宫收缩乏力:处理原则是调节子宫收缩,使其恢复正常节律性及极性。应给予适量镇静药物,如哌替啶 100mg 或吗啡 10mg 肌内注射(限于估计胎儿在 4 小时内不会娩出者),或安定 10mg 缓慢静脉推注,使产妇能熟睡一段时间,醒后多能恢复协调性子宫收缩,使产程得以顺利进展。需要注意的是,在恢复协调性子宫收缩前,禁用缩宫素,以免加重病情。对伴有胎儿窘迫征象,明显头盆不称者则禁用强镇静剂,宜早行剖宫产。不协调性子宫收缩乏力难以纠正者也应尽早行剖宫产终止妊娠。

二、子宫收缩过强

(一)协调性子宫收缩过强

1.临床表现和诊断

临床表现为子宫收缩的节律性、对称性和极性均正常,但子宫收缩力过强、过频,10 分钟以内有 5 次或 5 次以上宫缩,羊膜腔内压>50mmHg。如产道无阻力,宫口可迅速开全,分娩在短时间内结束。若宫口扩张速度>5cm/h(初产妇)或>10cm/h(经产妇),总产程<3 小时结束分娩,称为急产,经产妇多见。若伴有头盆不称、胎位异常或瘢痕子宫,有可能出现病理性缩复环或发生子宫破裂。

2.对产妇和胎儿的影响

(1)对产妇的影响:初产妇可因宫颈、阴道、会阴在短期内扩张不满意造成严重撕裂,个别宫颈坚韧者甚至可发生子宫破裂,且产后又可因子宫肌纤维缩复不良而发生产后出血。若产程过快而使接产准备不及时,消毒不严,可引起产褥感染。宫缩过强导致宫腔压力增高,可增加羊水栓塞发生的风险。

(2)对胎儿及其新生儿的影响:子宫收缩过频、过强影响子宫血流及胎儿血的氧化,可引起胎儿宫内窘迫甚至死亡。胎儿娩出过快,而软产道未充分扩张,阻力较大,可导致新生儿颅内出血、骨折和臂丛神经损伤。此外,由于来不及充分准备,或来不及到医院分娩,可因急产而造成不消毒分娩、坠地分娩等意外情况发生。

3.预防及处理

有急产史的妊娠女性,需在预产期前1~2周提前住院待产。临产后不应灌肠。应提前做好接产及抢救新生儿窒息的准备。胎儿娩出时,勿使产妇向下屏气。若急产来不及消毒及新生儿坠地者,应为新生儿肌注维生素 K 10mg,以预防颅内出血,并尽早肌内注射精制破伤风抗毒素 1500U。产后应仔细检查宫颈、阴道、外阴,若有撕裂应及时缝合。若属未消毒的接产,应给予抗生素预防感染。

此类异常强烈的宫缩很难被常规剂量的镇静剂抑制,剂量过大又对胎儿不利。若因严重头盆不称、胎先露或胎位异常出现梗阻性难产并导致子宫收缩过强时,子宫下段过度拉长、变薄,子宫上下段交界部会明显上移形成病理性缩复环。此为先兆子宫破裂的征象,应及时处理,可予乙醚麻醉紧急抑制宫缩而尽快行剖宫产术,否则将发生子宫破裂,危及产妇和胎儿的生命。

(二)不协调性子宫收缩过强

1.临床表现和诊断

(1)强直性子宫收缩:子宫内口以上部分的子宫肌层处于强烈痉挛性收缩状态,多由分娩发生梗阻、缩宫药物应用不当或胎盘早剥血液浸润肌层引起。产程中产妇表现为烦躁不安、持续性腹痛及拒按。胎位叩不清,胎心听不清。有时可出现病理性缩复环及肉眼血尿等先兆子宫破裂征象。

(2)子宫痉挛性狭窄环:指子宫局部肌肉强直性收缩形成的环状狭窄,围绕胎体某一狭窄部,如胎颈、胎腰。其发生原因尚不清楚,偶见于产妇精神紧张、过度疲劳、早期破膜、不恰当地应用宫缩剂或粗暴的宫腔内操作。狭窄环多发生于子宫上下段交界处,亦可发生于子宫的任何部位,这种情况应与先兆子宫破裂的病理性缩复环相鉴别。由于痉挛性狭窄环紧卡宫体,胎先露难以下降反而上升,子宫颈口不扩大反而缩小,产妇持续腹痛,烦躁不安,产程停滞。经阴道内触诊,可叩及子宫腔内有一坚硬而无弹性环状狭窄,环的位置不随宫缩而上升。

2.对产妇和胎儿的影响

(1)对产妇的影响:不协调性子宫收缩过强形成子宫痉挛性狭窄环或强直性子宫收缩时,可导致产程延长和停滞。同时,宫缩过强可增加羊水栓塞、软产道裂伤、胎盘滞留、产后出血及子宫破裂等的风险。

(2)对胎儿的影响:不协调性子宫收缩过强可致产程停滞、胎先露不下降及子宫胎盘血流障碍,从而引起胎儿宫内窘迫及新生儿窒息,严重者可直接导致死胎或死产。

3.处理

(1)强直性子宫收缩:发现子宫强直性收缩时应立即停用宫缩剂,停止阴道内、宫腔内操作,给予产妇吸氧的同时应用宫缩抑制剂,如 1%肾上腺素 1mL 加入 5%~10%葡萄糖溶液 250mL 内静脉滴注,滴流速度不超过 5μg/min,或用 25%硫酸镁溶液 20mL 加等量 5%~10%葡萄糖溶液静脉缓推。若估计胎儿在 4 小时内不会娩出,亦可给予强镇静剂,如哌替啶 100mg 肌内注射。在抑制宫缩时应密切观察胎儿安危。若宫缩缓解,胎心正常,可等待自然分娩或经阴道手术助产。若宫缩未缓解,已出现胎儿窘迫征象或病理性缩复环者,应尽早行剖宫产。若胎死宫内,应先缓解宫缩,随后经阴道助产处理死胎,以不损害母体为原则。

(2)子宫痉挛性狭窄环:胎心无明显变化时可采取期待疗法,停止宫腔内操作,给予镇静止痛药物,如吗啡、哌替啶等,在产妇充分休息后,狭窄环多能自行消失。如有胎儿窘迫,则可用宫缩抑制剂,如肾上腺素、利托君、硫酸镁,亦可用氟烷、乙醚等吸入麻醉使环松解,舌下含硝酸甘油 0.6mg,吸入亚硝酸异戊酯 0.2mL 有时也可使狭窄环放松。凡能松解者,在宫口开全后可经阴道助产结束分娩,若狭窄环仍不放松并出现胎儿窘迫征象,则应及时剖宫产终止妊娠。

第 2 节 产道异常

产道分为骨产道(骨盆)及软产道(子宫下段、宫颈、阴道)两部分,临床上产道异常以骨产道多见。

一、骨产道异常

骨盆形态异常或径线过短可直接影响胎儿顺利娩出,是造成难产的主要原因之一。但分娩除与骨盆形状、大小有关外,与产力、胎儿大小、胎位及胎头的可塑性皆有密切关系。即使骨盆正常,胎儿过大或胎位不正,分娩也会遇到困难。相反,骨盆轻度狭小,胎儿一般大小,胎位正常,产力良好,也可顺利经阴道娩出。因此不能只从骨盆测量的数值孤立地去估计分娩的难易。骨盆狭小与形态异常是造成难产的首要因素,是导致头盆不称及胎位异常的最常见原因,因此在对分娩预后做出估计时,首先要了解骨盆是否有异常。骨盆异常可分为骨盆狭窄和骨盆畸形两大类,前者较后者多见。

(一)骨盆狭窄

骨盆的任何一个径线或几个径线小于正常者为骨盆狭窄,可有一个平面狭窄或多个平面同时狭窄。造成骨盆狭窄的原因有先天性发育异常、出生后营养、疾病和外伤等。当某一径线短小时,需要观察同一平面其他径线的大小,再结合整个骨盆的大小与形态,全面衡量,才能对这一骨盆在难产中所起的作用做出比较正确的估计。

(二)骨盆狭窄的程度

目前有关骨盆狭窄程度的划分尚无统一的标准,主要是对骨盆测量的方法和意见不一致。骨盆的测量可以有 3 种方法,即临床测量、X 线测量以及超声测量。由于 X 线可能对胎儿产生危害,目前多数人不主张用 X 线测量骨盆,至少不应常规应用。超声测量在临床上尚未普及。故临床测量仍然是衡量骨盆大小的主要方法。外测量因受到骨质厚薄的影响,有时需加以矫正,特别是骨盆入口面的骶耻外径受骨质的影响最大,故应做手腕围测量,了解骨质的厚薄加以校正,或以内测量对角径(不受骨质增厚的影响)加以核对。

骨盆狭窄的程度一般分为 3 级:

Ⅰ级,临界性狭窄,即径线处于临界值(正常与异常值之交界),需谨慎观察此类产妇的产程,但绝大多数病例可自然分娩。

Ⅱ级,相对性狭窄,包括的范围较广,分为轻、中、重度狭窄 3 种,此种病例需经过一定时间的试产后才能决定是否可能由阴道分娩,中度狭窄时经阴道分娩的可能性极小。

Ⅲ级,绝对性狭窄,无阴道分娩的可能,必须以剖宫产结束分娩。

1.入口平面狭窄

因入口面前后径狭窄较横径狭窄多见,故按入口面前后径长短将骨盆入口面狭窄分为 3 级。Ⅰ级狭窄指骶耻外径为 18cm,入口前后径为 10cm。Ⅱ级狭窄指骶耻外径为 16.5~17.5cm,入口前后径为 8.5~9.5cm。Ⅲ级狭窄指骶耻外径≤16cm,入口前后径≤8cm。

2.中骨盆平面狭窄

中骨盆狭窄常表现为横径短小,因此坐骨棘间径(中骨盆横径)其为重要,但临床上难以测量,只得用米氏菱形窝横径加 1cm 来估计。中骨盆后矢状径可以坐骨切迹底部宽度估计,中骨盆前后径可经阴道检查直接测量。严格来说,中骨盆除前后径可以直接测得外,坐骨棘间径与后矢状径均需 X 线摄片测量,在无条件进行 X 线测量时,可用以下几项临床检查指标估计中骨盆狭窄以及狭窄程度。

(1)耻坐径≤8.0cm。

(2)坐骨结节间径(出口面横径)≤7.5cm。

若有以上两项情况存在,可能为中骨盆临界性狭窄。

3.出口平面狭窄

骨盆出口的径线以坐骨结节间径与后矢状径的临床意义最大,尤以前者更为重要。如果坐骨结节间径较短,耻骨弓角度变锐,出口平面前部可利用面积减少,如后矢状径有足够的长度,可以补偿坐骨结节间径之不足,胎儿仍有可能娩出。但若坐骨结节间径过于短小(≤6.0cm),即使后矢状径再大也无法补偿。对出口平面狭窄的分级,除需测量坐骨结节间径、坐骨结节间径+后矢状径外,还应参考出口面前后径的大小。出口面前后径则为耻骨联合下至骶尾关节之直线距离,也是胎头必须经过的出口。若此径线短小,胎头常需处于枕横位以双顶径通过此径线。正常为 11.8cm,最短不能少于 10cm。

(三)骨盆狭窄的分类

1.按骨盆狭窄平面分类

(1)骨盆入口平面狭窄:大多数表现为入口平面前后径狭窄,即扁平型狭窄。

(2)中骨盆出口平面狭窄:此处所指的出口狭窄是指骨质围绕的出口面狭窄,它与中骨盆非常接近,大小、形态相似,甚至略小于中骨盆,是阴道分娩的最后一关,故出口狭窄也提示中骨盆狭窄。因此,Benson 提出中骨盆-出口面难产的概念。

中骨盆-出口狭窄又称为漏斗型狭窄,分为 3 种:①中骨盆及出口面横径狭窄。骨盆两侧壁内聚,常见于类人猿型骨盆。②中骨盆及出口面前后径狭窄。骨盆前后壁内聚,多系骶骨为直型的单纯性扁平型骨盆。③混合型。中骨盆及出口面的横径与前后径均狭窄,骨盆两侧壁及前后壁均内聚,常见于男性型骨盆。

其中,①和③两型骨盆易发生持续性枕后位,因为类人猿型及男性型骨盆入口前半部狭小,后半部宽大,胎头常以枕后位入盆,但胎头纵径难以在横径狭窄的中骨盆平面向前旋转 135°成为枕前位。②型骨盆入口面多呈扁形,胎头以枕横位入盆,由于中骨盆前后径狭窄而横径正常,胎头持续于枕横位,甚至直达盆底。若胎儿不大,还可能徒手将胎头旋转至枕前位娩出;若胎儿稍大,则容易发生梗阻性难产,需以剖宫产结束分娩。

中骨盆出口狭窄而入口面正常的漏斗型狭窄骨盆,胎头多能衔接入盆,但抵达中骨盆后,胎头下降缓慢甚至停滞。临床表现为第一产程前半段正常,而第一产程末宫颈扩张延缓或停滞,第二产程延长。因此,当宫颈已开全,胎先露下降至坐骨棘水平以下停滞,应注意是否漏斗型骨盆狭窄,胎头是否为持续性枕横位或枕后位。此时,绝不可仅因胎头严重变形和水肿所造成的胎头已进入盆底的假象,而盲目地决定由阴道助产,否则将给产妇和胎儿带来极大的危害。故若系漏斗型骨盆狭窄,不宜试产太久,应放宽剖宫产指征,严重狭窄者应选择剖宫产。

(3)入口、中骨盆及出口均狭窄(均小型狭窄):骨盆入口、中骨盆及出口平面均狭窄时,称为均小型骨盆。均小型骨盆多见于发育差、身材矮小的女性,可分为 3 种类型:①骨盆形态仍保持女性骨盆的形状,仅每个平面径线均小于正常值 1~3cm。②单纯性扁平骨盆,其三个平面的前后径均缩短。③类人猿型骨盆,三个平面的横径均小。

三者中以①型多见,此型骨盆虽各个径线稍小,若胎儿不大,胎位正常,产力强,有时也可经阴道分娩。但大多数①型产妇由于发育不良,出现子宫收缩乏力,需手术助产。如胎儿较大或胎头为持续性枕后位或枕横位时,则难产机会更大。故对均小型骨盆的产妇,也应放宽剖宫产指征。

2.按骨盆形态异常分类

骨盆形态异常也称为骨盆畸形,分为 3 类:①发育性骨盆异常。②骨盆疾病或损伤。③因脊柱、髋关节及下肢疾病所致的骨盆异常。

(1)发育型骨盆异常:在骨盆发育过程中,受遗传、营养等因素的影响,其形态、大小因人而异。Shapiro 根据骨盆形态不同分为 4 种类型:女性型、男性型、扁平型和类人猿型。实际上完全符合这 4 种形态的骨盆并不多见,而大多数为它们的混合型。骨盆 4 种基本形态的特点如下。

1)女性型骨盆:最常见,即所谓的正常型骨盆。骨盆入口面横径较前后径略长,呈横椭圆形。该种骨盆有利于分娩,胎头多以枕前位或枕横位入盆。但若骨盆均匀狭窄,则为均小型骨盆,不利于分娩。

2)男性型骨盆:骨盆入口面呈鸡心形或楔形,两侧壁内聚,耻骨弓小,坐骨棘突出,坐骨切迹窄,坐骨棘间径<9cm,骶骨下 1/3 向前倾,使出口面前后径缩短,故骨盆前后壁也内聚,形成所谓的漏斗型骨盆。这种类型的骨盆最不利于胎头衔接,胎头多以枕横位或枕后位入盆。因中骨盆前后径及横径均短小,不利于胎头旋转和下降,常出现持续性枕横位或枕后位,其中不少需行剖宫产。

3)扁平型骨盆:扁平型骨盆入口面前后径短,横径相对较长,呈横的扁圆形。该种骨盆浅,侧壁直立,耻骨联合后角及耻骨弓角均宽大,坐骨棘稍突,坐骨棘间径较大,坐骨切迹较窄,骶骨宽而短。胎头常以枕横位入盆,一旦通过入口面,分娩即有可能顺利进行。

4)类人猿型骨盆:此种类型骨盆各平面前后径长,横径短,呈纵椭圆形。骨盆深,侧壁直立,稍内聚,坐骨棘稍突,坐骨棘间径较短,坐骨切迹宽大,骶骨较长。胎头常以枕后位入盆,并持续于枕后位,若产力好,胎儿不大,胎头下降至盆底可转为直后位娩出。

(2)骨盆疾病或损伤

1)佝偻病骨盆:由儿童期维生素 D 供应不足或长期缺乏太阳照射所致,其形成主要是由于患者体重的压力及肌肉韧带对骨盆牵拉的机械作用,其次是骨盆骨骼在发育过程中的病理改变,现已极少见。佝偻病骨盆的主要特征:骶骨宽而短,因集中承受自身躯干重量的压力而前倾,骶岬向骨盆腔突出,使骨盆入口面呈横的肾形,前后径明显变短。若骶棘韧带松弛,则骶骨末端后翘,仅入口面前后径缩短;若骶棘韧带坚实,则骶骨呈深弧形或钩形,使入口面及出口面前后径均缩短;骨盆侧壁直立甚至外展,出口横径增大。佝偻病骨盆变形严重,对分娩极为不利,故不宜试产。

2)骨软化症骨盆:维生素 D 缺乏发生于骨骺已闭合的成年人时称为骨软化症。该病由躯干重量的压力和两侧股骨向上内方的支撑力,以及邻近肌群、韧带的牵拉作用所致。骨软化症骨盆的主要特征:发生高度变形,但不成比例;骨盆入口前后径、横径均缩短而呈"凹三角形",中骨盆显著缩小,出口前后径也严重缩小。胎儿完全不能经阴道分娩,即使胎儿已死,由于胎头无法入盆,也不能经阴道行穿颅术,只能行剖宫取胎术。骨软化症骨盆已极为罕见。

3)骨盆骨折:多发生于车祸或跌伤后。骨折多见于双侧耻骨横支、坐骨支及骶骨翼等部位。严重骨盆骨折愈合后可后遗骨盆畸形及明显骨痂形成,妨碍分娩。骨盆骨折愈合骨盆摄片很重要,可为今后妊娠能否经阴道分娩提供依据。妊娠后,应仔细做内诊检查,明确骨盆有无异常,应慎重决定是否试产。

4)骨盆肿瘤:罕见。骨软骨瘤、骨瘤、软骨肉瘤皆有相关报道。可见于骨盆后壁近骶髂关节处,肿瘤向盆腔突出,产程中可阻碍胎头下降,造成难产。

3.脊柱、髋关节或下肢疾病所致的骨盆异常

(1)脊柱病变性畸形骨盆:脊柱病变多由骨结核引起,可导致两种畸形骨盆。

1)脊柱后凸(驼背)性骨盆:主要由结核病及佝偻病引起。脊柱后凸部位不同,对骨盆的影响也不同。病变位置越低,对骨盆影响越大。若后凸发生于胸椎,则对骨盆无影响;若后凸发生于胸腰部以下,可引起中骨盆及出口的前后径及横径均缩短,形成典型的漏斗型骨盆,分娩时可致梗阻性难产。由于脊柱高度变形,压缩胸廓,胸腔容量减少,增加了对心肺的压力,这类骨盆异常患者的肺活量仅为正常人的50%,其右心室必须增大压力,以维持因妊娠而日益增加的肺血流量,以致右心室负荷增加,右心室肥大,因此,驼背影响心肺功能,妊娠晚期及分娩时应加强监护,以防发生心力衰竭。

2)脊柱侧凸性骨盆:若脊柱侧凸累及脊柱胸段以上,则骨盆不受影响;若脊柱侧凸发生于腰椎,则骶骨向对侧偏移,使骨盆偏斜、不对称而影响分娩。

(2)髋关节及下肢病变性骨盆:髋关节炎(多为结核性)、脊髓灰质炎会致下肢瘫痪、萎缩,发生膝或踝关节病变等。如在幼年发病,可引起跛行。步行时,因患肢缩短或疼痛而不能着地,患者由健肢承担全部体重,结果形成偏斜骨盆。由于患侧功能减退,患侧髂翼与髋骨发育不全或有萎缩性变化,更加重了骨盆偏斜程度。妊娠后,偏斜骨盆对分娩不利。

(四)骨产道异常的诊断

1.病史

若有以下病史,如佝偻病、骨质软化症、小儿麻痹症、脊柱及髋关节结核、严重的胸廓或脊柱变形、骨盆骨折以及曾有剖宫产、阴道手术助产、反复发生臀先露或横位的经产妇、死产、新生儿产伤等,应仔细检查有无骨盆异常。

2.体格检查

(1)一般检查:身材矮小(低于145cm)的产妇,患骨盆均小型狭窄的可能性较大。体型粗壮、颈部较短、骨骼有男性化倾向者,因其骨质偏厚,易影响骨盆大小,也易伴有漏斗型狭窄。双下肢不等长,可导致骨盆畸形,故应仔细检查有无影响骨盆形态的下肢或脊柱疾病,

有无佝偻病或骨盆骨折的后遗症等。

(2)骨盆测量

1)骨盆外测量:受骨盆的骨质厚薄及内展、外翻等生理因素等影响,骨盆外测量并不能真实反映产道大小,故有学者主张淘汰不用。但多数学者认为骨盆外测量方法简单易行,可初步了解骨盆大小,仍可供临床参考。骨盆外测量的结果有如下几种:①骶耻外径<18cm,提示入口面前后径狭窄,往往为扁平骨盆。②坐骨结节间径<7.5cm,应考虑出口横径狭窄,往往伴中骨盆狭窄。③坐骨结节间径+后矢状径<15cm或耻骨弓角度呈锐角且耻骨弓低者,也提示出口狭窄。④米氏菱形不对称,各边不等长者,可能为偏斜骨盆。⑤骨盆外测量各径线均小于正常值2cm或更多者,提示均为小骨盆狭窄。

骨盆外测量时,应该注意如下几点:①测量髂前上棘间径和髂棘间径时,测量器两端应置于解剖点的外缘,以免测量器滑动产生误差。②测量骶耻外径时,测量器的一端应在耻骨联合前方尽量靠近阴蒂根部,避免滑入耻骨联合上缘内产生误差。③骨质厚薄对于外测量径线的可靠性有直接影响。若外测量为同一数值,骨质薄的女性较骨质厚的女性其骨盆内腔要大些。用带尺围绕右尺骨茎突及桡骨茎突测出前臂下段周径(简称"手腕围"),可作为骨质厚薄的指数。我国女性平均指数为14cm,>14cm者骨质偏厚,<14cm者骨质偏薄。当手腕围为14cm时,骨盆入口前后径=骶耻外径-8cm,手腕围每增加1cm,骶耻外径要多减0.5cm,手腕围每减少1cm,骶耻外径要少减0.5cm。④骨盆出口径线的测量不受骨质厚薄的影响,测量时两手大拇指内面应紧贴耻骨坐骨支的内面,由上而下寻找坐骨结节,一过坐骨结节,两大拇指内面即无法停留在耻骨坐骨支内面,因此两手大拇指最后能停留处即为坐骨结节间径测量处。坐骨结节间径不但表明了骨盆出口横径的长度,也可间接了解中骨盆横径的大小。

2)骨盆其他外部检查

A.米氏菱形区:米氏菱形区之纵径正常为10.5cm,若超过此值,表示骨盆后部过深;横径正常为9.4cm,若短于此值,表示中骨盆横径可能缩短。米氏菱形区上三角正常高值应为4~5cm,≤3cm者则骨盆入口面形态偏扁(前后径缩短),若上三角消失,则为严重的佝偻病。

B.骨盆倾斜度:凡孕产妇有以下表现者,要怀疑骨盆倾斜度过大。

a.孕产妇腹壁松弛,子宫向前倾斜呈悬垂腹,多发生于经产妇,现已少见。

b.背部腰骶椎交界处向内深陷,骶骨上翘。

c.腹部检查胎头有可疑骑跨现象,即胎头高于耻骨联合水平,但以手按压可将其推至耻骨联合水平。如以手按压可将其推至耻骨联合水平以下,这并不表示头盆不称,而因骨盆倾斜度过大,胎头不能适应骨盆入口面的方向所造成。

d.耻骨联合低,产妇平卧时,耻骨联合下缘接近产床平面,检查者常怀疑耻骨联合过长,实则是由骨盆倾斜度过大造成。

3)骨盆内测量:骨盆外测量时如怀疑有骨盆狭窄,应在妊娠晚期或临产后进行骨盆内测量。内测量需经外阴及阴道消毒后,检查者戴上消毒手套,用中指、示指,经阴道检查进行测量。

A.对角径:是从耻骨联合下缘到骶岬的距离,正常值为 12.5~13.0cm。对角径减去 1.5cm 即等于骨盆入口面前后径,即真结合径。

B.坐骨棘间径:又称为中骨盆横径,此径不易测量,可采用以下方法。

a.用德利氏中骨盆测量器测量,但因此测量器末端难以固定,故不易检查准确。

b.有人提出在内诊时,用手指触及一侧坐骨棘后向另一侧横扫,以手指数估计其长度, 但也不够准确。

注:无法确切了解坐骨棘间径时,可采取临床估计方法。

a.可考虑以髂后上棘间径,即米氏菱形区横径加 1cm 作为坐骨棘间径。

b.更简便的方法是将坐骨棘突出程度划分为 3 级,以表示坐骨棘之长短:Ⅰ级,坐骨棘 较平坦,相对坐骨棘间径较长;Ⅱ级,坐骨棘中等突出,坐骨棘间径也为中等长度;Ⅲ级,坐 骨棘尖锐突出,坐骨棘间径短小。

c.参考坐骨结节间径长度。

C.中骨盆前后径:先确定骶尾关节,然后用内诊指尖循此关节向上,越过骶骨第 5 节约 1cm,此处即第 4 与第 5 骶椎交界处,为测量的后据点,前据点仍为耻骨联合下缘。中骨盆前 后径平均值为 12.2cm。

D.中骨盆后矢状径:此径无法直接测量,但可以坐骨切迹底部宽度代表之,能容 3 横指 为正常;若≤2 横指,表示中骨盆后矢状径明显缩短。切迹之宽窄以肛查指诊较为准确,阴 道检查不易触及,特别是初产妇。

E.耻骨联合后角:此角应>156°。检查时,如感觉耻骨联合后角较宽大,表示为女性型骨 盆,如较小,则为类人猿型或男性型骨盆。

(3)骨盆的判断:综上所述,临床可借助下列情况以确定中骨盆狭窄。

1)坐骨棘突出Ⅱ级或Ⅲ级。

2)坐骨切迹底部宽度<4.5cm(<2 横指)。

3)坐骨结节间径≤7.5cm。

有上述两项或以上即可诊断为中骨盆狭窄。肛诊了解骨盆后半部的情况常比阴道检查 更准确,且简单易行,实际也为骨盆内测量的一种方法。产妇临产后第一次肛查应详细了解 骨盆后半部情况。让产妇侧卧,髋关节与膝关节屈曲并尽量向上靠近腹壁,检查者以示指进 入肛门进行检查,了解以下情况。

A.骶尾关节活动范围:检查者先以拇指在体外,示指在肛门内的方式捏紧尾骨摇动,观 察骶尾关节是否活动;骶尾关节固定,尾骨椎化,使骶骨末端形成钩状即钩型骶骨,可使出 口前后径缩短。

B.骶骨内面弧度:示指顺骶尾关节上行,一般可查到第 2、3 骶骨交界处。可根据骶骨内 面的弧度,估计骶骨为直型、浅弧、中弧还是深弧型。若估计为深弧型,可将示指离开骶骨内 面向骶岬方向直插,若能触及骶岬,则可以认为是深弧型。中弧型骶骨最有利于分娩,浅弧型次之,直型与深弧型均不利于分娩。直型者骨盆各平面前后径均缩短,深弧型者入口面及出口面前后径缩短。

C.骶骨坐骨切迹:检查者的示指退至骶骨第4、5节交界处,然后向侧上方寻找坐骨棘,在骶骨坐骨韧带之上测量切迹能容几指,若能容2指即为正常。

D.坐骨棘是否突出。

3.辅助检查

(1)X线骨盆测量:用X线片测量骨盆较临床测量更准确,可直接测量骨盆各个面的径线及骨盆倾斜度,并可了解骨盆入口面及骶骨的形态、胎头位置高低与俯屈情况,以决定在这些方面有无异常情况。但由于X线对妊娠女性及胎儿可能有放射性损害,因此国内外多数产科工作者均认为此种方法只有在非常必要时才使用。

(2)B超骨盆测量:骨盆测量是诊断头盆不称和决定分娩方式的重要依据,由于X线骨盆测量对胎儿不利,目前产科已很少应用。临床骨盆外测量方法简便,但准确性较差。后来,有学者探讨阴道超声骨盆测量方法,以协助诊断头盆不称,方法如下。

1)于妊娠28~35周做阴道超声测量骨盆大小。妊娠女性排空膀胱后取膀胱截石位,将阴道超声探头置入阴道内3~5cm,荧屏同时显示耻骨和骶骨时,为骨盆测量的纵切面,可测量骨盆中腔前后径,前据点为耻骨联合下缘内侧,后据点为第4、5骶椎之间。然后将阴道探头旋转90°,手柄下沉,使骨盆两侧界限清晰、对称地显示,为骨盆测量的横切面,可测量骨盆中腔横径,两端据点为坐骨棘最突处。根据骨盆中腔前后径和横径,利用椭圆周长和面积公式,可分别计算骨盆中腔周长和中腔面积。

2)于妊娠晚期临产前1周,用腹部B超测量胎头双顶径和枕额径,并计算头围。

3)头盆不称的判断方法:①径线头盆指数(CID)。CID为骨盆中腔前后径和横径的平均值与胎儿双顶径之差。若CID≤15.8mm,疑为头盆不称;若CID>15.8mm,无头盆不称。该指数敏感度为53.4%,特异性为93.2%,准确度为77.9%,阳性预测值为83.0%。②周长头盆指数(CIC)。CIC为骨盆中腔周长与胎头周长之差。若CIC≤17mm,疑为头盆不称;若CID>17mm,无头盆不称。该指数敏感度为34.2%,特异性为87.2%,准确度为66.8%,阳性预测值为43.1%。③面积头盆指数(CIA)。CIA为骨盆中腔面积与胎头面积(双顶径平面)之差。若CIA≤8.3cm^2,疑为头盆不称;若CID>8.3cm^2,无头盆不称。该指数敏感度为37.0%,特异性为88.9%,准确度为68.9%,阳性预测值为46.6%。其中,CID准确度最高。

4)阴道超声骨盆测量方法的优点:①妊娠女性及胎儿均可免受X线损伤。②阴道超声探头体积小,方便操作。③定位准确,可重复测量。④体型肥胖者也可获得满意的测量效果。⑤结果准确,与X线骨盆测量值比较,95%以上的结果差别在5mm以下。

5)阴道超声骨盆测量注意点:①直肠大便充盈时,可使骶岬显示不清。②盆腔内有较大实性包块,如子宫肌瘤时,坐骨棘无法辨识。③妊娠末期,胎头衔接后,先露较低时,阴道超声测量结果不满意。④前置胎盘、先兆早产等阴道流血情况下均不宜做阴道超声测量。

有学者认为,阴道超声骨盆测量方法简便、准确,对妊娠女性和胎儿无害,建议作为妊娠女性骨盆测量的常规方法。

(3)CT 骨盆测量:自 20 世纪 80 年代开始,有不少利用 CT 正侧位片进行骨盆测量的报道。此种测量方法简便、结果准确,胎儿放射线暴露量明显低于 X 线片检查。但由于价格昂贵,该方法目前尚未常规用于产科临床。

(4)MRI 骨盆测量:MRI 对胎儿无电离损伤,与 CT 及 X 线检查完全不同,其能清晰显示软组织影像,可以准确帮助测量骨盆径线,不受子宫或胎儿活动的影响,误差<1%,优于普通 X 线片。胎先露衔接情况在矢状位和横轴位成像上显示良好,有利于很好地评价胎儿与骨盆的相互关系,以便决定分娩方式。MRI 骨盆测量的缺点是价格昂贵。

第4章

女性生殖系统炎症

第1节 宫颈炎症

宫颈炎症是指宫颈阴道部和宫颈管黏膜部位的炎症,是妇科常见疾病之一。临床上以宫颈管黏膜炎症多见,这是因为宫颈管黏膜上皮为单层柱状上皮,抗感染能力相对较差,并且宫颈管黏膜皱襞较多,病原体易在此隐匿,不易被清除掉,久而导致慢性炎症。宫颈阴道部的鳞状上皮是与阴道鳞状上皮相延续的,各种阴道炎症均可染及宫颈阴道部。宫颈炎症的分类按发生时间可分为急性宫颈炎和慢性宫颈炎。也可按病原体不同来分类。本节内容以急性和慢性宫颈炎分类为基础,对不同病原菌所引起的宫颈炎症再分别给予描述。

一、急性宫颈炎

1.病因和病原体

急性宫颈炎较慢性宫颈炎少见,多发生于下列情况:①不洁性交后。②子宫颈损伤(如分娩流产、宫颈手术或宫颈扩张等导致宫颈损伤)后继发感染。③化学物质刺激,如不恰当地使用高浓度酸碱性药液冲洗阴道。④阴道异物,如由于医务人员不慎遗留的纱布或棉球,或小儿将小玩具放入阴道内等。

急性宫颈炎的病原体包括:①淋球菌和沙眼衣原体。两者是最常见的病原体,主要通过性方式传播,引起黏液脓性宫颈炎,淋球菌感染时多半合并沙眼衣原体感染。淋球菌和沙眼衣原体沿阴道黏膜上升或直接侵犯子宫颈的柱状上皮,沿黏膜面扩散引起浅层感染,从而引起急性炎症。衣原体感染宫颈后,可持续存在而无明显症状。近年来随着性病发病率的增长,淋球菌和沙眼衣原体引起的急性宫颈炎呈上升趋势。②一般化脓菌。如链球菌、葡萄球菌、肠球菌、大肠杆菌等。这类病菌侵入宫颈间质组织深层,并可沿宫颈两侧的淋巴管向上蔓延,导致盆腔结缔组织炎症。③原虫。包括滴虫和阿米巴原虫。滴虫性阴道炎发生后,炎症可沿阴道黏膜蔓延,累积宫颈而引起急性炎症。自身肠道阿米巴感染或经性交带来的阿米巴包囊或滋养体感染阴道和宫颈后,可在宫颈表面形成溃疡、坏死,继发化脓性感染。

2.病理

急性宫颈炎发生后可见宫颈增大,充血呈红色,这是由宫颈间质水肿和血供增加所致。颈管黏膜水肿并有外翻。宫颈黏膜及间质见大量中性粒细胞浸润、血管充血以及组织水肿,腺腔扩张,充满脓性分泌物。重症者可有脓肿和灶性溃疡形成。

3.对产妇和胎儿的影响

妊娠期淋球菌感染的发病率为 0.5%,以淋菌性宫颈内膜炎多见,但播散性淋病较非妊娠期增多。妊娠期淋球菌感染对产妇和胎儿均有不利影响,可引起胎儿宫内发育迟缓、绒毛膜羊膜炎,致胎膜早破、早产。约 1/3 新生儿通过未治疗妊娠女性产道出生时可感染,出现淋球菌结膜炎,在治疗不及时的情况下,感染可穿透角膜,导致失明。而产妇由于产道损伤,抵抗力差,易发生产褥期感染,甚至播散性淋病,引起全身感染。

4.临床表现

阴道分泌物增多是急性宫颈炎最常见的症状,有时甚至是唯一症状。白带呈黏液脓性或脓血性,其刺激可引起外阴瘙痒及灼热感,患者多伴有不同程度的下腹坠痛、腰背疼痛、性交疼痛和尿路刺激症状,可有轻度发热等。当感染沿宫颈淋巴管向周围扩散时,可引起宫颈上皮脱落,在宫颈局部形成溃疡。如果病变进一步蔓延导致盆腔结缔组织炎,可出现不同程度的发热。急性宫颈炎常和阴道炎、急性子宫内膜炎同时发生,会使宫颈炎的症状被掩盖。亦有部分患者没有症状。妇科检查见宫颈充血、红肿,宫颈管黏膜水肿外翻,大量脓性分泌物从颈管内流出。当病原菌是淋球菌时,尿道、尿道旁腺、前庭大腺亦可同时感染而有脓液排出。部分病情严重的患者有盆腔炎表现。

5.诊断

根据病史、症状及妇科检查,不难做出急性宫颈炎的诊断,关键是确定病原体,以便对症处理。各种病原体所致感染可表现出不同性状的分泌物,有时仅通过目检即可鉴别,但准确诊断仍需采用相应的检测方法。

目前,较常用的淋病实验室检查方法是分泌物的涂片染色检查(敏感性为 50%~70%,特异性为 95% 以上),需同时做淋球菌的分离培养(敏感性为 80%~90%)以确诊。对培养可疑的菌落,可采用单克隆抗体免疫荧光法检测。

宫颈分泌物取材方法:注意使用盐水湿润窥器(不宜使用液体石蜡等润滑油)。先拭去宫颈外口表面分泌物,将棉拭子插入宫颈口内 1cm 处,稍转动并停留 10~30 秒,让棉拭子充分吸附分泌物,轻轻涂布于载玻片上,待自然干燥后加热固定、染色、镜检。若光镜下平均每个高倍视野有 30 个以上中性粒细胞,即可诊断为急性宫颈炎。在此基础上再进行明确病原体的相关检测。

6.治疗

急性宫颈炎的治疗需采用全身治疗,不用局部药物治疗,更不宜做电灼等物理治疗,以免使炎症扩散。治疗要力求彻底,以免形成慢性宫颈炎。当合并急性子宫内膜炎和盆腔炎时,需给予相应治疗。抗生素选择,给药途径、剂量和疗程要根据病原体和病情严重程度决定。治疗主要针对病原体,主张大剂量单次给药。目前,由于耐青霉素淋菌日益增多,青霉素已不作为首选。淋菌性宫颈炎推荐的首选药物为第三代头孢菌素,如头孢曲松钠 250mg,肌内注射,共 1 次。其他一线药物尚有(选择其中之一):①环丙沙星 500mg,口服,共 1 次。②氧氟沙星 400mg,口服,共 1 次。备用药物(用于不能应用头孢菌素的患者,选择以下方案之一)包括:①大观霉素 4g,肌内注射,共 1 次。②诺氟沙星 800mg,口服,共 1 次。

进行以上治疗时需同时给予抗沙眼衣原体治疗,如四环素类的多西环素 100mg,口服,每天 2 次,连用 7 天。或红霉素类中阿奇霉素 1g,顿服;或红霉素 500mg,每天 4 次,连服 7 天。或喹诺酮类,如氧氟沙星 300mg,每天 2 次,连服 7 天;或左氧氟沙星 500mg,每天 1 次,连服 7 天。一般化脓菌感染最好根据药物敏感试验进行治疗。

二、慢性宫颈炎

(一)病因和病原体

慢性宫颈炎是育龄期女性最常见的妇科疾病,可发生于下列情况:①从急性宫颈炎未治疗或治疗不彻底转变而来,这是由宫颈黏膜皱褶较多,病原体侵入宫颈腺体深处后很难根除,导致病程迁延不愈所致。但绝大部分慢性宫颈炎无典型急性宫颈炎的过程。②宫颈损伤后继发感染。阴道分娩或宫颈手术等都可发生宫颈损伤,病原体侵入伤口可致感染。③阴道异物(如子宫托),不洁性生活等。④雌激素水平低下,局部抗感染能力差,也易引起慢性宫颈炎。部分患者无明确原因。

慢性宫颈炎的病原体一般为葡萄球菌、链球菌、沙眼衣原体、支原体、淋球菌等,此外,真菌也是慢性宫颈炎的病原菌之一。过去认为细菌是慢性宫颈常见的病原体,但目前随着诊断技术的提高,发现支原体、衣原体感染者很多,这些病原体的感染大部分呈慢性过程。有统计显示,慢性宫颈炎患者宫颈管黏膜细胞内的沙眼衣原体阳性率高达 70.8%,宫颈糜烂时真菌检出率达 92%。许多性病的病原体,如人乳头状瘤病毒、单纯疱疹病毒等也是慢性宫颈炎的病原体,并且与宫颈癌有密切关系。

(二)病理

慢性宫颈炎可伴发多种病变。

1.宫颈糜烂

宫颈糜烂是慢性宫颈炎最常见的病理改变。此时临床所见为宫颈外口周围表面呈细颗粒状的红色区,肉眼观似糜烂面。实质上其表面被完整的宫颈管单层柱状上皮所覆盖,因柱状上皮菲薄,其下间质透出呈红色,并非病理学上所指上皮脱落、溃疡的真性糜烂。这一区域在阴道镜下表现为原始鳞柱交界部的外移。此外,在正常宫颈间质内存在着作为免疫反应的淋巴细胞,宫颈间质内淋巴细胞的浸润,并非一定意味着慢性炎症。基于上述认识,目前一些国家的妇产科教科书已不再使用宫颈糜烂这一术语,而改称宫颈柱状上皮异位,并认为这种情况不是病理改变,而是宫颈的生理性变化之一。

我国多年来将宫颈糜烂分为病理炎性糜烂和假性糜烂。在一些生理情况,如处于青春期、妊娠期或口服避孕药的女性,由于雌激素水平增高,宫颈管柱状上皮增生,原始鳞柱交界外移,可见宫颈外口呈红色、细颗粒状,形似糜烂,此为假性糜烂(也称为生理性宫颈糜烂)。当雌激素水平下降,柱状上皮可退回宫颈管。由于宫颈柱状上皮抵抗力低,病原体容易侵入发生炎症,形成宫颈炎性糜烂,但其发生机制仍不明确。宫颈糜烂这一术语在我国当前仍使用广泛,故本书仍继续沿用。

(1)宫颈糜烂根据糜烂深浅程度分为 3 型。①单纯性糜烂:在炎症初期,糜烂面仅被单层柱状上皮所覆盖,表面平坦。②颗粒型糜烂:在单纯性糜烂基础上,腺上皮过度增生并伴有间质增生,糜烂面凹凸不平呈颗粒状。③乳突型糜烂:当间质增生显著,表面不平现象更加明显,呈乳突状。

(2)宫颈糜烂根据糜烂面积大小分为 3 度。①轻度糜烂:指糜烂面积小于整个宫颈面积的 1/3。②中度糜烂:指糜烂面积占整个宫颈面积的 1/3~2/3。③重度糜烂:指糜烂面积占整个宫颈面积的 2/3 以上。诊断宫颈糜烂时应同时表示出糜烂的面积和深浅,如诊断为中度糜烂、乳突型。

(3)宫颈糜烂的愈合过程:宫颈表面的鳞状上皮因炎症或损伤而坏死脱落后,则形成真性糜烂,但这种真性糜烂很快被向外生长的颈管内膜所覆盖。在炎症病变稍减弱的情况下,邻近的鳞状上皮开始向覆盖在糜烂面的柱状上皮下生长,逐渐将腺上皮推移,最后完全由鳞状上皮覆盖,糜烂痊愈。但实际上更多见的是间接替代,即在柱状上皮下常存在一行较小的圆形细胞,称为基底细胞或储备细胞。在糜烂的愈合过程中,这些细胞增生,最后分化成鳞状上皮。糜烂的愈合常呈片块状分布,并因这种新生的鳞状上皮生长于炎性组织的基础上,故表层细胞极易脱落而变薄,稍受刺激,即又恢复糜烂。因此,愈合进程和炎症的扩展交替进行,治疗不易彻底,较难痊愈。

上述愈合过程不仅发生于糜烂表面,腺凹的腺体及增生的腺样间隙所被覆的柱状上皮同样可被复层上皮所替代。这种腺上皮的复层化与表皮化,通常称为鳞状上皮化生。化生程度有很大差异,有时腺上皮全部被替代,有时仅腺体的一边或腺体开口处被替代,有的整个腺样结构形成实质性细胞团块,位于子宫颈间质之中。由于慢性宫颈炎的发病率极高,因此在宫颈活检中,鳞状上皮化生的发现率可高达 70%~80%。需要强调的是,鳞状上皮化生是糜烂愈合过程的一种变化,无形成癌的倾向,不应与作为癌前病变的非典型增生混淆。

(4)宫颈生理性糜烂还包括下面两种情形:①先天性糜烂。在胚胎发育后期,女性胎儿阴道与子宫颈的阴道部分均被移行上皮所覆盖,至第 6 个月时,这种上皮向颈管内伸展,至足月时,宫颈管黏膜的柱状上皮向外生长,超越子宫颈外口。约有 1/3 的新生女婴保持这种状态,其外观与成人的炎性宫颈糜烂相似,故有"先天性宫颈糜烂"之称。这种现象一般仅持续存在数天,随着来自母体的雌激素水平下降而自然消退。②第二种情形是由宫颈内膜柱状上皮增生,超越宫颈外口所致,外观同炎性宫颈糜烂。该情形只发生于卵巢功能旺盛的育龄期女性,而不发生于青春期或绝经期后,尤其好发于妊娠期,并有产后自行消退的倾向。患者自感白带增多,但为清洁黏液,病理检查在柱状上皮下无炎性细胞浸润或仅见少数淋巴细胞,并以乳头状与腺样糜烂的组织象为特征。

所有上述现象均说明这类糜烂的形成可能是由性激素平衡失调所致,而与炎症无关,只是在糜烂的基础上又可能继发炎症,但这仅仅是后果而不是糜烂发生的原因。糜烂可能是雄激素作用的缘故。但有些动物实验发现,注射睾酮后可获得类似人的腺性糜烂样变化。因此认为,雄激素能使宫颈上皮改变成黏液性并趋向于形成腺体,孕激素的作用在这方面类似于雄激素,而雌激素的作用是使上皮增生成为高度角化的复层扁平上皮。

综上所述,宫颈糜烂的病因绝大多数为炎症,此外还可能由内分泌紊乱因素所引起。在鉴别上,应注意发生时期及有无与炎症相关的诱因与体征,病理学检查亦可供参考。

2.宫颈息肉

宫颈息肉指宫颈内膜长出的赘生物,又称为宫颈内膜息肉,是慢性宫颈炎所伴发的一种病变。慢性炎症的长期刺激会使宫颈管局部黏膜不断增生,增生组织向宫颈外口突出而形成息肉。

息肉数量及大小不等,多半为单发,色红,呈舌形,表面光滑,有时略带分叶,质软而脆,极易出血,蒂多细长,因此活动度大,偶尔也有基底部宽广者。息肉的根部多附着于宫颈外口,少数在宫颈管壁。光镜下见息肉实质部分由腺体、纤维间质、血管和淋巴细胞、浆细胞组成,表面覆盖与宫颈管上皮相同的单层高柱状上皮,蒂部为纤维组织及伸入息肉的血管。宫颈息肉极少恶变,文献报道在1%以下。由于炎症长期存在,息肉去除后仍易复发。

宫颈息肉因结构不同,在组织形态上表现为以下几种类型:①腺瘤样型。②腺囊肿型(腺体潴留性囊肿型)。③肉芽型。④血管瘤样型。⑤鳞形化生型。⑥纤维型。⑦息肉样蜕膜反应。⑧高位宫颈息肉。

3.宫颈黏膜炎

宫颈黏膜炎病变局限于宫颈管黏膜及黏膜下组织,宫颈阴道部外观光滑,宫颈外口可见有脓性分泌物。有时宫颈管黏膜增生向外突出,可见宫颈口充血。宫颈管黏膜及黏膜下组织充血、水肿、炎性细胞浸润和结缔组织增生,可导致宫颈肥大。

4.宫颈腺体囊肿

宫颈腺体囊肿又称纳博特囊肿。在宫颈糜烂愈合的过程中,新生的鳞状上皮覆盖宫颈腺管口或伸入腺管后阻塞腺管开口,腺管周围的结缔组织增生或瘢痕形成压迫腺管,使腺管变窄甚至阻塞,腺体分泌物引流受阻、潴留形成大小不等的囊形肿物。部分宫颈腺体囊肿可发生于生理性宫颈糜烂愈合时,而并非炎症表现。检查时见宫颈表面突出多个分散的青白色小囊疱,直径为 2~3mm,偶可达 1cm,半透明状,内含无色黏液。若囊肿感染,则外观呈白色或淡黄色小囊疱,囊内液呈混浊脓性。在表面光滑的宫颈也常见到此类囊肿。

5.宫颈肥大

慢性炎症的长期刺激,宫颈组织充血、水肿和间质增生,或者在腺体深部可能有黏液潴留形成囊肿,以上因素均可使宫颈呈不同程度的肥大,可是正常大小的 2~3 倍,但表面多光滑,呈淡红色或乳白色,不易出血,有时可见潴留囊肿突起。最后由于纤维结缔组织增生,宫颈硬度增加。有时组织增生不均匀,呈小结节状突起。子宫脱垂的患者,宫颈尤其肥大。镜下见宫颈鳞状上皮增生、增厚,表面角化,但细胞排列整齐,形态正常。

6.宫颈外翻

由于分娩、人工流产或其他原因发生宫颈口撕裂,未能及时修补,之后宫颈内膜增生并暴露于外形成宫颈外翻,很像糜烂。检查见宫颈口增宽,横裂或呈不规则撕裂,可见颈管下端的红色黏膜皱褶,宫颈前、后唇肥大,但距离较远。与糜烂不同的是,外翻内膜呈纵行皱襞。在治疗上,两者效果不同,宫颈糜烂可根据其发生原因经治疗而恢复正常,而外翻组织则治疗无效。

7.慢性宫颈炎伴急性变化

在慢性宫颈炎变化的基础上可见血管扩张,间质中有中性白细胞浸润。这种宫颈炎的病程和组织病变都属于慢性,但同时有急性炎症变化,应予以治疗。

(三)临床表现

慢性宫颈炎主要表现为白带增多,有时是唯一症状。由于病原体种类、炎症范围、程度和病程不同,白带的量、颜色、性状和气味也不同,可为乳白色黏液状至黄色脓性。伴有息肉等时,白带中可带有血丝或少量血液,或宫颈接触性出血。由于白带的刺激,常有外阴不适或瘙痒。若白带增多,似干酪样,应考虑是否合并念珠菌阴道炎。若白带呈稀薄泡沫状,有臭味,则应考虑合并滴虫性阴道炎。白带恶臭多为厌氧菌引起的感染。

其他症状包括:①疼痛。感染严重时可有腰骶部疼痛和下腹坠胀。有时疼痛可出现在上腹部等处,于月经期、性生活时加重。当炎症向周围蔓延,形成慢性子宫旁结缔组织炎后,宫旁韧带增粗,疼痛更加明显。②尿路刺激征。慢性宫颈炎可直接向前蔓延或通过淋巴管扩散,当波及膀胱三角区及膀胱周围结缔组织时,可出现尿频或排尿困难等尿路刺激症状。重者可发生继发性尿路感染。③较多的黏稠脓性白带有碍精子上行,可导致不孕。④其他症状。如月经不调、痛经、盆腔沉重感及肠道症状等。妇科检查可见宫颈有不同程度的糜烂、肥大、宫颈裂伤,有时可见宫颈息肉、宫颈腺体囊肿、宫颈外翻等,宫颈口多有分泌物,亦可有宫颈触痛或宫颈接触性出血。

(四)诊断

慢性宫颈炎一般较容易诊断,其症状常被其他妇科疾病所掩盖,故多在例行妇科检查时才发现。仅有宫颈黏液增多而呈清澈黏液样者,可能是由宫颈内膜增生或卵巢功能亢进所致,并非是由子宫颈炎。宫颈糜烂必须与宫颈上皮内瘤样病变、早期宫颈癌、宫颈结核和宫颈尖锐湿疣相鉴别。宫颈癌前病变及早期宫颈癌等在临床上仅凭肉眼,不借助其他诊断方法,不可能与宫颈糜烂相鉴别,因此应常规进行宫颈细胞学检查(宫颈刮片),必要时可做宫颈活检,以明确诊断。阴道镜辅助下的宫颈活检对提高诊断准确率会有很大帮助。

(五)治疗

以局部治疗为主,方法有物理治疗、药物治疗和手术治疗,其中又以物理治疗最常用。物理治疗有助于促进新生健康的鳞状上皮生长,修复创面,具有简单易行、安全可靠和疗效高的特点,可在门诊施行,便于普及和推广。在未治疗的宫颈糜烂中,宫颈癌的发生率为0.2%,所以积极治疗慢性宫颈炎具有防癌意义。治疗前需排除全身及内生殖器疾病,常规做白带检查,排除真菌和滴虫感染,以免影响术后愈合。治疗前还应做宫颈刮片或其他检查,排除宫颈上皮内瘤变及早期宫颈癌后,再根据不同病原体分别治疗。

1.宫颈糜烂

(1)药物治疗:局部药物治疗适用于单纯性糜烂或糜烂面积小和炎症浸润浅的病例。常用药物有5%~10%硝酸银和5%重铬酸钾溶液,其他尚有聚甲酚磺醛栓和重组干扰素栓等。

1)硝酸银和重铬酸钾溶液:二者为强腐蚀剂,用药量少,方法简单而实用,适宜于基层医院,当前已少用。

硝酸银的具体用法:常规消毒阴道,窥器暴露宫颈,清除阴道分泌物。用75%乙醇消毒宫颈后,用无菌棉球拭干局部,将无菌纱布填于阴道后穹隆处,以保护正常组织。用棉签蘸5%~10%硝酸银,涂擦在宫颈糜烂面及宫颈口。涂擦后立即换用生理盐水棉签涂擦,使多余的硝酸银成为无腐蚀性氯化银,以防灼伤阴道黏膜。再用鱼肝油棉球紧贴于宫颈,次日取出,每周治疗一次,一般3~4次为一疗程。

5%重铬酸钾溶液有一定毒性,有渗透性,但用来腐蚀糜烂面仅能到一定程度,不致影响深部健康组织。据国内研究,其用于宫颈糜烂的治愈率达 98%。具体用法:局部消毒后,消毒纱布填于阴道后穹隆处,用一棉签蘸 5%重铬酸钾溶液后插入宫颈管内约 0.5cm 处,保留 1 分钟。以另一棉签涂重铬酸钾溶液于宫颈糜烂处并超过边缘。根据糜烂面性状,涂擦数次,直至糜烂面呈褐色状。换用 0.1%新洁尔灭棉球擦净,取出纱布,将带有抗生素的棉球紧贴在宫颈上,24 小时后取出。一般上药后 2~3 周可再上 1 次,1~4 次创面可愈合。上药后阴道有水样分泌物、灰白色痂皮排出。上药期间应保持外阴清洁,禁止坐浴。

2)重组人干扰素 α-2b 栓(商品名:奥平栓):奥平栓具有抗病毒、抗肿瘤及免疫调节活性,常用于宫颈糜烂,特别对轻、中度宫颈糜烂效果较好。隔天 1 次,塞于阴道。10~12 天为一个疗程,或者每晚 1 次,6 天为一个疗程。通常使用 2~3 个疗程。

3)聚甲酚磺醛栓(商品名:爱宝疗):隔天 1 次,放入阴道,12 天为一个疗程,一般需 1~2 个疗程。使用前应注意充分冲洗阴道,洗掉前次残留药膜,减少对新塞入药栓疗效的影响。

4)中药洗剂:如洁尔阴,其主要成分是蛇床子、黄檗、苦参、苍术。一般用 10%溶液行阴道冲洗或坐浴,每天 1 次,2 周为一个疗程。

(2)物理治疗:是目前治疗宫颈糜烂最常用的方法之一,具有疗程短、疗效好的优点。适用于中度、重度糜烂,糜烂面积较大、炎症浸润较深的患者。治疗原理在于使糜烂面坏死、脱落,原有柱状上皮被新生鳞状上皮覆盖。一般只需治疗 1 次,即可治愈。当前临床使用的几种物理治疗方法各有优缺点,选择应用时要根据单位医疗设备和仪器情况而定。

1)电熨:将电熨斗与糜烂面接触后加压,由内向外来回移动,直到略超过糜烂面(约 3mm),组织呈乳白色或微黄色为止。局部涂用 1%甲紫溶液。一般近宫口处烧灼稍深,并深入颈管内 0.5~1cm,越近边缘越浅。术后 2~3 天内阴道分泌物较多,有时可呈脓样,适当冲洗阴道有利于创面的愈合。2 周内阴道可能有少量出血,2~3 周后创面脱痂,鳞状上皮开始修复。治愈率约为 80%。

2)激光治疗:激光使糜烂组织炭化结痂,术后 3 周左右痂皮脱落,创面生长出新的鳞状上皮而修复。照射范围应超过糜烂面 2mm,烧灼深度轻症为 2~3mm,重症为 4~5mm,治愈率为 80%~90%。治愈时间为 1~3 个月,术后有脱痂、溢液、出血等反应。

禁忌证:妊娠女性、月经过多或过频的患者,以及全身性疾病(如血液病、肝病、严重的心脏病等)患者。

术后处理:如有继发感染时,采用抗菌药物和止血药物辅助治疗。每月复查一次,观察创面愈合情况。注意观察宫颈管有无狭窄。由于激光治疗对月经周期有一定影响,因此术后 1~2 次月经常会出现提前、量增多和经期延长现象。

3)冷冻治疗:以液氮为制冷源,运用快速降温装置达到超低温(-196℃),使糜烂面冻结、变性、坏死而脱落,新生的鳞状上皮重新覆盖宫颈阴道部而达到治疗目的。冷冻治疗不形成瘢痕,因此一般不会发生宫颈狭窄,所以对有生育要求的女性较为合适。病变以宫颈直径不超过 4cm,糜烂范围不超过宫颈的 2/3 为宜,这样能保证探头能盖住糜烂区。冷冻治疗对宫颈糜烂的治愈率为 80%~90%,愈合时间平均为 2 个月。

冷冻治疗的原则:快速冷冻,缓慢复温。在治疗过程中,探头与宫颈糜烂组织接触的时间越长,结冰范围越广、越深,降温速度越快,越容易形成冰晶。升温还原的时间越慢,越容易对细胞产生机械性破坏,达到彻底破坏整层糜烂组织(即柱状上皮细胞及间质)的效果。此外,冷冻的刺激作用能刺激柱状上皮下的储备细胞增生和鳞化,从而进行修复和愈合。

技术操作:治疗在月经后 7~10 天之内进行,无须麻醉。用窥器暴露宫颈,拭干其表面分泌物。选择一个与宫颈糜烂范围大小相符的探头,将探头直接与糜烂面相接触,然后放冷气制冷。探头温度下降到-10℃~0℃时,会在探头四周出现一圈白霜。这时探头已吸住糜烂组织,即开始计算时间,冷冻时间为 1 分钟,时间一到,应立即关闭冷气,使探头离开宫颈,这时宫颈糜烂组织仍呈冰冻状态。等待 3~5 分钟,糜烂组织的结冰完全融化,组织的颜色还原后再冷冻第二遍,时间仍为 1 分钟。冷冻后,用甲紫溶液涂冷冻面,然后用呋喃西林粉喷宫颈及阴道。

不良反应:①阴道分泌物增多。冷冻后 4~6 小时开始有水样分泌物,到第 3~4 天,分泌量达到最高峰,每天 200~300mL,待痂皮脱落后才逐渐减少,可持续一个月。疗效差的病例,水样分泌物可变成黏性白带。待宫颈痊愈后,分泌物自然消失。②出血。冷冻可使局部血管收缩止血,因此术后很少有大出血,往往在冷冻后,分泌物会带有少量血液,呈血水样分泌,一般无须处理。痂皮脱落期,有时会遇到小血管破裂,出现活动性出血,则需要电凝或填塞纱布压迫止血。③冷冻能降低神经的敏感性,有麻醉和镇痛作用,治疗时患者一般无痛苦,但部分患者术中有头痛、眩晕、恶心等自主神经紊乱等反应。此外,部分患者会出现术后乏力等症状。

4)微波治疗:微波电极接触局部病变组织时,瞬间产生高热效应(44~61℃)而达到使组织凝固的目的,并可出现凝固性血栓而止血。治愈率为 90%左右。

5)波姆光治疗:采用波姆光照射糜烂面,直至变为均匀灰白色,照射深度为 2~3mm,治愈率约为 80%。

物理治疗的注意事项:①治疗时间选择在月经干净后 3~7 天进行。②治疗前必须排除宫颈上皮内瘤样病变、早期宫颈癌、宫颈结核和急性炎症。③术后应注意检查宫颈管有无狭窄,如有狭窄,应予以适当分离或扩张。④术后 2~3 个月禁止性生活。⑤接受治疗的患者日后妊娠和分娩时要告知医生宫颈治疗史,以防分娩时发生宫颈裂伤或宫颈性难产。

(3)手术治疗:以上方法治疗无效,或宫颈肥大、糜烂面深广,且颈管受累者,可考虑宫颈锥切术或全子宫切除术。

1)宫颈 LEEP 术:适用于宫颈糜烂面较深、较广,累及宫颈管者,宫颈肥大者,经以上治疗无效,或疑有癌前病变者。切下的标本外缘已被电刀破坏,会影响对疑有宫颈癌的诊断。

2)冷刀锥切术:切下的标本可以更好地进行病理检查,锥切后应缝合创面。此法瘢痕小,术后出血概率低。

3)全子宫切除术:适用于年龄较大,久治不愈的慢性子宫颈炎并有癌前病变者。因慢性宫颈炎而行全子宫切除者现已罕见。

2.宫颈息肉

宫颈息肉摘除术适用于有宫颈息肉者。首先应对症治疗,积极控制感染,然后行抗宫颈炎症治疗。出血时,以止血为主,如口服卡巴克洛 5mg,每天 3 次。或云南白药 1g,每天 2~3 次。然后行宫颈息肉摘除术,用血管钳钳夹息肉,由蒂部摘除。如出血,用棉球压迫即可止血。息肉小者,用血管钳夹紧根部扭下即可。摘除术后应同时行止血和消炎治疗。本病易复发,应定期复查,每 3 个月复查一次。手术摘除标本应常规行病理检查,若有恶变征象,应及时给予相应治疗。

术后注意事项:行药物治疗、物理治疗或手术治疗后,注意保持外阴清洁,在创面未愈合期间,禁止性生活、盆浴、游泳等。

三、病毒性宫颈炎

流行病学和分子生物学研究表明,病毒以性传播方式感染女性生殖道,宫颈是病毒容易侵犯的部位。人乳头状瘤病毒(HPV)、单纯疱疹病毒(HSV)及人巨细胞病毒(HCMV)是感染宫颈的常见病毒,除引起宫颈组织炎症外,这些病毒在宫颈不典型增生以及宫颈癌的发生和发展过程中也起着重要作用。

(一)宫颈 HPV 感染(宫颈尖锐湿疣)

尖锐湿疣在性病中属于发病率较高的疾病,由 HPV 引起,好发于年轻女性,60%通过性接触传染。HPV 有高度的宿主和组织特异性,只侵袭人体皮肤和黏膜,好发于男女生殖器部位,尤其是性生活受损的部位,如女性的会阴、阴道和宫颈。尖锐湿疣、HPV 与宫颈癌、外阴癌有密切关系,因此受到重视。现已知 HPV 亚型中,约 20 余种与人类生殖道感染有关。在女性 HPV 感染中,宫颈感染率为 70%,其中 HPV6、11 型主要引起尖锐湿疣病变。而 16、18、45 和 56 型则与宫颈上皮内瘤变和浸润癌有关。约 1/3 的 HPV 感染女性同时存在其他病原体引起的宫颈炎,但其他病原体宫颈炎的存在,对 HPV 的临床过程无明显影响。

1.临床表现

HPV 引起的宫颈损害平坦而湿润,与外阴和肛周皮肤上所见的典型生殖道尖锐湿疣明显不同,肉眼常不易看见,只有使用阴道镜检查(醋酸白色上皮、镶嵌、粗点血管)时才能看到。宫颈湿疣通常导致宫颈局部丘疹性或斑疹性病变,即以扁平状多见;向外生长呈菜花状、乳头状的尖锐湿疣和向内生长的倒生性湿疣均较少见。扁平湿疣呈斑片状,粗糙面如苔藓,无明显临床症状,故又称为亚临床乳头瘤病毒感染和不典型湿疣。镜下所见最突出的是鳞状上皮中出现挖空细胞,细胞核大,深染而边皱缩似葡萄干,有时见双核,核周为很宽的空化区,细胞边缘似较厚的细胞膜样。挖空细胞可作为 HPV 感染的证据。宫颈扁平湿疣不太容易被发现,以 3%~5%醋酸涂宫颈可增加其能见性,这样处理后可使累及部位像白色斑块样显示出来。外观似正常的宫颈也有检出 HPV 者。阴道镜检查常见宫颈扁平湿疣呈白色,上皮伴或不伴点状血管或呈镶嵌状。

2.诊断

宫颈尖锐湿疣主要表现为白带增多、外阴瘙痒、性交后出血及绝经后阴道出血等,或以外阴赘生物而就诊。部分患者数月或数年前有外阴湿疣史,或性伴侣有生殖器湿疣病史。约18%患者无临床症状。妇科检查发现宫颈赘生物,向外生长呈菜花状、乳头状或桑葚状,大小不等,可有单个或多个病灶,外阴、阴道可同时见到赘生物。宫颈湿疣常表现为宫颈局部丘疹样或斑丘疹样病变,以扁平状多见,扁平湿疣呈斑片状,粗糙面如苔藓,局部上皮增厚,略高于周围组织,故临床表现不显著,又称为亚临床湿疣或不典型湿疣。尖锐湿疣的潜伏期为 1~3 个月,发病以育龄女性多见。尖锐湿疣不易自然消失,往往经久不愈,治疗后容易复发,目前暂时无根治的方法。本病根据临床表现一般可诊断,局部组织取活检也可明确诊断。HPV 无法在体外组织细胞中培养,血清学试验敏感性及特异性不高,免疫组化也相对不敏感,临床常用以下方法诊断。

(1)宫颈涂片:宫颈脱落细胞检查中可有挖空细胞。

(2)阴道镜检查:宫颈等病变部位可发现团块状、菜花成簇状的突起,绒毛内有不规则的绒线球状血管襻,病灶涂醋酸后变白色。丘疹型病变呈密集对称分布的疱状或单指状突起,涂醋酸后血管消失,病灶变白。宫颈扁平湿疣表现为白色上皮,伴或不伴点状血管或呈镶嵌状。

(3)HPVDNA 检测:聚合酶链式反应(PCR)检测 HPVDNA 阳性率达 97.9%,敏感性和特异性达 90%。该技术应用较广泛。近年来应用杂交捕获 HPVDNA 分析法(双基因体)进行初筛查获得了较高的敏感性。

(4)组织学检查:镜下可出现典型的挖空细胞,主要在中、表层。电子显微镜检查可见HPV 病毒颗粒。特征性的 HPV 病毒颗粒均在挖空细胞内出现。免疫组织化学检查可显示病毒抗原。

3.治疗

宫颈尖锐湿疣采用局部破坏性治疗,如激光、冷冻、电凝等。对于有宫颈不典型增生者,应进行阴道镜检查和宫颈活检,必要时刮取颈管组织,排除浸润癌后,再决定治疗方案。妊娠合并宫颈尖锐湿疣时宜在妊娠34 周前进行局部治疗,以免分娩时发生宫颈裂伤等并发症。若妊娠足月合并较大的宫颈湿疣,宜行剖宫产术,以防产后出血。局部疗法应与全身疗法相结合。治疗中要保持局部清洁干燥。应积极治疗与尖锐湿疣同时存在的其他阴道炎症和盆腔炎症,同时治疗宫颈外的尖锐湿疣。

(1)禁止性生活,阻断传染源,积极治疗合并的性传播疾病。性伴侣必须同时治疗。

(2)局部药物治疗适用于小病灶:①0.5%的鬼臼毒素溶液或胶。可用于外生殖器疣患者,该方法安全、有效、方便,可由患者自行进行治疗。临床试验显示其对疣的完全清除率为45%~88%,3 个月内的复发率为 33%~60%。用法为局部涂擦,每天 2 次,连用 3 天为一个疗程,重复用药应间隔 4 天以上,最多 4 个疗程。总用药面积不应超过 10cm²,每天用药总量不超过 0.5mL。妊娠期禁用,也不推荐用于肛周、直肠、尿道和阴道的病灶。用药局部可出现烧灼与疼痛感,一般较轻。②80%~90%三氯醋酸。局部涂擦,每周 1 次,一般 1~3 次可痊愈。使用时应注意保护病损周围的正常组织。③氟尿嘧啶软膏。涂于患处,每天 1~2 次,2~3 周为一个疗程。妊娠女性禁用。

(3)物理治疗:为尖锐湿疣常用的方法,包括激光、冷冻、电灼和微波治疗,是目前应用较多的方法,其作用机制为采用热凝或冷凝的物理能将病变组织去除。一般来说,激光治疗易于控制,出血少,术后痊愈快,一次治愈率达 95%以上,并且不遗留瘢痕。冷冻法的治愈率也能达 90%,冷冻后局部组织易发生坏死和溃疡,一般持续 1 周。2~3 周愈合后,可再间隔1~2 周后重复治疗,一个疗程为 1~2 次。电灼法如果使用者技术良好,治愈率能达到激光治疗的水平。宫颈尖锐湿疣做激光、冷冻、电灼治疗时深度约为 7mm,以破坏宫颈腺体上皮为度。物理治疗后,尖锐湿疣都有可能复发。

(4)手术治疗:较大的疣体可用手术切除。

(5)全身免疫治疗(使用免疫调节剂):①吗啉胍片每次服一片,每天 3 次。②异丙肌苷为一种抗病毒药,有增强机体免疫功能的作用,每次 1~1.5g,每天 2~3 次,连用 5 天。③转移因子,每次 2mL,或每周 2 次,6 次为一个疗程,皮下注射或病害部位基底部注射。④干扰素具有抗病毒和调节免疫的作用。基因干扰素剂量为 100 万 U,隔天肌内注射 1 次,连续 3 周为一个疗程,也可采用病灶基底部注射。有研究结果显示,全身应用干扰素,其结果并不理想,而在病灶内注射干扰素,有 42%~62%的患者在治疗 12~20 周内病灶完全消除。基于给药途径不方便、有多种全身不良反应等原因,干扰素并不作为常规治疗方法。

总之,宫颈尖锐湿疣的治疗目前仍以局部治疗为主,全身用药需要与局部治疗相结合。使用避孕套有助于预防 HPV 感染,但不能阻止"潜伏的"HPV 复活。

(二)HSV 感染——宫颈疱疹

HSV 分为Ⅰ型和Ⅱ型,均可感染宫颈,但以Ⅰ型为主,占 85%~87%,其余为Ⅱ型病毒感染。生殖器疱疹病毒主要通过性生活传播,密切接触也是重要的传播途径。其表现为宫颈、外阴及阴道皮肤黏膜的疱疹样改变(群集丘疱疹、水疱、糜烂)。该病毒还可引起中枢神经系统感染,偶见内脏感染。生殖道的 HSV 感染与宫颈癌的发生可能有关,并可引起流产和新生儿死亡,因此引起越来越多的重视。Ⅱ型 HSV 感染多发生于生殖器,病毒对下生殖道的皮肤、黏膜组织有亲和力。人是 HSV 的唯一宿主。感染 HSV 后,病毒可沿感觉神经至骶神经节蔓延,有时病毒基因以抑制状态存在于被感染的细胞内,但不影响其存活与功能,此时HSV 呈潜伏状态。当刺激原反复刺激后,会使病毒基因活化,病毒复活,进行复制,合成病毒沿神经根下行返回原处,促使生殖器感染复发。

我国 HSV 感染和发病情况尚不清楚。妊娠女性易感染 HSV,主要由与患有生殖道活动性病毒感染的男性发生性关系后感染而引起,感染率为 75%,为非妊娠期的 2~3 倍,潜伏期为 3~7 天,平均 6 天。妊娠女性感染 HSV 后,症状较非妊娠女性重,尤其是妊娠 3 个月左右的女性,可导致内脏器官的播散性疱疹病毒感染,如肝炎、肺炎等,流产的发生率增加了 3倍。患有新生儿疱疹病毒感染的新生儿早产率升高,而早产儿又是 HSV 的易感者。HSV 感染还可能引起胎儿畸形,胎儿在娩出过程中感染还可导致新生儿播散性病毒感染,死亡率高达 50%。围生期的主要问题是新生儿疱疹病毒感染,虽然超过 50% 的新生儿病毒培养呈阳性,但并不表现为典型的皮肤或黏膜损害,因此人们常意识不到感染存在。

HSV 生殖器感染有 3 种类型:原发性感染、复发性感染和非原发性初次发作。原发性感染是指 HSV(Ⅰ 或 Ⅱ 型)的首次感染,以前未发现感染;复发性感染是指潜伏病毒的再次发作,不是再次感染新病毒;非原发性初次发作是指患者感染 Ⅰ 或 Ⅱ 型 HSV 后发作的第一期(临床或亚临床的),该患者以前曾感染过其他类型的病毒。

1.临床表现

(1)病史:原发病例多有性伴侣感染史,潜伏期平均为 5 天。复发性感染多有诱因,如应激、劳累、月经期或性生活过频等。

(2)原发性感染:原发性感染潜伏期为 2~10 天,平均持续时间为 21 天,分为水疱期、溃疡期和结痂期。好发部位为外阴部及宫颈。真性原发性 HSV 感染的局部症状较为显著,为典型病损,起初为红斑基础上群集粟粒大小的水疱,内含淡黄色渗出液,数天内水疱融合变为浅表溃疡,历经 2~3 周愈合。表现为灼痛及瘙痒,黏液脓性,有白带,并可引起严重的排尿困难和尿潴留。急性期有全身反应,如发热、乏力、头痛、恶心、肌肉疼痛、双侧腹股沟淋巴结肿大伴压痛。对于免疫功能旺盛的成年人,疾病常是自限性的。少数患者伴有病毒性脑膜炎。

(3)复发性感染:原发性感染后可引发特异性免疫反应而产生中和抗体,但其不能清除病毒阻止再次复发。复发损害与原发损害的症状相同,但病情轻且持续短,局部损害 7~10天消退,全身反应也较轻。复发性感染多发生于原发性 HSV-Ⅱ 感染后,较少见于 HSV-Ⅰ感染后。典型表现以局部前驱症状为主,如感觉异常、瘙痒或疼痛。局部症状较轻,持续时间为原发性感染首次发作期的 50%。病损小且不伴有系统性病变。但在复发性发作时,可出现严重的症状。

(4)围生期感染:围生期的主要问题是新生儿疱疹病毒感染问题。妊娠期 HSV 感染对胎儿损害极大,可导致流产或早产。40%~60% 的新生儿疱疹是经阴道分娩时感染,其余则为上行感染胎膜、胎盘而累及胎儿,少数新生儿通过院内感染病毒。新生儿疱疹可为播散型,可累及中枢神经系统而发生 HSV 脑炎;或为局限型,表现为皮肤、眼角膜或咽部疱疹性感染。新生儿病死率高于50%,早产儿占1/3。幸存者也常有畸形或智力障碍。

2.诊断

诊断依据包括病史、临床表现和辅助检查。

(1)临床表现:患者可表现出全身症状,如乏力、低热、头痛等。感染累及直肠及泌尿道时则有肛门疼痛或烧灼感、尿急、尿频等。局部症状有白带增多及阴道灼热感。临床检查所见:外阴、阴道、宫颈红肿,有触痛,伴有腹股沟淋巴结肿大。病情发展时,局部发生疱疹,破溃后出现表浅溃疡,疼痛剧烈。溃疡愈合后不留瘢痕。症状平均持续约2周,整个病程在6周以上。

(2)辅助诊断

1)细胞学检查:从病毒基底部取材直接涂片、染色,可见到具有HSV感染特征的多核巨细胞和核内包涵体,这是一种位于细胞核内的嗜酸性病毒包涵体,此时即可做出快速诊断,但其阳性率仅为50%。

2)病毒培养:病毒培养是当前确诊疱疹病毒感染的最好诊断手段。在水疱液或溃疡边缘取材,注入内含病毒保存液的无菌试管中,送病毒室分离、鉴定并分型,阳性率可达90%,且大多数标本在接种后48~72小时即可检测到阳性结果。首次发作比复发更易呈阳性。病程早期比晚期更容易出现阳性结果。

3)抗体检测:在急性期及恢复期可做血清抗体检查,以协助诊断。IgM和IgG均可呈阳性,原发感染时抗体滴度比复发感染时高。

4)免疫荧光检查:病损区取材涂片,丙酮固定后用FITC标记的抗HSV抗体染色,荧光显微镜下可见HSV感染细胞呈亮绿色荧光。其敏感性接近病毒分离。若检查无症状感染者的宫颈分泌物,则敏感性仅为病毒分离的50%。

3.治疗

目前尚无特效治疗。临床采用对症处理抗病毒和免疫调节的综合治疗,同时保持局部清洁,防止继发感染。

(1)一般治疗:保持局部清洁干燥,可用0.5%的新霉素软膏局部涂擦,注意不使疱疹破裂。糜烂渗液者可用10%醋酸铅溶液湿敷,疼痛较重者可给予止痛药。对复发性、症状轻微的患者,可不用抗病毒治疗,仅通过支持疗法即能有效。

(2)抗病毒治疗

1)阿昔洛韦(ACV):能选择性阻断胸腺嘧啶核苷酸激酶,抑制病毒DNA的合成。ACV能缓解生殖器疱疹感染的严重程度,缩短病程,但不能清除骶神经节的潜伏病毒,停药后仍可复发,所以治疗越早,效果越好。阿昔洛韦可口服或静脉给药。口服剂型使用方便,用于下列情况:①原发性生殖器疱疹。②严重的复发性病变。③抑制频繁、严重的发作。原发性疱疹时用法为200mg,每天5次,连服7~10天。经常复发的生殖器疱疹则用400mg,每天2次,或者200mg,每天3次,连服6天,能明显减少复发。病情严重者改用静脉注射,15~

30mg/(kg·d)，每天 3 次，每 8 小时 1 次，共 5~7 天。治疗中枢神经系统感染时宜用大剂量，即 ACV 30mg/(kg·d)，为一般剂量的 2 倍，这是因为脑脊液中 ACV 平均浓度只有血浆中的 30%~50%。ACV 静脉应用的主要不良反应为暂时性肾功能不全，这是由药物在肾实质内形成结晶而引起的。若缓慢给药 1 小时以上或大量饮水，可避免不良反应。局部使用 ACV 无效。

2)伐昔洛韦和泛昔洛韦：两者比阿昔洛韦更容易口服吸收，它们通过干扰病毒 DNA 的合成来阻止病毒复制。①原发感染时的用法：伐昔洛韦 1g，每天 2 次或泛昔洛韦 250mg，每天 3 次，连服 7~10 天。②复发感染的用法：伐昔洛韦 500mg，每天 2 次或泛昔洛韦 125mg，每天 2 次，连服 5 天。③每天抑制疗法用药剂量：伐昔洛韦 250mg，每天 2 次或 500mg，每天 1 次；泛昔洛韦 250mg，每天 2 次。

(3)免疫调节剂：常用 γ 干扰素 5 万 U/(kg·d)，皮下注射，共 1~2 周。

4.预后

生殖器疱疹病毒感染呈慢性复发过程，尚无根治方法。它可能是宫颈癌的病因，是新生儿疱疹病的传染源。对已经确诊生殖道疱疹病毒感染的妊娠女性，经检测胎儿无畸形，未破膜或破膜在 4 小时以内者，应行剖宫产术，以防止产时胎儿感染。

(三)宫颈巨细胞病毒感染

巨细胞病毒感染被认为是性传播性疾病，其感染率与社会状态、经济条件以及地理位置等有着密切关系。此病毒能通过胎盘侵袭胎儿，或经阴道侵袭胎儿，或经阴道分娩时感染新生儿。宫内感染可引起流产、胎死宫内、早产、发育障碍、畸形(如小头、听力丧失、失明)、智力障碍等。巨细胞病毒被公认为是引起胎儿痴呆最重要的病原体，是宫内感染的最常见原因。

在原发性感染后，巨细胞病毒可以长期潜伏于机体内和淋巴细胞内，在特定条件下(如免疫系统受抑制时)，潜伏的病毒可以再次活动，引起再发性感染。巨细胞病毒对女性生殖道中的宫颈最为敏感，多呈不显性感染和潜伏性感染。

巨细胞病毒属于疱疹病毒科，是一类双链 DNA 病毒。根据抗原性的差异，分为许多病毒株。巨细胞病毒感染组织学上最具特征的是核和胞质内的病毒包涵体，使细胞成为大空圆形，中央为深色小圆体，犹如猫头鹰的眼睛。在间质内有淋巴细胞浸润或有淋巴滤泡形成。

1.临床表现与诊断

宫颈感染巨细胞病毒后无特征性变化，患者也多无明显症状，是一种亚临床感染，因此不易被觉察。部分患者可表现为单核细胞增多症，有低热、乏力、关节肌肉疼痛和阴道分泌物增多等症状。近年来，对巨细胞病毒形成了一些早期、快速的实验室检查方法：①病毒分离。从组织、宫颈分泌物或尿液中分离出巨细胞病毒，是确诊巨细胞病毒感染的最可靠证据。但该方法不能区分首次和重复感染。②特异性抗体检测。检测巨细胞病毒感染时的特异性抗体 IgG、IgM 是早期诊断的最简便方法。③基因诊断。应用核酸杂交、PCR 等分子生物学技术检测巨细胞病毒 DNA，由于体液中病毒 DNA 先于病毒感染的临床症状或血清学证据的出现，PCR 等技术可作为巨细胞病毒感染的早期指标。此外，由于 PCR 敏感性高，可从含极少量病毒颗粒的外周血中检出病毒 DNA。

2.治疗

当前对巨细胞病毒感染尚无特效治疗，抗病毒药物对巨细胞病毒感染尚缺乏实际应用价值，因此治疗主要是对症处理。

(1)嘌呤与嘧啶衍生物：包括嘧啶类的阿糖胞苷和嘌呤类的阿糖腺苷，前者主要抑制 DNA 多聚酶和二磷酸核苷还原酶，后者主要作用于 DNA 多聚酶。但此类药物对宿主的 DNA 多聚酶亦有影响，它们以非特异性的形式干扰了正常的 DNA 代谢，因此有较大的毒性，无症状者不建议使用。

(2)更昔洛韦：近年来被证实可用于治疗 HIV 感染患者的巨细胞病毒性视网膜炎，因此可用于治疗巨细胞病毒感染。该药有毒性。

四、阿米巴性宫颈炎

由阿米巴原虫感染引起的宫颈炎为阿米巴性宫颈炎，多继发于肠道阿米巴病，常与阿米巴性阴道炎并存，临床上很少见。

(一)临床表现与诊断

宫颈可见溃疡及坏死组织，早期呈不规则浅表溃疡或糜烂，晚期有广泛坏死，表面有污秽灰黄色分泌物覆盖，白带呈黄色脓性或血性黏液。组织脆，易出血，极似宫颈癌外观。由于合并肠道阿米巴病，患者可有长期腹泻病史。确诊依靠分泌物涂片检查或宫颈活检，均可找到阿米巴滋养体。宫颈阿米巴病应与宫颈癌及结核性子宫颈炎相鉴别，鉴别方法为活检及在分泌物中查找病原体。

(二)治疗

阿米巴性宫颈炎的治疗包括全身和局部用药，以全身治疗为主，局部治疗为辅。

1.全身用药

选择下述方法之一：①甲硝唑 400mg，口服，每天 3 次，7 天为一个疗程，可迅速达到疗效。②氯喹宁 0.6g，口服，连服 2 天后，改为 0.3g，每天 1 次，2~3 周为一个疗程。③盐酸依米丁，每天 1mg/kg，深部肌内注射，6~9 天为一个疗程。间隔 3~4 周可重复。④其他药物，如四环素、鸦胆子有抑制阿米巴作用，可口服。四环素 0.5g，每天 4 次，共 5~6 天。鸦胆子仁 10~15 粒，一天 3 次，一周为一个疗程。

2.局部用药

用 10%乳酸或 1:5000 高锰酸钾冲洗阴道后,将甲硝唑阴道泡腾片 400mg 置于阴道内,每天 1 次,7~10 天为一个疗程。

五、放线菌性子宫颈炎

放线菌性子宫颈炎非常少见,是由放线菌感染女性生殖道所致,也可由宫颈感染引起。该病多是在人工流产或放置宫内节育器时,经手术器械污染传播,或直接由盆腔、肛门传染而来。如治疗不及时,可发生全身性感染,重者可危及生命。

(一)诊断

其特征性病变是局限性肿块,中央有黄色硫黄样颗粒,此颗粒在镜下为革兰阳性杆菌,具有边缘部呈栅栏状排列的小球形膨大。宫颈表现为慢性或亚急性局部肉芽肿样炎症,可有溃疡形成。宫颈涂片行巴氏染色时,放线菌的发现率为 18.5%~69%。免疫荧光法检查较敏感而准确。

(二)治疗

(1)氨苄西林 500mg,肌内注射,每天 4 次,共 10 天。

(2)病情严重者,给予大剂量青霉素,每天 1000 万~1500 万 U,静脉滴注,共 5 天。以后口服青霉素至少 2 周。同时给予甲硝唑,以防厌氧菌合并感染。本病未治愈前,禁止行任何腹部手术或宫腔操作。放置宫内节育器后发现涂片阳性者,应立即取出节育器。

六、宫颈血吸虫病

宫颈血吸虫病的病原体是埃及血吸虫,发生于血吸虫病流行地区。该病较为罕见,通常继发于血吸虫所引起的盆腔感染和子宫静脉病变。该病引起扁平上皮呈假上皮病样增生,在宫颈发生巨大乳头状增生,表面有溃疡形成和接触性出血,类似宫颈癌的表现。有时还可产生宫颈内膜息肉,引起月经间期和性交后出血。

1.诊断

在患者的尿液和粪便中发现血吸虫卵可确诊。在宫颈肉芽肿病变处取活检偶可发现血吸虫卵。血清学检查和真皮内试验也有助于诊断。

2.治疗

治疗采用全身治疗,局部治疗无效。全身治疗后,宫颈病变会逐渐痊愈。方法:六氯对二甲苯 80mg/kg,一个疗程总量不超过 40g,分 10 天口服,每天 2~3 次。

七、沙眼衣原体性宫颈炎

1.概述

沙眼衣原体所引起的生殖道感染已成为性传播疾病中最常见的一种,甚至比淋病更多见,且有上升趋势。据估计,每年约有 9 亿人感染沙眼衣原体。沙眼衣原体感染对女性的健康影响很大,有相当一部分能发展为盆腔炎,从而导致不孕、异位妊娠和慢性盆腔疼痛。更为严重的是,在衣原体感染的女性中,获得性免疫缺陷病的发病率较高。妊娠女性感染后在分娩时,会感染新生儿的眼和肺。

沙眼衣原体与病毒类似,必须在宿主细胞内才能生长,这是因为其本身无法产生代谢能量,必须依靠宿主细胞提供。沙眼衣原体呈球形或椭圆形,大小介于细胞与病毒之间。沙眼衣原体有 12 种血清型,除血清型外,沙眼衣原体只感染黏膜柱状上皮及移行上皮,而不向深层侵犯。子宫颈是沙眼衣原体的入侵部位及隐藏部位之一。沙眼衣原体的发病机制被认为是一种免疫介导反应。

报道称我国宫颈沙眼衣原体感染率为 1%~10.8%,在性传播疾病患者和不孕症患者中感染率更高。在一些特定因素下更易患病,如 20 岁以下性生活活跃者,其沙眼衣原体感染率较高。多个性伴侣、经济和卫生条件差的女性沙眼衣原体感染率高。妊娠女性宫颈沙眼衣原体感染率为 2%~24%。沙眼衣原体常与淋球菌混合感染。在女性生殖道中,最易受感染的解剖部位是宫颈,再从宫颈内膜逆行向上累及子宫内膜和输卵管内膜。

该病多数是男性首先感染衣原体,为非淋菌性尿道炎,通过性交传染给女方,潜伏期为7~12 天。临床上子宫颈有黏液脓性分泌物者,沙眼衣原体的阳性检出率达 34%~63%。患者的宫颈肥大、充血,白带为黏液脓性,也可完全无症状。镜下可见病灶在鳞状上皮交界,即移行带处,该处细胞适合沙眼衣原体寄生。临床上,该病除可引起宫颈管炎外,还可引起急性尿路综合征(尿急、尿频、尿痛、无菌尿)及前庭大腺炎。

2.临床表现及诊断

沙眼衣原体性宫颈炎症状多不明显,约 2/3 的患者无任何症状,1/3 有症状者表现为宫颈分泌物增多(宫颈内膜炎)、点滴状出血或尿路刺激症状(尿急、尿频、尿痛、无菌尿),以及前庭大腺炎,缺乏特异性。妇科检查时轻症患者宫颈无明显异常改变,重者宫颈肥大、充血,管口可见黏液性或黏液脓性分泌物。伴发子宫内膜炎时,表现为持续性发热、月经过多及阴道不规则流血。由于无症状或症状不明显,多数感染了衣原体的女性未曾治疗,感染存在数年,并扩散至上生殖道,结果导致不孕或异位妊娠。妊娠女性患沙眼衣原体宫颈炎可引起早产和胎膜早破。60%~70%的新生儿经阴道分娩时会感染衣原体,25%~50%的新生儿在出生后 2 周发生沙眼衣原体结膜炎,10%~20%的新生儿在出生后 3~4 个月发生衣原体肺炎。

沙眼衣原体的诊断主要依靠实验室检查。常用方法有单层细胞培养法、免疫荧光法和PCR 检测。①单层细胞培养法:敏感性为 65%~95%,特异性为 100%,是检测的"金标准",但操作复杂,耗时长,费用高。②免疫荧光法:敏感性为 80%~90%,特异性为 99%,但结果受主观因素影响明显。③PCR 检测:是目前被认为最敏感和特异性最高的方法。需要注意的是,由于衣原体是寄生在细胞内的,标本必须含有上皮细胞,阴道和尿道分泌物并不是合适的标本。实验室结果与取材方法和能否迅速送检有密切关系。取材方法:宫颈取材时,用不涂润滑剂的窥器扩张阴道后,先将宫颈口拭干净,然后再用一拭子插入宫颈内 1~2cm,1 分钟后稍用力转动 1~3 圈或用小刮匙刮取细胞。将标本放入运送培养基送检。服用抗生素的患者的标本以及新近用过阴道制剂和清洗剂的患者的标本不宜做培养。

3.治疗

治疗可选用下列药物之一:①多西环素 100mg,口服,每天 2~4 次,共 7 天。②阿奇霉素 1g,顿服;或 100mg,每天 1 次,连服 3~7 天。③氧氟沙星 300mg,口服,每天 2 次,共 7~14 天。④红霉素 500mg,口服,每 6 小时 1 次,共 7 天;或 250mg,每 6 小时 1 次,连服 14 天。

其他生殖道部位衣原体感染的治疗应根据病情轻重而定,重者需要住院治疗。通常在治疗 3 周后复查,以确定是否痊愈。强调同时对配偶进行诊治,以免反复感染。

八、支原体宫颈炎

作为一种独特的微生物,支原体通常寄居在呼吸道和生殖道黏膜。目前所知道的寄居在人泌尿生殖道黏膜上的支原体有 3 种,即人型支原体、发酵型支原体和解脲型支原体。与人类生殖道感染有关的是人型支原体和解脲支原体两种。

人体支原体通过性接触传播,可与宿主共生而不发生感染征象,某些条件下则作为病原体引起感染。人型支原体和解脲支原体均能引起宫颈炎,使宫颈充血,分泌物增多,其临床表现无特异性。支原体常与其他病原体合并感染,如与衣原体共存可致非淋菌性尿道炎,与阴道嗜血杆菌共存时可发生非特异性阴道炎,与淋菌、衣原体同时存在时可导致盆腔炎。妊娠女性患生殖道支原体感染可致绒毛膜羊膜炎。

生殖道支原体感染的确诊依靠实验室检查,包括支原体培养、血清学检查和支原体DNA 片段的检测。由于支原体寄居在整个下生殖道,尿道与阴道标本联合培养可获得最高的阳性率,故建议采集标本做病原学检查时,应从不同部位取材。在宫颈或阴道用无菌棉拭子取分泌物时,窥器不应涂润滑剂和消毒剂。

支原体感染的病例可采用多西环素治疗,每次 100mg,每天 2 次,共 7~14 天,首次可加倍用药。或红霉素 500mg,口服,每 6 小时 1 次,共 7~14 天。治疗结束后需要复查。

第2节　盆腔炎

一、概述

盆腔炎(PID)是女性常见疾病,即女性内生殖器(子宫体部、输卵管、卵巢)及其周围的结缔组织、盆腔腹膜炎症的总称,多发生于剖宫产后、流产后以及妇科手术后。细菌进入创面感染而患病,发病可局限于一个部位、几个部位或蔓延至整个盆腔脏器,有急性及慢性盆腔炎之分。急性者发病危急,症状严重,可因败血症危及生命;慢性者症状时好时坏,反复发作,影响患者的身心健康及工作。根据病原体的差异,PID 又可分为两大类,一类为特异性 PID,包括由淋球菌、结核杆菌等所致的炎症,另一类为非特异性 PID。

(一)发病率

PID 是一种较常见的妇科疾病。在我国,PID 仍较多见,但目前尚无较大量的发病率统计数字可供参考。

(二)病原体

多年来,已知淋球菌、结核杆菌、较常见的葡萄球菌、溶血性链球菌以及大肠杆菌等是 PID 的主要致病菌,但某些寄生虫,如丝虫、血吸虫以及流行性腮腺炎病毒亦偶可感染盆腔生殖器官。近年来,由于涂片、培养以及血清免疫学技术的提高,对导致 PID 的病原体不断有了新的发现和认识。

目前一般认为 PID 的病原体可以分为以下两大类:①内源性病原体。指这些病原体在正常情况下即寄生于阴道中,但不致病。这是由于阴道内存在着大量革兰阳性厌氧阴道杆菌,而这些杆菌通过对阴道黏膜细胞中糖原的发酵作用而产生大量乳酸,维持阴道在酸性(pH 值为 4~5)状态,从而使原可致病的病原体不产生危害。但一旦环境改变(如 pH 值上升)或条件有利(如组织有损伤),这些病原体即活跃起来而产生破坏作用。此外,血供障碍及组织坏死则有利于厌氧菌的繁殖与生长,并起致病作用。②外源性病原体。包含细菌、沙眼衣原体、寄生虫等。

1.需氧菌

(1)葡萄球菌:为较多见的病原体,属革兰阳性球菌,其中以金黄色葡萄球菌致病力最强。多于剖宫产后、流产后或妇科手术后,通过阴道上行感染至宫颈、子宫和输卵管黏膜。本菌对一般常用抗生素可产生耐药,根据药物敏感试验用药较为理想。耐青霉素酶的金黄色葡萄球菌对头孢噻吩(头孢菌素Ⅰ)、万古霉素、克林霉素(氯洁霉素)、氯霉素等敏感。

(2)链球菌：也属革兰阳性球菌，其中以乙型链球菌致病力最强，能产生溶血素及多种酶，使感染扩散。本菌对青霉素敏感，但这种细菌是新生儿败血症的主要病原菌，偶可成为致命感染的病原菌。此菌可在成年女性阴道内长期寄居。有报道称，在妊娠后期，此类菌在阴道的携带率为 5%~29%。

(3)大肠杆菌：为肠道的寄生菌，是革兰阴性菌，一般不致病。但如果机体抵抗力极低，或因外伤等，大肠杆菌侵入肠道外组织或器官时，可引起严重的感染甚至产生内毒素休克。大肠杆菌常与其他致病菌混合感染。本菌对卡那霉素、庆大霉素、头孢噻吩(头孢菌素Ⅰ)、羧苄西林等敏感，但易产生耐药菌株，使用时宜先做药敏试验。

此外，在需氧性致病菌中尚有淋球菌和阴道嗜血杆菌等。

2.厌氧菌

厌氧菌是盆腔感染的主要菌种之一，主要来源于结肠、直肠、阴道及口腔黏膜。本菌数量较大，在肠腔中，厌氧菌与需氧菌的数量比为 100:1。在妇产科方面，常见的病原菌有以下几种。

(1)消化链球菌：属革兰阳性菌，易滋生于产后子宫内膜坏死的蜕膜碎片或残留的胎盘中，其内毒素毒力较大肠杆菌低，可能破坏青霉素的内酰胺酶。该菌对青霉素有抗药性，还产生肝素酶，溶解肝素，促进凝血，可致血栓性静脉炎。

(2)脆弱类杆菌：系革兰阴性菌。有报道称，在严重盆腔感染中，主要的厌氧菌是脆弱类杆菌，这种感染的恢复期很长，伴有恶臭。本菌对甲硝唑、头孢菌素和多西环素等敏感，对青霉素易产生耐药。

(3)产气荚膜梭状芽孢杆菌：系革兰阴性菌，多见于创伤组织感染后。分泌物恶臭，组织内有气体，易产生中毒性休克。

以上 3 种厌氧菌为最常见者，其特点为易形成盆腔脓肿和感染性血栓静脉炎，脓液有粪臭及气泡。70%~80%的盆腔脓肿可培养出厌氧菌，本菌对克林霉素、头孢菌素、甲硝唑等均敏感。

3.性传播的病原体

如淋菌、沙眼衣原体、支原体等。

4.病毒感染

如巨细胞病毒是疱疹病毒所属的一组病毒。受感染的细胞内有包涵体，体积增大，病原体在 pH 值<5 时，或 20%乙醚中，或紫外线照射 5 分钟后完全灭活。身体极度衰弱及免疫功能低下的患者易受感染。妊娠女性患此病可引起死胎、流产及早产。

5.寄生虫

血吸虫、丝虫均可成为盆腔炎的感染源,但这类感染较为罕见,仅偶见于此类寄生虫病的高发地区。

6.流行性腮腺炎病毒

多年来已知此种病毒可致卵巢炎。腮腺炎较少发生于成年人,而腮腺炎合并有腮腺炎病毒卵巢炎者仅占极少数,且所引起的症状不明显,故易被忽视。

(三)有关病原体检查的几个问题

1.取标本检查病原体的方法

做阴道后穹隆穿刺取盆腔液或脓液,做培养或涂片检查,但经穿刺所发现的细菌有可能是阴道污染菌而非真正的致病菌;做腹腔镜或剖腹探查,在直视下取输卵管伞端或盆腔脓肿的脓液做培养或涂片检查;在宫颈管内取分泌物做培养或涂片检查,如发现有某种病原体,亦可为 PID 的致病源提供一些线索;对较严重的盆腔炎患者,应常规做血液培养检查,如能培养出细菌,则应认为是致病菌,因其受到污染的机会较少。

2.近年来对厌氧菌的检查的改进

应用气体色谱法以辨认厌氧菌,方法简便而可靠;涂片染色技术的改进及免疫荧光检查法的应用,均大大提高了发现厌氧菌的准确性。拟杆菌属(尤其是脆弱拟杆菌)、梭状芽孢杆菌属,以及消化链球菌等均为导致严重盆腔炎的厌氧菌。不断改进厌氧菌的培养技术以提高其发现率,对正确诊断与有效治疗盆腔炎极为重要。

3.盆腔炎症属于混合感染

盆腔炎症往往是一种以上病原体所致的混合感染。即使是特异性 PID,如淋球菌或结核杆菌所致的 PID,也往往并非是单一的细菌感染,很可能合并有其他病原体,常为需氧菌与厌氧菌的混合感染。在所培养出的细菌中,厌氧菌占 60%~70%。严重的盆腔炎症或已形成盆腔脓肿者常是大肠杆菌与某种厌氧菌的混合感染,恶臭的脓液是由厌氧菌而非大肠杆菌所致。在瑞典,有人发现 25%的淋菌性输卵管炎患者的脓液中可同时培养出沙眼衣原体,在其他国家亦有类似的报道。因此,在治疗急性 PID 时,应考虑到混合感染的存在,合理使用抗生素。

(四)传染途径

1.经淋巴系统蔓延

细菌经外阴、阴道、宫颈创伤、宫体创伤处的淋巴管侵入内生殖器、盆腔腹膜及盆腔结缔组织等部分,可形成产后感染、流产后感染、手术后感染,或宫内放置避孕器后的感染。严重的宫颈炎,如宫颈癌所引起的炎症,往往通过淋巴而感染盆腔结缔组织。丝虫病亦可通过淋巴管而引起盆腔急性淋巴管炎甚至盆腔器官炎症,但这种情况较罕见。

2.直接蔓延

弥漫性腹膜炎、阑尾炎,以及急性肠憩室炎均可直接影响盆腔生殖器官。经腹进行的妇科手术,尤其是伴有结肠损伤时,可引起严重的盆腔感染。当发生严重的直肠感染时,细菌亦偶可穿过肠壁而直接感染盆腔器官。即使是较简单的经腹全子宫切除术,亦可导致阴道残端上部的盆腔结缔组织炎。经阴道进行子宫切除术,则更有此种可能。

3.经血循环传播

大多数盆腔结核感染,其结核菌是由肺或其他器官的结核灶经血液传播的。较罕见的流行性腮腺病毒所致的卵巢炎也是经血液传播。血吸虫卵沉积于输卵管,也是血行感染的结果。而全身性菌血症亦可导致盆腔炎症。

4.沿生殖道黏膜上行蔓延

大多数 PID 系病原体侵入外阴、阴道后,沿黏膜面经宫颈内膜、子宫内膜、输卵管内膜至卵巢及盆腔发生感染。不仅淋球菌是沿黏膜上升至输卵管,其他病原体也是如此。动物实验证实结扎输卵管即不再发生输卵管炎症。在正常情况下,阴道及宫颈外口寄生有大量致病菌,但由于此处为强酸性环境而不致病,宫颈内口以上则是无菌的。宫颈管经常被黏稠的黏液所堵塞,黏液成为有效的屏障,使阴道内的细菌不易上升至宫腔而致病。一旦阴道内的酸碱度发生改变,或宫颈管的黏液变得稀薄或消失,阴道内的细菌即可上升至宫腔。月经来潮时,宫颈黏液被冲出。月经血中和了阴道的酸度,有利于阴道菌丛的活跃与上升,因此,原仅停留在前庭大腺或宫颈处的淋球菌常在月经后沿黏膜上升而导致输卵管炎。

近年来,对阴道细菌上升的机制又有了新的阐释,认为细菌的上升可能与以下 3 种因素有关。

(1)精子可成为携带病原体的媒介:研究发现,有些 PID 患者是有性交频繁或不洁性生活史的已婚或未婚青年女性,但并无性病感染,因此认为 PID 与性生活过频有关。另一些学者则通过电镜检查,在精子头部发现有大肠杆菌、淋球菌、支原体、弓形虫或巨细胞病毒等可致病的病原体。而当精子通过宫颈屏障进入宫腔及输卵管时,即将这些病原体带入而导致炎症的发生。

(2)滴虫可作为媒介:一些学者在子宫腔、输卵管腔甚至在盆腔液中发现了滴虫的存在。由电镜检查发现在滴虫的表面附着有大量细菌,在培养滴虫时可同时培养出大量革兰阴性菌或厌氧菌,提示滴虫感染并非是一种仅产生瘙痒而无足轻重的炎症。滴虫很可能是一种可携带其他病原体上升到宫腔及输卵管,从而引起炎症的重要媒介。

(3)被动运输:有人发现在阴道内放置的炭微粒可于短时间内进入宫腔甚至输卵管,认为子宫的收缩以及横膈呼吸运动所引起的腹腔负压可将阴道内的微粒吸入宫腔,推测存在于阴道内的病原体也可能被这种负压吸入宫腔,从而导致 PID。

宫内避孕器已成为最重要的节育措施之一,有关宫内避孕器的安放与盆腔炎的发生之间有密切关系的文献报道越来越多。大量统计数字表明,安放宫内避孕器的女性,其 PID 的发病率远高于不安放的对照组,炎症多发于安放初期。放线菌是较常见的致病菌。安放盾形或带尾丝宫内避孕器的女性,盆腔炎的发病率又明显高于安放环形避孕器者。另一个有意义的观察结果是采用阴道隔或宫颈帽避孕的女性,其盆腔炎的发病率则低于用药物避孕者。这些事实说明宫内避孕器确系导致 PID 的重要诱因,而在性交时加一道宫颈屏障(采用宫颈帽、阴道隔),可以降低上行性感染的概率。

(五)病理特点

盆腔生殖器官及其周围组织应作为一个整体来看待,因为子宫与输卵管相邻而其内腔相通,输卵管与卵巢及盆腔腹膜均互相邻近,盆腔腹膜与盆腔的结缔组织仅一膜相隔且有淋巴相通。因此,一个盆腔器官的炎症,尤其是较严重的炎症,极少会孤立存在而不影响其邻近器官及组织。严重的子宫内膜炎往往伴有输卵管炎。较严重的输卵管炎,其管腔内的炎性分泌物由伞端排出后极易累及卵巢及盆腔腹膜,导致后二者的炎症。而严重的输卵管卵巢炎,亦多伴有盆腔结缔组织炎。但盆腔结缔组织炎则除病情严重者外,可仅局限于子宫旁及腹膜后的结缔组织而不影响盆腔内其他生殖器官,故盆腔结缔组织炎一般不影响患者的生殖功能。急性 PID 以输卵管最常受累,且病理改变较明显,而其邻近器官的受累程度可轻重不一。

(六)PID 诊断的注意事项

(1)应仔细询问病史,了解患者是否有宫内避孕器,了解其性生活史。

(2)将宫颈口、后穹隆穿刺或腹腔镜检查所取得的分泌物做细菌涂片及培养(包括厌氧菌培养)检查,同时做药敏试验,以期能较准确地了解致病的病原体,明确炎症的性质并采取有效药物进行治疗。

(3)常规做超声检查,以了解盆腔内有无包块。

(七)治疗原则

(1)对急性 PID 患者,应给予积极、彻底的治疗,以防止炎症变为慢性,后者较顽固,且将影响生育功能。

(2)针对病原体进行治疗。PID 多为混合感染,如细菌培养阳性,可根据药敏试验而选用最有效的抗生素治疗。一般联合使用广谱抗生素和抗厌氧菌药物。

(3)对有炎性包块的患者,如用抗生素治疗效果不明显,应立即考虑手术治疗。

(八)PID 的预防

PID 多来自剖宫产、流产以及妇科手术操作后,因此需做好宣教工作,增强女性在妊娠期时的体质,减少分娩时的局部损伤,严格消毒。月经期生殖器官的抵抗力较弱,容易感染及出血,在月经期间应避免手术操作。手术前应对患者做详细的检查,明确有无贫血及其他脏器感染灶等。此外,尚需注意有无性乱史。有报道 PID 的高危因素为:①受教育<12 年。②妊娠>0 次。③分娩>0 次。④自然流产>0 次。⑤在调查前 30 天内有 1 个以上男性性伴侣。⑥初次性交年龄<18 岁。⑦有淋病史。⑧前次月经期有性交史。⑨有阴道冲洗史等。建议月经期避免性交,限制性对象,鼓励使用避孕套,以避免发生盆腔炎。宫腔放避孕器的最初2 个月患 PID 的危险增加,建议对有这种手术操作的女性给予抗生素预防感染。对于患病高危人群,应做好宣传,如月经期避免性交及手术操作,避免性乱等。

二、子宫内膜炎

子宫内膜炎是妇科常见疾病,当炎症发展至严重阶段时可影响子宫肌层,成为子宫肌炎。子宫内膜炎分急性子宫内膜炎及慢性子宫内膜炎两种。

(一)急性子宫内膜炎

1.病因

急性子宫内膜炎发病多与妊娠有关,如产褥感染及感染性流产,且这两类感染又常是子宫内膜炎中最严重的类型。宫腔手术及放置宫内避孕器时,细菌侵入也易发生感染。坏死性的内膜息肉、黏膜下子宫肌瘤或子宫内膜癌也有可能导致急性子宫内膜炎。此外,一些女性在月经期、身体抵抗力低下时进行性交,或医务人员错误地在不适当的情况下(如宫腔或其他部位的脏器已有感染)对其进行刮宫术、宫颈糜烂的电熨术、输卵管通液或造影术等均可由于细菌侵入而发生急性子宫内膜炎。病原体大多为寄生于阴道及宫颈的菌群,最常见者为链球菌、葡萄球菌、大肠杆菌、淋菌、衣原体及支原体、厌氧菌等,细菌可突破宫颈的防御机制侵入子宫内膜而发生急性炎症。

2.病理

发生子宫内膜炎时,子宫内膜充血、水肿,有炎性渗出物和血染。重度炎症内膜的表面可有脓性渗出物,内膜坏死脱落,形成溃疡,并可向下蔓延而感染子宫肌层,在其中形成多发性小脓肿。内膜呈灰绿色,坏死,在镜下可见子宫内膜中有大量散在的多核白细胞浸润,细胞间隙内充满液体,毛细血管扩张,严重者细胞间隙内可见细菌。分泌物可有臭味,如果宫颈开放,引流通畅,可很快消除宫腔内的分泌物而治愈。但也有炎症向深部侵入,形成子宫肌炎及输卵管炎,或因宫颈口肿胀、引流不畅形成宫腔积脓者。

3.临床表现

除在分娩或流产后所发生的急性子宫内膜炎,由于宫腔内有较大的创面,或部分胎盘残留,或因细菌的致病力强而可以导致较严重的临床症状外,其他原因所引起的急性子宫内膜炎多属轻型,这与宫腔有开口通向阴道,有利于炎性分泌物的引流有关。急性子宫内膜炎患者可有轻度发热、下腹痛和白带增多等现象。白带可以是血性的,如系厌氧菌感染,则可有恶臭。检查时子宫可有轻度压痛。如未能及时处理,内膜炎则有可能向肌层发展成为子宫肌炎,肌层内会出现多发性小脓肿,并可进一步发展为输卵管卵巢炎、盆腔腹膜炎、盆腔结缔组织炎、盆腔静脉炎,甚至是败血症。此时,患者体温明显升高,可达 39℃~40℃,子宫增大、压痛,宫旁有增厚及触痛,下腹部有明显压痛。

4.治疗

需采用全身治疗及局部治疗。

(1)全身治疗:本病全身治疗较重要。患者需卧床休息,食用高蛋白流质食物或半流质食物,体位以头高脚低为宜,这样有利于腔内分泌物的引流。

(2)抗生素治疗:在药物敏感试验未出结果时,选择广谱抗生素(如青霉素)、氨基糖苷类抗生素(如庆大霉素、卡那霉素)等对需氧菌有效的药物,以及对厌氧菌有效的甲硝唑进行治疗。如无效时,可根据细菌培养敏感试验结果,更换敏感药物。

1)庆大霉素:80mg 肌内注射,每 8 小时 1 次,同时加用甲硝唑 0.4g 每天 3 次口服。若宫腔内无残留的胎盘组织、宫内避孕器及黏膜下肌瘤等,抗生素治疗数天后,炎症一般都能得到迅速控制。

2)头孢菌素:可用第三代产品即头孢哌酮(先锋必),其抗菌谱广,可将此 1g 溶于 10% 葡萄糖溶液 500mL 内,同时加入地塞米松 5~10mg,静脉滴注,经 3 天治疗后体温下降,病情好转时,改服头孢唑啉(头孢菌素 V 号)0.25g,每天 4 次,皮质激素也应逐渐减量,直至急性症状消失。如对青霉素过敏,可换用林可霉素,静脉滴注量为 300~600 毫克/次,每天 2 次,体温平稳后,可改口服用药,每天 1.5~2g 分次给药,持续 1 周,病情稳定后可停药。

3)诺氟沙星:对变形杆菌、绿脓杆菌具有强大的抗菌作用,服药后可广泛分布于全身,对急性子宫内膜炎有良好的治疗作用。用量为每天 3 次,每次 0.28g,共 10~14 天。或氧氟沙星 200mg 静脉滴注,每天 2~3 次,对喹诺酮类药物过敏者最好不用。

4)其他方案:有报道称,对急性子宫内膜炎患者通常采取住院治疗,以缓解症状并保持输卵管的功能,所给抗生素有如下两个方案。①头孢西丁(噻酚甲氧头孢菌素)2g,静脉注射,每 6 小时 1 次,或头孢菌素 2g,静脉注射,每 12 小时 1 次,加多西环素 100mg,每 12 小时 1 次口服或静脉注射,共 4 天,症状改善后 48 小时继续使用多西环素 100mg,每天 2 次,共 10~14 天口服,此方案对淋菌及衣原体感染均有效。②克林霉素 900mg,静脉注射,每 8 小时 1 次,庆大霉素 2mg/kg,静脉或肌内注射,此后给 1.5mg/kg,每 8 小时 1 次,共 4 天,用药 48 小时后,如症状改善,继续用多西环素 100mg,每天 2 次口服,共给药 10~14 天,此方案对厌氧菌及兼性革兰阴性菌高度有效。使用上述方案治疗后,体温下降,或症状消失 48 小时后患者可出院,继续服用多西环素 100mg,每 12 小时 1 次,共 10~14 天,对淋球菌及衣原体感染均有效。

(3)手术治疗:急性子宫内膜炎应避免手术,以免炎症扩散。但如果宫颈引流不畅,或宫腔内积留分泌物,或老年女性宫腔积脓时,需在给大量抗生素的同时清除宫腔残留物或扩张宫颈,使宫腔分泌物引流通畅。经超声或诊刮怀疑有黏膜下肌瘤或息肉存在时,应考虑经宫腔镜切除或手术切除子宫。在个别情况下,急性子宫内膜炎可急剧发展,炎症范围超越子宫内膜而达子宫肌层,以至盆腔器官及腹膜等处发展为弥漫性急性盆腔炎。

(二)慢性子宫内膜炎

由于子宫内膜有生理上的周期性剥脱,而子宫腔又可通过宫颈口向外开放,有利于分泌物的引流,因此,慢性子宫内膜炎不常见,症状亦不甚明显,仅有少部分患者因防御机制受损,或病原体作用时间过长,或对急性炎症治疗不彻底而形成。

1.病因

(1)阴道分娩后、剖宫产术后有少量胎膜或胎盘残留,或胎盘附着部的子宫复旧不全,常是引起慢性子宫内膜炎的原因。

(2)宫内避孕器的刺激常可引起慢性子宫内膜炎。

(3)更年期或绝经期后,由于体内雌激素水平降低,子宫内膜与阴道黏膜均变得菲薄,易受病菌的侵袭,发生慢性子宫内膜炎。临床上,老年性子宫内膜炎与阴道炎往往并存。

(4)宫腔内有黏膜下肌瘤、息肉等时,子宫内膜易受细菌感染发生炎症。

(5)子宫内膜有周期性剥脱,但其基底层并不随之剥脱,一旦基底层有慢性炎症,即可长期感染内膜的功能层,导致慢性子宫内膜炎。结核性子宫内膜炎是最常见的慢性炎症。

(6)长期存在的输卵管卵巢炎或严重的子宫颈炎可导致慢性子宫内膜炎。

(7)无明显诱因的慢性子宫内膜炎也可能存在。病原体多来自阴道内的菌群。

2.病理

慢性子宫内膜炎的内膜间质常有大量浆细胞及淋巴细胞,内膜充血、水肿,有时尚可见到肉芽组织及纤维样变。大量浆细胞的存在是诊断慢性子宫内膜炎的依据之一,但有时内膜细胞增生、经前期内膜的蜕膜样改变,以及大量淋巴细胞的存在可能影响对浆细胞的辨认。近年来有人用免疫过氧化物酶,对免疫球蛋白 G 进行染色的方法,可清楚地辨认浆细胞的特性,从而有助于诊断慢性子宫内膜炎。但内膜中浆细胞少或缺乏,并不能否定慢性子宫内膜炎的存在。老年性子宫内膜炎的内膜变得菲薄,其中见不到或仅见少量腺体。间质部可出现大片的纤维或肉芽组织。

3.临床表现

慢性子宫内膜炎患者常诉有不规则阴道出血或月经不规则，有时有轻度下腹痛及白带增多。主要体征是:①子宫有触痛,可能增大。②宫旁组织可能有增厚及触痛。

约 20% 的慢性子宫内膜炎患者可完全无症状,而是由医师在诊断其他妇科疾病行诊刮时发现。老年性子宫内膜炎患者常有绝经期后出血,兼有白带增多,白带往往较稀薄且可能为血性。但遇到此种情况时,应首先排除宫颈癌或子宫内膜的恶性肿瘤。此外,该病在使用宫内避孕器者、有非婚性生活史的年轻女性、妊娠次数>3 次者,以及有宫颈慢性炎症的患者中发病率较高。

4.治疗

慢性子宫内膜炎在治疗上应去除诱因,如在阴道分娩后、剖宫产后、人工流产后疑有胎膜、胎盘残留者,如无急性出血,可在给予抗生素 3~5 天后行刮宫术,以清除可能残留的胎膜和胎盘组织;有宫内避孕器者,应取出宫内避孕器;如有子宫内膜息肉和黏膜下肌瘤,可根据情况做相应处理。对老年性子宫内膜炎患者,除在行诊刮时注意扩张宫颈口以利引流外,还应给予小剂量雌激素。

(三)宫腔积脓

宫腔积脓不常见,易被忽略或误诊。急性或慢性子宫内膜炎所导致的宫颈阻塞,如宫腔内的炎性分泌物不能外流或引流不畅,即可形成宫腔积脓。造成宫颈管狭窄阻塞的原因可能与宫颈恶性肿瘤(尤其是放疗后患者)、宫颈电烙、冷冻或宫颈锥切、严重的慢性宫颈炎、阴道炎所导致的瘢痕形成,以及老年女性的宫萎缩等有关。

患者的主要症状是下腹坠痛、发热,但由慢性子宫内膜炎而逐渐形成的宫腔积脓也可无明显症状。妇科检查时可见子宫增大、柔软、有触痛,宫旁结缔组织可有明显增厚,并可有附件的炎性包块同时存在。老年女性如有以上情况,应怀疑有宫腔积脓的存在。

以宫腔探针探入宫腔时,如有脓液流出,诊断即可确立,但应同时轻取宫腔组织,以了解有无恶性肿瘤存在。宫颈管瘢痕较多,管腔易弯曲,探针不易插入,需耐心操作。一旦诊断确立,将宫颈扩张,脓液即可顺利外流。如引流不够满意,可在宫颈管内放置橡皮管引流,以防宫颈管在短期内又发生阻塞,影响脓液的排出。如引流通畅,症状即迅速消失,是否应用抗生素可根据引流后的疗效而定。对老年患者,可给予倍美力或补佳乐口服 7~10 天。

三、输卵管卵巢炎、盆腔腹膜炎

(一)急性输卵管炎、卵巢炎、盆腔腹膜炎

在盆腔生殖器官与盆腔组织炎症中,输卵管炎最常见。由于相互邻近的关系,往往是输

卵管炎、卵巢炎以及盆腔腹膜炎甚至盆腔结缔组织炎并存,互相影响,而单纯的输卵管炎甚为少见。

输卵管卵巢炎与盆腔腹膜炎很可能是输卵管炎在发展过程中的不同阶段,它们在病因、临床表现、诊断与治疗各方面都有很多共同之处,故在本节中将一并加以叙述。

1.病因及发病机制

急性附件炎多为混合感染。主要病原体有淋球菌、沙眼衣原体、大肠杆菌、克雷白杆菌、变形杆菌、需氧性链球菌、厌氧菌(类杆菌、梭状芽孢杆菌、消化球菌、消化链球菌、放线菌)等。我国以厌氧菌、需氧菌最多。

(1)产后:流产后,细菌通过胎盘剥离面或残留的胎盘和胎膜、子宫切口等至肌层、输卵管、卵巢和盆腔腹膜而发生炎症。当全身免疫功能降低时,隐匿在阴道皱襞内的厌氧菌即开始活跃,并进入上生殖道发生感染。在急性盆腔炎患者的后穹隆穿刺液中,以及从盆腔腹膜炎患者抽出的脓液中均可培养出厌氧菌,以类杆菌、消化球菌和消化链球菌最常见。产褥感染败血症的血培养厌氧菌阳性者占1/3,以消化球菌、消化链球菌和脆弱类杆菌最多见。脆弱类杆菌的内毒素毒力较大肠杆菌低,但它能产生破坏青霉素的β-内酰胺酶,对青霉素有抗药性,还产生肝素酶,溶解肝素,促进凝血,引发血栓静脉炎和迁徙性脓肿。消化球菌与消化链球菌除单独感染外,常与其他细菌混合感染。在消化链球菌中,厌氧性链球菌是产褥期脓毒血症中最易发现的细菌,随着抗生素的有效应用,这种病已明显减少。产气荚膜杆菌(属梭状芽孢杆菌)在感染性流产中可见,有时可引起严重后果,但有时也可表现为一般良性无并发症的后果。

(2)月经期性交:月经期子宫内膜的剥脱面有扩张的血窦及凝血块,为细菌的良好滋生环境。如在月经期性交或使用不洁的月经垫,可使细菌侵入发生炎症。

(3)妇科手术操作后:未经严格消毒而进行的输卵管通液、碘油造影与刮宫手术、经腹腔镜进行输卵管电烙绝育术及其他经腹妇科手术均有可能导致急性输卵管卵巢炎。做妇科手术时误伤肠道,或对感染性流产进行吸刮术不慎将子宫穿破,则可先导致严重的急性盆腔腹膜炎,然后炎症波及输卵管与卵巢。偶尔亦可见子宫内膜炎未治愈时,放置宫内避孕器致严重的急性盆腔炎者。近年来由于宫内避孕器的广泛应用,不少急性输卵管卵巢炎和盆腔腹膜炎都因此而发生。宫内避孕器所致的子宫内膜炎或输卵管卵巢炎有时是放线菌感染。

(4)邻近器官炎症的蔓延:邻近器官炎症最常见的为急性阑尾炎、腹膜炎和结肠憩室炎等,可分别引起邻近一侧的输卵管卵巢炎,但此种情况较为少见。

(5)慢性炎症急性发作:如有慢性输卵管炎、卵巢炎,在未治愈前有性生活或不洁性交等,可引起炎症的急性发作。

(6)全身性疾病:由血液传播的常是结核性炎症,全身性菌血症亦偶可引起输卵管卵巢炎。流行性腮腺炎则可经血行感染卵巢,引起单纯的卵巢炎,这也是较罕见的现象。

(7)淋菌及沙眼衣原体:多为上行性急性感染,继发于宫颈炎、尿道炎或前庭大腺炎等上行感染输卵管及卵巢。寄生虫病,如血吸虫、丝虫,甚至蛔虫、绦虫卵均可经血行而积聚于输卵管壁或卵巢中,引起所谓的肉芽肿性输卵管卵巢炎。在血吸虫病高发地区,偶可见血吸虫卵性输卵管卵巢炎症。

2.发病高危因素

不合理的性活动及避孕措施等与急性 PID 的发生有关。

(1)性活动:急性 PID 发生的危险性与性活动有关。研究发现,16 岁前开始性生活的女性较更晚期者的急性 PID 的发病率更高。15~19 岁感染过沙眼衣原体的女性较 30~40 岁的女性再次感染衣原体的危险性明显升高。性伴侣数增加,患 PID 的危险性也相应增加。

(2)避孕措施:研究发现,采用避孕套或避孕膜达 2 年以上的女性较短于 2 年者患 PID 的概率明显降低。首次性交年龄较晚,以及长期用工具避孕者,发生 PID 的概率较低。口服避孕药可减轻患者输卵管炎的病变程度,长期服用口服避孕药者较未服用者患 PID 的危险性降低。使用宫内避孕器者较不使用者患 PID 的相关危险性明显提高,说明不同避孕措施对患 PID 的危险性不同。

(3)阴道冲洗:常行阴道冲洗的女性,由于阴道冲洗改变了阴道内环境,使其不能抵御病原菌的侵袭,同时也可能将阴道宫颈的致病菌冲入宫腔,会使发生盆腔炎的危险性增加。有学者指出,曾被沙眼衣原体感染的性伴侣可致女性的 PID 反复发作。

(4)细菌性阴道病:上生殖道感染的患者中有很大一部分患者合并有细菌性阴道病。

(5)人工流产术:人工流产术前曾患阴道炎,或术前有 PID 的女性,流产术后患 PID 的危险性明显增加。

3.病理

(1)急性输卵管炎、卵巢炎、输卵管卵巢脓肿:一般由化脓菌引起,病变多通过子宫颈的淋巴,播散至子宫颈旁的结缔组织,首先侵及输卵管浆膜层,而后再达肌层。输卵管内膜受侵较轻,或可不受累。病变以输卵管间质炎为主,由于输卵管管壁增粗,可压迫管腔变窄,轻者管壁充血、肿胀,重者输卵管肿胀明显,且有弯曲,并含有纤维素性渗出物,可引起周围组织粘连。

炎症如经子宫内膜向上蔓延时,首先为输卵管内膜炎,输卵管黏膜血管扩张、瘀血,黏膜肿胀,间质充血、水肿及大量中性多核白细胞浸润,黏膜血管极度充血时,可出现含大量红细胞的血性渗出液,称为出血性输卵管炎。炎症反应可迅速蔓延至输卵管壁,最后至浆膜层。输卵管变得红肿、粗大,近伞端部分的直径可粗达数厘米。管腔内的炎性分泌物易经伞端外溢,导致盆腔腹膜炎及卵巢周围炎。重者输卵管内膜上皮可有退行性变或成片脱落,引起输卵管管腔粘连闭塞或伞端闭塞,如有渗出液或脓液积聚,可形成输卵管积脓。肿大的输卵管可与卵巢紧密粘连而形成较大的包块,临床上称之为输卵管卵巢炎性包块或附件炎性包块。

卵巢表面有一层白膜包被,很少单独发炎,卵巢多与输卵管伞端粘连,发生卵巢周围炎,也可形成卵巢脓肿。如果脓肿壁与输卵管粘连穿通形成输卵管卵巢脓肿,脓肿可发生于初次感染之后,但往往是在慢性附件炎反复发作之后形成。脓肿多位于子宫后方及阔韧带后叶及肠管间,可向阴道、直肠穿通,也可破入腹腔,发生急性弥漫性腹膜炎。

(2)急性盆腔腹膜炎:盆腔腹膜的受累程度与急性输卵管炎的严重程度及其溢出物多少有关。盆腔腹膜受累后,充血明显,并可渗出含有纤维蛋白的浆液。可形成盆腔脏器的粘连,渗出物积聚在粘连的间隙内,可形成很多小脓肿,或积聚在子宫直肠窝内,形成盆腔脓肿。脓肿破入直肠,则症状减轻,如破入腹腔,则可引起弥漫性腹膜炎,使病情加重。

4.临床表现

根据病情及病变范围的不同,临床表现有所不同,发热及下腹痛是典型症状,患者可先有发热,然后感下腹痛。也可能两种症状同时发生。发热前可先有寒战、头痛,体温高达39℃~40℃。下腹部剧痛为双侧,或病变侧剧痛。如果疼痛发生在月经期,则可有月经的变化,如月经量增多,月经期延长。在非月经期疼痛发作,则可有不规则阴道出血及白带增多等现象。由于炎症刺激,少数患者也可有膀胱及直肠刺激症状,如尿频、尿急、腹胀、腹泻等。

检查时患者常有急性病容,辗转不安,体温常在38℃以上,可高达40℃或更高,呈弛张热或稽留热,脉搏明显加速,面部潮红,唇干。病初起时下腹一侧触痛可较另一侧明显,如已发展为较严重的盆腔腹膜炎时,则整个下腹有触痛及反跳痛,患者常因疼痛而拒按。妇科检查见阴道充血,宫颈充血,有触痛,分泌物多,呈黄白色或脓性,有时带恶臭,阴道穹隆有触痛,子宫增大,有压痛,活动受限,双侧附件增厚或触及包块,压痛明显。

急性输卵管卵巢炎患者可伴发肝周围炎,临床表现为右上腹或右下胸部痛,似胆囊炎或右侧胸膜炎症状。淋菌或沙眼衣原体感染均可能引起此种情况。其病理特点是在腹腔镜或剖腹探查直视下,可见到肝脏包膜有纤维素斑,横膈浆膜面有小出血点,而最典型的表现是在肝脏表面和横膈间见有琴弦状粘连带。据报道,此综合征的发生率最高可达30%,如不注意,可被误诊为急性胆囊炎。

5.诊断

对患急腹症的女性,需详细询问其病史,了解有无安放宫内避孕器、发病前有无流产、有无过频的性交或经期性交、是否曾做过宫颈小手术等,再结合临床表现做出诊断。急性输卵管卵巢炎及急性盆腔腹膜炎的诊断并不困难,但在实际临床工作中,此症的误诊率仍高达30%。诊断该病除根据病史及临床检查外,尚应做相关的实验室检查,包括血、尿及宫颈分泌物涂片和培养找细菌(包括厌氧菌),阴道后穹隆穿刺如有脓液,则诊断更明确。可做涂片找淋球菌、沙眼衣原体及其他化脓菌。

多年来已知某些生殖器官的黏膜,如输卵管及宫颈管黏膜等可产生一种有别于胰腺所产生的淀粉酶,此种生殖淀粉酶与唾液淀粉酶不易区别。数年前,有学者发现在直肠子宫陷窝处的腹水中存在着非胰腺产生的淀粉酶,包括生殖与唾液淀粉酶,称为同种淀粉酶,其正常值为300U/L。当输卵管黏膜发炎时,则腹水中的同种淀粉酶含量明显降低,降低程度与炎症的严重程度成正比,可降至40U/L。该学者对可疑急性输卵管炎患者进行试验,取患者阴道后穹隆穿刺液及其血液做同种淀粉酶试验,结果腹水同种淀粉酶/血清同种淀粉酶的比值<1.5者,多数均被手术证实为急性输卵管炎。此法已被证明是对急性输卵管炎较可靠的诊断方法。

还有学者发现急性输卵管炎患者的后穹隆穿刺腹水中白细胞计数远高于非此症患者,并认为如果能在后穹隆抽出的腹水中同时做上述两项检查,则诊断准确率可进一步提高。

6.鉴别诊断

需与急性阑尾炎、卵巢囊肿蒂扭转、异位妊娠及盆腔子宫内膜异位症等相鉴别。

(1)急性阑尾炎:右侧急性输卵管卵巢炎易与急性阑尾炎混淆。一般而言,急性阑尾炎起病前常有胃肠道症状,如恶心、呕吐、腹泻等,腹痛多初发于脐周围,然后逐渐转移并固定于右下腹。检查时,急性阑尾炎仅麦氏点有压痛,左下腹则不痛,体温及白细胞增高的程度不如急性输卵管卵巢炎。如系急性输卵管卵巢炎,则疼痛起于下腹左右两侧。右侧急性输卵管卵巢炎者,常在麦氏点以下压痛明显,妇科检查子宫颈常有举痛,双侧附件均有触痛。但临床上二者同时发生者也偶可遇到。如无法确定诊断,应尽早做剖腹探查,否则阑尾穿孔后不仅对患者危害极大,其所形成的局限性腹膜炎或脓肿也将与严重的急性输卵管卵巢炎及盆腔炎难以区别。

(2)卵巢囊肿蒂扭转:卵巢囊肿蒂扭转可引起急性下腹痛伴有恶心,甚至呕吐。扭转后囊腔内常有出血或伴感染,可有发热,故易与输卵管卵巢炎混淆。仔细询问病史及进行妇科检查,并借助B超可明确诊断。

(3)异位妊娠或卵巢黄体囊肿破裂:异位妊娠或卵巢黄体囊肿破裂均可发生急性下腹痛并可能有低热。但异位妊娠常有停经史,有腹腔内出血,患者面色苍白,急性病容,甚至呈现休克,尿hCG呈阳性。而急性输卵管卵巢炎多无这些症状,阴道后穹隆穿刺,抽出为陈旧性血液则诊断明确。卵巢黄体囊肿仅限于一侧,块状物界限明显。

(4)盆腔子宫内膜异位症:患者在经期有剧烈下腹痛,经量增多,多合并不孕病史,需与输卵管卵巢炎相鉴别。妇科检查子宫可增大,盆腔有结节状包块,可通过B超及腹腔镜检查做出诊断。

7.治疗

(1)全身治疗:全身治疗较重要。患者应卧床休息,食用高蛋白流食或半流食,取头高脚低位,以利于子宫腔内及宫颈分泌物排出体外,盆腔内的渗出物积聚在子宫直肠窝内而使炎症局限。补充液体,纠正电解质紊乱并使酸碱平衡,高热时给予物理降温。

(2)抗生素治疗:近年来由于新抗生素的不断问世、细菌培养技术的提高以及药物敏感试验的配合,急性炎症可彻底治愈。本病多为混合性感染,一般在做药物敏感试验以前,先使用需氧菌及厌氧菌兼顾的抗生素联合用药,但要求抗生素达到足量,给药途径以静脉滴注收效快。抗生素选择原则如下。

1)青霉素类:代表药物有青霉素 G,剂量为(240~1200)万 U/d,静脉滴注,主要针对革兰阳性或阴性球菌;氨苄西林,剂量为 2~6g/d,静脉滴注,主要针对大肠杆菌;阿莫西林克拉维酸钾,剂量为 1.2~2.4g/d,静脉滴注,抗菌谱更广,能抑制 β−内酰胺酶活性;氨苄西林舒巴坦,剂量为 3.0~9.0g/d,静脉滴注;替卡西林克拉维酸钾,3.2~9.0g/d,静脉滴注;哌拉西林(又称氧哌嗪青霉素),对多数需氧菌及厌氧菌均有效,每天 4~12g,分 3~4 次静脉注射或静脉滴注,严重感染每天可用 16~24g。

2)头孢菌素类抗生素:①第一代头孢菌素对革兰阳性菌有效,代表药物有头孢唑啉(先锋 V)2~4g/d,静脉滴注;头孢拉定(先锋 Ⅵ)2~4g/d,静脉滴注。对第一代头孢菌素敏感的细菌有 β−溶血性链球菌、葡萄球菌、大肠杆菌等。②第二代头孢菌素对革兰阳性菌抗菌力较第一代强,对革兰阴性菌的抗菌谱较第一代有所扩大。代表药物有头孢呋辛 1.5~3g/d,静脉滴注;头孢西丁 2~4g/d,静脉滴注;头孢替安 1.0~2.0g/d,静脉滴注。③第三代头孢菌素对 β−内酰胺酶较第二代稳定,其抗菌谱更广、更强,不良反应更少。代表药物有头孢噻肟钠 2g/d,静脉滴注;头孢哌酮 2~4g/d,静脉滴注;头孢拉定 4~6g/d,静脉滴注;头孢曲松钠 2~4g/d,静脉滴注;头孢曲松 2~4g/d,静脉滴注;头孢唑肟 1~2g/d,静脉滴注;头孢甲肟 1~2g/d,静脉滴注。

3)氨基糖苷类抗生素:对革兰阴性菌效果良好,代表药物有庆大霉素(16~24)万 U/d,静脉滴注;阿米卡星 0.4~0.8g/d 静脉滴注;硫酸阿米卡星 0.2~0.4g/d 静脉滴注;妥布霉素 80~240mg/d,静脉滴注。

4)大环内酯类抗生素:对革兰阳性菌及沙眼衣原体有较强作用。代表药物有红霉素 1.2~1.8g/d,静脉滴注;交沙霉素 800~1200mg/d,口服;罗红霉素 300~450mg/d,口服;克拉霉素 500~1000mg/d,静脉滴注;阿奇霉素 500mg/d。

5)喹诺酮类抗生素:目前有多个品种应用于临床,其抗菌谱广,对革兰阳性、阴性等菌均有抗菌作用,且具有较好的组织渗透性。现多选用第三代喹诺酮类抗生素,代表药物有氧氟沙星 200~400mg/d,静脉滴注或 400~800mg/d,口服;环丙沙星 400~800mg/d,静脉滴注或 500~1000mg/d,口服;培氟沙星(甲诺氟沙星)800mg/d,静脉滴注或口服;洛美沙星 600mg/d,口服;左氧氟沙星 200~400mg/d,口服。此外,喹诺酮类药物中近年来发展的妥舒沙星、斯帕沙星和左氟沙星,这 3 种药对革兰阳性菌、厌氧菌、衣原体、支原体的活性比环丙沙星强。妥舒沙星对金黄色葡萄球菌的活性是环丙沙星的 8 倍。左氟沙星是氧氟沙星的左旋体,其活性较氧氟沙星高 1 倍,不良反应更小。这些药物标志着喹诺酮类抗生素向高效能、低毒性的活性药物迈进。

6)其他:①克林霉素,又称氯洁霉素,常与氨基糖苷类药物(常用庆大霉素)联合应用。克林霉素每次 600mg,每 6 小时 1 次,静脉滴注,体温降至正常后改口服,每次 300mg,每 6 小时 1 次。克林霉素对多数革兰阳性和厌氧菌(如类杆菌、消化链球菌等)有效。但此类药物与红霉素有拮抗作用,不可与其联合。②林可霉素,其作用与克林霉素相同,用量为每次 300~400mg,每天 3 次,肌内注射或静脉滴注。克林霉素及林可霉素对厌氧菌,如脆弱类杆菌、梭形杆菌、消化球菌及消化链球菌均敏感。对输卵管卵巢脓肿,用克林霉素的疗效优于单用青霉素。③甲硝唑 1.0~2.0g/d,静脉滴注。④替硝唑 0.8g/d,静脉滴注。⑤多诺环素 200mg/d,口服。

7)急性输卵管炎、卵巢炎及盆腔腹膜炎可供选择的抗感染治疗方案如下:①头孢呋辛 1.5g 静脉滴注或头孢曲松钠 1g 静脉滴注,或头孢噻肟 1~2g 静脉滴注,或头孢哌酮 1~2g 静脉滴注,或头孢拉定 2~3g 静脉滴注,或头孢甲肟 1g 静脉滴注,每天 2 次,连用 7~14 天;同时加用多西环素 100mg 口服,每天 2 次,服用 7 天或阿奇霉素 1g 顿服(特别是合并沙眼衣原体感染时)。②氧氟沙星或左氧氟沙星 200mg,静脉滴注,联合甲硝唑 0.5g 或替硝唑 0.4g 静脉滴注,每天 2 次,连用 7~14 天。③克林霉素 1.2g 静脉滴注,联合阿米卡星或奈替米星 0.2g,静脉滴注,每天 2 次,连用 7~14 天。④替卡西林+克拉维酸 1.2g,静脉滴注,每天 2 次,加用阿米卡星 0.2g 或奈替米星 0.2g,静脉滴注,每天 2 次,连用 7~14 天。⑤青霉素 G(560~1200)万 U,庆大霉素(16~24)万 U 加甲硝唑 1.0g,静脉滴注,连用 7~14 天。

除静脉给药外,最近有学者主张采用局部抗感染治疗,即在腹部或阴道 B 超引导下行后穹隆或下腹部穿刺,将抗炎药物头孢曲松 1.0~2.0g 和甲硝唑 0.5g 注入盆腔内,保留局部穿刺管,每天注药 1 次,3~7 天为一疗程。若以上治疗后症状无明显好转,高热持续不退,则可能有输卵管积脓或输卵管卵巢脓肿形成。

8)住院治疗的指征:①病情严重,已形成脓肿。②门诊治疗效果不佳或无效。③妊娠期。④诊断不明确。⑤宫内放置避孕器者。

住院治疗方案如下:第一方案,头孢西丁 2g 静脉注射,每 6 小时 1 次;或头孢替坦 2g,静脉注射,每 12 小时 1 次,加多西环素 100mg 口服或静脉注射每 12 小时 1 次,直至体温下降或症状消失 48 小时后。病情较轻者可出院并给予多西环素 100mg 口服,每 12 小时 1 次,共 10~14 天。第二方案为克林霉素 900mg,静脉注射,每 8 小时 1 次,加庆大霉素 2mg/kg 负荷量静脉注射或肌内注射,然后再给维持量 1.5mg/kg 静脉注射或肌内注射,每 8 小时 1 次。第二方案与第一方案相同,患者治疗至退热及症状消失后 48 小时可出院,并给克林霉素 450mg,每 5 小时 1 次,口服,共 10~14 天,或给多西环素 100mg,每 12 小时 1 次,口服,共 10~14 天。

头孢西丁及头孢替坦对淋球菌及衣原体有效,对 B 族链球菌、厌氧及需氧革兰阴性细菌均有良好的效果。克林霉素对淋球菌、B 群链球菌、沙眼衣原体最有效,庆大霉素联合克林霉素对需氧菌及革兰阴性菌效果较好。此外,氨曲南为一种 β-内酰胺类抗生素,如患者有肾功能不全,可代替庆大霉素,用量为 2g,静脉给药,每 8 小时 1 次。

(3)中药治疗:可采用活血化瘀、清热解毒的中药,如银翘解毒汤、安宫牛黄丸、紫雪丹等。

(4)手术治疗:经药物治疗 48~72 小时,患者体温持续不降,肿块加大,或有中毒症状,应及时手术排脓。年轻女性要考虑保留卵巢功能。体质衰弱患者的手术范围需根据具体情况决定。如为盆腔脓肿或为盆腔结缔组织脓肿,可经腹部或阴道切开排脓,同时注入抗生素。如脓肿位置较表浅,系盆腔腹膜外脓肿向上延伸超出盆腔者,于髂凹处扪及包块时,可在腹股沟韧带上方行切开引流。

输卵管卵巢脓肿,经药物治疗有效,脓肿局限后,也可行手术切除肿块。脓肿破裂后,患者突然觉得腹部剧痛,伴高热、寒战,并有恶心、呕吐、腹胀、拒按等情况时应立即实行手术,剖腹探查。

(二)慢性输卵管炎、卵巢炎、盆腔腹膜炎

慢性输卵管炎、卵巢炎、盆腔腹膜炎多为急性附件炎未彻底治疗或患者体质较差,病程迁延所致。但沙眼衣原体感染时,由于呈亚急性表现,症状多不明显而易被人们忽略,以致形成慢性炎症。

1.病理

慢性输卵管卵巢炎、盆腔腹膜炎可发生以下几种病理改变。

(1)慢性输卵管卵巢炎:多为双侧性,输卵管多增粗、变硬且黏膜多处可发生粘连而导致管腔闭塞,但管腔亦可仅有重度狭窄而仍然保持贯通。镜检下可发现黏膜间质有浆细胞与淋巴细胞浸润。输卵管的增粗程度不一,但由于其变硬,做妇科检查时可扪及有如索状物,而正常的输卵管一般无法扪及。慢性卵巢炎多与输卵管炎同时发生,为慢性输卵管炎波及卵巢与卵巢粘连形成炎性包块。如果输卵管重度增粗且与卵巢、盆腔腹膜、肠曲、大网膜等发生重度粘连时,则可以形成较大的炎性包块,但两侧包块的大小可有明显差异。如果慢性炎症伴有反复急性发作,则包块可继续增大,且粘连越紧,越不利于手术切除。

(2)输卵管积水:为慢性输卵管炎症中较为常见的类型。"水"可以有两种来源:①输卵管因炎症而发生峡部及伞端粘连。阻塞后,易形成输卵管积脓,将输卵管的管腔扩大。当管腔内的脓细胞及坏死组织经分解而被吞噬细胞清除后,最终成为水样液体。②管腔两端因粘连而阻塞后,黏膜细胞的分泌液即积存于管腔内,越积越多,管腔内黏膜细胞因受压而变扁平,但并未完全丧失功能,其结果是大量水样液体积存于管腔中,形成输卵管积水。

积存的水多为清澈液体,但亦偶可稍呈血性液,在水中已无细菌存在。输卵管积水多为双侧性,但一侧可明显大于另一侧,呈曲颈瓶样,越近伞端越粗,最大直径可达十余厘米。管壁菲薄,表面光滑,与周围组织粘连较少是其特点,故可以峡部为轴而发生扭转,一般在手术探查前,输卵管积水扭转不易与卵巢囊肿蒂扭转相鉴别。在临床上偶可遇到由于管内积

水多,管内压力增高致使积水的输卵管与子宫腔有小孔相通的现象,因此患者可有阴道排液的情况。此种情况有时需与输卵管癌相鉴别,因后者的主要症状之一是自宫颈口排出液体。必须指出的是,并非所有输卵管积水都是由炎症所致,如输卵管结扎绝育术后亦偶可导致输卵管积水。

(3)输卵管卵巢囊肿:若输卵管有积脓,而卵巢亦已形成脓肿且逐渐增大,两者之间的间隔可以穿通而成为一个整体,脓液液化后即形成输卵管卵巢囊肿。有时积液的输卵管因与卵巢有粘连而与后者中的卵泡囊肿相贯通,亦可形成一个较大的输卵管卵巢囊肿。不论此种囊肿是如何形成的,剖腹探查时均可见该侧输卵管已大部分被破坏而变薄,而卵巢则被压扁,附于输卵管卵巢囊肿基底部。

(4)输卵管积脓。

(5)峡部结节性输卵管炎:为一种特殊类型的输卵管炎,多在输卵管峡部有黄豆大小硬结,有时亦可见于壶腹部,常为双侧性。由于结节较硬,其在做妇科检查时多可扪及,故在临床上不难做出诊断。结节的形成是由输卵管黏膜受炎症刺激侵入管壁,引起肌壁增生而致。亦有人认为其发生机制与子宫腺肌病的病因相似而不一定是炎症。如果在肌壁间有子宫内膜腺体而其周围又发现有间质,则可以诊断为腺肌瘤。

(6)慢性盆腔腹膜炎:炎症蔓延至盆腔腹膜,腹膜充血、水肿而增厚。炎性分泌物可沿其周围组织渗透,渗透至子宫直肠陷凹时,局部组织变硬、变厚。

2.临床表现

全身症状不明显,可表现为下腹部坠痛、腰骶部胀痛、性交痛或痛经等。疼痛是由盆腔内组织充血,盆腔器官有粘连所致,故常于经前或劳动后加重。患者往往因长期下腹不适或腰骶部痛致全身健康受到影响。有时可伴尿频、白带增多、月经量多、周期不准及经期延长等症状。慢性输卵管卵巢炎常因其与周围组织粘连而易导致不孕,即使可以受孕,发生输卵管妊娠的概率亦较高。据报道,如对急性输卵管卵巢炎治疗不及时、不彻底,其中有一部分患者会在1~2年后发生骶髂关节炎,引起骶髂部的持续疼痛。此种关节炎的晚期可以用X线片诊断,但在早期,X线片上并无关节炎的特征显示,可用定量放射性同位素锝扫描加以诊断。

慢性输卵管卵巢炎的另一特点是可有反复急性发作。发作的原因可能为重复感染,也可能因患者机体抵抗力降低致使潜伏的细菌重新活跃。每次发作后均使输卵管卵巢、盆腔腹膜以及周围器官的粘连更紧密而逐渐发展成为较大的包块,以致症状越来越明显。做妇科检查时常发现子宫多为后倾,活动性受限,甚至完全固定。在宫旁或后方可触及增粗的输卵管或其中的结节,或输卵管与卵巢炎所形成的包块,并有触痛,如合并有盆腔结缔组织炎,则宫骶韧带增厚,触痛明显。如仅有输卵管积水,则可扪及壁薄的囊样物,且可能推动而无触痛,故甚难与卵巢囊肿相鉴别。输卵管卵巢囊肿一般较输卵管积水大,固定于子宫一侧。检查时如发现为固定的囊块,则提示有此种囊肿的可能。

3.诊断

在询问病史时,如发现患者有急性盆腔炎病史,诊断多不困难。如患者除不孕外症状不严重,检查时仅发现宫旁组织稍增厚而无包块,则可进行输卵管通液检查。如证明输卵管不通,慢性输卵管炎的诊断基本可确立,但尚需进一步明确有无结核性输卵管炎的可能。需与子宫内膜异位症、卵巢肿瘤及盆腔结核等做鉴别诊断。

4.治疗

慢性炎症患者由于经常有下腹坠痛,思想顾虑重,应加强宣传,消除其思想顾虑。同时,患者应加强营养,做好体质锻炼,避免重体力劳动。

(1)药物治疗

1)透明质酸酶:给予1500U或糜蛋白酶5mg肌内注射,隔天1次,5~10次为一疗程,有利于炎症及粘连的吸收。个别患者如出现全身或局部过敏反应,应停用药。

2)封闭疗法:能阻断恶性刺激,改善组织营养。如做髓前封闭,每次用0.25%普鲁卡因40mL,每周1~2次,每疗程4~5次;或用阴道侧穹隆封闭,即在距子宫颈1cm处刺入侧穹隆2~3cm深,每侧缓慢注射0.25%普鲁卡因10mL,每天1次,每疗程6~7次。

3)抗生素治疗:可选用治疗急性输卵管卵巢炎的药物。应用抗生素的依据是在此类慢性病患者的输卵管内尚可残存有少量致病菌,抗生素可将其杀灭,且可防止复发。在用抗生素的同时,可加用肾上腺皮质激素,治疗一段时间后,一些患者的症状可明显减轻甚至消失。少数患者的输卵管可以复通,但这不代表患者已被根治。输卵管复通后,亦不代表患者即可受孕,对这些患者仍需继续随访检查。

(2)物理疗法:可促进盆腔组织局部血液循环,改善局部组织的新陈代谢,以利炎症的吸收和消退。

1)激光治疗:利用激光治疗的特点,起到消炎、止痛以及促进组织修复的作用。

2)超短波疗法:用下腹腰部对置法,或将阴道电极置于阴道内,微热量或温热量,每次15~20分钟,每天1次,或隔天1次,12~15次为一疗程。

3)微波治疗:因机体组织对微波吸收率高,其穿透力较弱,产热均匀,可准确限定治疗部位,操作方便。对慢性炎症,用圆形或矩形电极横置于下腹部,距离为10cm,功率为80~100W,每次15~20分钟,每天1次,10~20次为一疗程。

4)石蜡疗法:用腰-腹法,将蜡饼或蜡袋置于下腹部及腰骶部,每次30分钟,或将蜡栓放置在阴道内,隔天1次,10~15次为一疗程。

5)热水坐浴:一般用1:5000高锰酸钾液或中药洁尔阴坐浴,水温约为40℃,每天1次,5~10次为一疗程,每次10~20分钟。

此外,尚有中波直流电透入法、紫外线疗法等物理疗法。应用物理疗法治疗慢性盆腔炎性疾病时应注意如下禁忌证:月经期及妊娠期;生殖器官有恶性肿瘤;伴有出血;内科并发症,如心、肝、肾功能不全;活动性结核;高热;过敏性体质等。

(3)手术治疗

1)手术指征:年龄较大,已生育者;症状明显者,影响身体健康及工作,尤以盆腔已形成包块者;有反复急性发作史而经非手术治疗效果不佳者;较大的输卵管卵巢囊肿或输卵管积水者;较年轻,婚后不孕,其他功能正常,输卵管梗阻但未形成包块,盼望生育者。

2)手术范围:①全子宫切除。对输卵管卵巢囊肿、输卵管积水,如已生育、年龄超过 40 岁者,可行全子宫切除及病灶切除术,但需保留一侧卵巢或部分卵巢。双侧附件已形成包块者(包括输卵管积水、输卵管卵巢囊肿)宜做全子宫及双侧附件切除术。②年轻且迫切希望生育的患者,如单侧或双侧输卵管均不通,根据情况可做输卵管复通术。手术中应同时将输卵管、卵巢周围可见到的粘连带全部分离。进行输卵管复通手术时,必须肯定炎症是非结核性的,否则不可能成功。慢性炎症患者经以上方法治疗后,有可能使输卵管通而不畅,以致发生输卵管妊娠。此种情况在临床上并不罕见,应高度重视。

四、盆腔结缔组织炎

盆腔结缔组织(又称为纤维结缔组织)是腹膜外的组织,位于盆腔腹膜后方、子宫两侧以及耻骨后间隙等处。这些部位的结缔组织之间并无界限,盆腔腹膜后的结缔组织与整个腹膜后(上达肾周围)的结缔组织相连。阔韧带下方的宫旁组织(即主韧带)及宫颈骶骨韧带中均含有较多的结缔组织,兼有少许平滑肌细胞。

盆腔结缔组织炎(又称蜂窝织炎)多初发于宫旁结缔组织,然后播散至其他部位。盆腔结缔组织炎可以分为原发性与继发性两种类型。原发者指炎症初发时仅限于盆腔结缔组织,但如果炎症严重,可穿透腹膜而波及盆腔腹膜,或通过输卵管系膜而影响输卵管及卵巢。继发者则指先有严重的输卵管卵巢炎及盆腔腹膜炎,再播散至盆腔结缔组织。现主要讨论原发性盆腔结缔组织炎,其又分为急性与慢性两类。

(一)急性盆腔结缔组织炎

1.病因

急性盆腔结缔组织炎多由手术损伤所致。扩张宫颈术时的宫颈撕伤、全子宫切除(尤其是经阴道者)术后阴道断端周围的血肿及感染、人工流产术中误伤子宫或宫颈侧壁,以及分娩时造成的宫颈或阴道上端撕伤等,均易导致急性盆腔结缔组织炎。妊娠期间,盆腔结缔组织常有增生并充血,一旦发生感染,往往迅速扩散至大部分的盆内结缔组织,导致较严重的盆腔结缔组织炎。病原体多为通常寄生于阴道内的需氧和(或)厌氧菌,包括链球菌、葡萄球菌、大肠杆菌、淋球菌、衣原体、支原体等。

(1)链球菌:为革兰阳性链球菌,其中乙型链球菌致病力较强,能产生溶血素和多种酶,使感染扩散。此类细菌感染的脓液较稀薄,呈淡红色,量较多。本菌对青霉素敏感。B族溶血性乙型链球菌常见于产后子宫感染及新生儿致命性感染。

(2)葡萄球菌:常见于剖宫产后、妇科手术后的感染。分为金黄色、白色、柠檬色3种,致病力强。脓液色黄、稠、无臭,对一般常用抗生素易产生耐药,根据药敏试验用药较为理想。耐青霉素金黄色葡萄球菌对头孢噻吩、克林霉素、万古霉素及氯霉素等较敏感。

(3)大肠杆菌:为革兰阴性菌,本菌一般不致病。但如果机体衰弱、有外伤或手术后,也可引起较严重的感染。该菌常与其他细菌发生混合感染。脓液稠厚并带有粪臭。氨苄西林、阿莫西林、头孢菌素及氨基糖苷类抗生素均有效,但易产生耐药菌株,最好根据药敏试验用药。

(4)厌氧菌:细菌多来源于结肠、直肠、阴道及口腔黏膜,易形成盆腔脓肿、感染性血栓静脉炎,脓液有气泡,带粪臭。有报道称,70%~80%脓肿的脓液可培养出厌氧菌,故用药应采用兼顾厌氧菌及需氧菌的抗生素,如青霉素、克林霉素、甲硝唑等。

1)脆弱类杆菌:为革兰阴性杆菌,常伴有严重感染形成脓肿。脓液常带粪臭,显微镜下可见多形性、着色不均匀的革兰阴性杆菌。本菌对青霉素、第一代头孢菌素及氨基糖苷类药物不敏感,对甲硝唑敏感。

2)消化道链球菌与消化球菌:为革兰阳性球菌,致病力较强,多见于剖宫产后、流产后的输卵管炎及盆腔结缔组织炎。脓液带粪臭,可见到革兰阳性球菌。本菌对青霉素敏感。

(5)性传播疾病的病原体:淋球菌、衣原体及支原体是近年急性盆腔结缔组织炎的常见病原体。

2.病理

急性盆腔结缔组织炎一旦发生,局部组织可出现水肿、充血,并有大量白细胞及浆细胞浸润。临床上常发现发炎处有明显的增厚感。炎症初起时多在生殖器官受到损伤的同侧宫旁结缔组织中,如自子宫颈部的损伤浸润至子宫颈的一侧盆腔结缔组织,逐渐可蔓延至盆腔对侧的结缔组织和盆腔的前部分。发炎的盆腔结缔组织容易化脓,可发展形成大小不等的脓肿。急性盆腔结缔组织炎如未能获得及时、有效的治疗,炎症可通过淋巴向输卵管、卵巢或髂窝处扩散,或向上蔓延而导致肾周围脓肿。盆腔结缔组织与盆腔内血管接近,故结缔组织炎亦可引起盆腔血栓性静脉炎。目前广谱抗生素种类较多,随着对疾病认识的提高,发展至血栓性静脉炎者已不多见。如阔韧带内已形成脓肿,脓肿未及时切开引流,脓肿可向阴道、膀胱和直肠自行破溃。高位脓肿也可向腹腔破溃引起全身性腹膜炎、脓毒症,使病情急剧恶化,但引流通畅后,炎症可逐渐消失。

3.临床表现

炎症初期,患者可有高热及下腹痛,体温可达39℃~40℃。如在发病前患者曾接受过经腹或经阴道进行的子宫全切术,或手术小但损伤阴道上端、宫颈及子宫侧壁时,则所引起的炎症往往是盆腔结缔组织炎。如已形成脓肿,除发热、下腹痛外,常见有直肠、膀胱压迫症状,如便意感、排便痛、恶心、呕吐及排尿痛等。在发病初期做妇科检查,显示子宫一侧或双侧有明显压痛及边界不明显增厚感,增厚可达盆壁,子宫略大,活动性差,触痛。如已形成脓肿或合并有子宫附件炎时,则因脓肿向下流入子宫后方,在阴道后穹隆常可触及较软的包块,且触痛明显。如果患者在子宫切除术后发病,则有时可在阴道缝合处见少许脓性或脓血性渗出物,这种情况提示阴道周围组织已发生感染。

4.诊断

根据病史、临床症状及妇科检查所见,诊断不难,但有时需与以下疾病进行鉴别。

(1)输卵管妊娠破裂:有停经史、阴道少量出血、下腹痛突然发生,面色苍白,急性病容,腹部有腹膜刺激症状,尿 hCG(+),后穹隆穿刺为不凝血。

(2)卵巢囊肿蒂扭转:突发一侧下腹痛,有或无卵巢肿瘤史,有单侧腹膜刺激症状,触痛明显,尤其在患侧子宫角部,妇科检查子宫一侧触及肿物并有触痛。

(3)急性阑尾炎:疼痛缓慢发生,常有转移性右下腹部疼痛,麦氏点触痛明显。

5.治疗

急性盆腔结缔组织炎的治疗主要依靠抗生素,所用药物一般与治疗急性输卵管卵巢炎者相同。诊断及时,用药得当,一般均可避免脓肿的形成或炎症的进一步扩散。

(1)抗生素治疗:可用广谱抗生素,如青霉素、氨基糖苷类抗生素、林可霉素、克林霉素、多西环素及甲硝唑等。待做抗菌敏感试验后,改用敏感的抗生素。如在用抗生素治疗的过程中,患者高热不退,则除应改变所用药物外,尚应考虑有无隐匿脓肿(如肾周围脓肿)和(或)盆腔血栓性静脉炎的可能,从而给予相应处理。

(2)腹腔镜治疗:患者病情比较复杂,怀疑有脓肿形成;或者经药物治疗72小时,不但无效,病情反而加重;或者盆腔炎反复、多次发作;或者疑有脓肿破裂,与阑尾炎无法鉴别等情况均可使用腹腔镜探查术进行诊断与治疗。

腹腔镜探查时,首先要确定病变最严重的部位,以判断病情。取盆腔内渗出物或脓液送细菌培养加药敏试验,有助于术后选用抗生素。腹腔镜探查术在以前是一种单纯的诊断措施,但最近几年,使用腹腔镜冲洗术治疗盆腔炎性疾病,不仅可以大大缩短抗生素使用时间,而且可以防止术后盆腔脏器粘连。在急性期,尤其是使用了几天抗生素的患者,脏器之间的粘连一般都不是很致密,使用钝性拨棒可以将绝大多数粘连分离开来。由于腹腔镜手术对腹腔脏器的损伤小,术后发生严重粘连的病例较少。在腹腔镜术中,有的患者由于病程长,下腹部腹壁与肠管之间会有粘连,应警惕在进行侧孔穿刺时伤及肠管。应掌握手术指征。

(3)手术治疗:手术治疗盆腔炎性疾病,往往弊大于利,因此在绝大多数情况下,不宜轻易采用手术治疗,以免炎症扩散或出血,且术后容易形成严重的肠粘连、输卵管粘连或导致慢性腹痛等。但有些情况需做以下处理。

①宫腔内残留组织及阴道出血时,首先应积极消炎。如果无效或出血较多,应在用药控制感染的同时,用卵圆钳小心谨慎地清除宫腔的内容物,避免做刮宫术。②子宫穿孔时如无肠管损伤,可不必剖腹修补。③宫腔积脓时,应扩张宫口,使脓液引流通畅。④有 IUD 时应及时取出。⑤有明显脓肿形成,或怀疑有脓肿破裂,或与外科疾病无法鉴别等,应及时进行外科手术探查,切除病变器官,进行引流。

(二)慢性盆腔结缔组织炎

慢性盆腔结缔组织炎多由急性盆腔结缔组织炎治疗不彻底,或患者体质较差,炎症迁延形成。

1.病因与病理

宫颈淋巴管直接与宫旁结缔组织相通,故慢性盆腔结缔组织炎常继发于较严重的慢性宫颈炎,也常是宫颈癌的并发症之一。此症也可能由急性阶段治疗不彻底所致,因此病原体可能尚存活于病灶之中。

本病的病理变化在急性期以充血、水肿为主,成为慢性炎症后,则以纤维组织增生为主,逐渐使结缔组织变为较坚硬的瘢痕组织,与盆壁相连,甚至可使盆腔内出现"冰冻骨盆"的状态。子宫固定不能活动,或活动度受限制,子宫常偏于患侧的盆腔结缔组织。

2.临床表现

轻度慢性盆腔结缔组织炎可无症状,偶于身体劳累时有腰痛和下腹坠痛感。性交痛是此症的常见症状,这是由于盆腔内结缔组织所处的位置较低,易受到刺激。妇科检查显示子宫多呈后倾屈曲,三合诊时触及宫骶韧带增粗呈条索状,触痛,双侧宫旁组织肥厚。触痛如为一侧者,则可触及子宫移位,偏于患侧,如已形成冰冻骨盆,则子宫可以完全固定。

3.诊断与鉴别诊断

根据有急性盆腔结缔组织炎史、临床症状与妇科检查,该病诊断不难,但需与子宫内膜异位症、结核性盆腔炎、卵巢癌以及陈旧性宫外孕等相鉴别。

(1)子宫内膜异位症:多有痛经史,妇科检查可能触到子宫旁有结节,或子宫两侧有包块。B 超及腹腔镜检查有助于诊断。

(2)结核性盆腔炎:多有其他脏器的结核史,腹痛常为持续性,偶有闭经史,常有子宫内膜结核、腹胀,偶有腹部包块。X 线检查下腹部可见有钙化灶,包块位置较慢性盆腔结缔组织炎高。

(3)卵巢癌:包块为实质性,表面不规则,常有腹水。患者一般健康状态较差。晚期癌也有下腹痛,与慢性盆腔结缔组织炎不同,诊断有时困难,腹腔镜检查及病理活体组织检查有助于诊断。

(4)陈旧性宫外孕:多有闭经史及不规则阴道出血,腹痛偏于患侧,妇科检查子宫旁有粘连的包块,触痛,腹腔镜检查有助于诊断。

4.治疗

慢性盆腔结缔组织炎往往继发于慢性宫颈炎,故应对后者进行积极治疗。对慢性盆腔结缔组织炎可用物理治疗,以减轻疼痛。抗生素与物理治疗合用效果较好,但不能长期使用。慢性盆腔结缔组织炎经治疗后症状可减轻,但容易复发,尤其在月经期后、性交后以及体力劳动后,因此应做好解释工作,使患者配合治疗。

第 **5** 章

妊娠滋养细胞疾病

第1节 葡萄胎

葡萄胎又称水疱状胎块,是最常见的妊娠滋养细胞疾病(GTD),我国的发病率约为1/1200 次妊娠。葡萄胎包括完全性葡萄胎(CHM)和部分性葡萄胎(PHM)两类。在 CHM 中,妊娠产物完全被状如葡萄,弥漫增生水肿的绒毛组织取代,无胎儿及其附属组织。PHM 有可辨认的胚胎结构,仅部分绒毛水肿和滋养细胞增生。

一、病理分类和遗传分类

传统病理学根据葡萄胎的大体形态及组织学特征,将其分为 CHM 和 PHM。两者在临床表现、细胞核型、组织学表现、生物学行为及预后等方面有很大差异,已将其归为两种不同的疾病。随着遗传学技术的发展和应用,人们对葡萄胎有了进一步的认识,发现其遗传物质有单纯来自父方和来自父母双方的情况,从而将葡萄胎在遗传学上分为两种不同的类型。

1.单纯父源型葡萄胎(AnCHM)

从胚胎起源上,CHM 来自空卵受精,表现为双倍体的孤雄或双雄起源,其遗传物质完全来自父方,缺少母亲来源的遗传信息,因此大多数 CHM 在遗传学上为单纯父源型。

2.双亲来源型葡萄胎(BiCHM)

约 10% CHM 遗传学检测为来自父母双方型,其组织学特征与 AnCHM 相似,但常表现为家族性或重复性葡萄胎,且发展为持续性滋养细胞疾病的概率高于 AnCHM。BiCHM 发生的分子机制研究是近年来 GTD 研究的热点之一,目前认为该类葡萄胎的发生与母系印迹基因的破坏有关。PHM 的染色体核型为三倍体,为单倍体卵子双精子受精后起源,遗传物质来自父母双方。但国内外学者曾报道,常规病理诊断为 PHM 的病例中有 20%~40% 为雄性起源,缺少母体遗传物质。

区分 CHM 和 PHM 的意义在于两者临床恶变率有明显差异。CHM 的恶变率接近 20%,而 PHM 的恶变率仅约为 2%。同样,遗传学类型不同,恶变概率也不同。研究结果显示,恶变病例的遗传学分类大多为完全父方来源。

二、临床症状及体征

葡萄胎患者可表现为闭经、阴道出血、腹痛、子宫增大超过实际妊娠周及妊娠中毒症状,包括严重的妊娠呕吐、妊娠高血压甚至子痫、感染、贫血、甲状腺功能亢进及黄素囊肿等。近几年来,随着对葡萄胎认识的加深和诊断技术的提高,尤其是血 hCG 测定及盆腔超声的广泛应用,对葡萄胎的诊断时间大为提前。

三、诊断

凡停经后有不规则阴道出血、腹痛、妊娠呕吐严重且出现时间较早,体格检查示子宫大于停经月份、变软,子宫在妊娠 5 个月大时尚不能触及胎体,不能听到胎心,无胎动,应怀疑发生葡萄胎。较早出现子痫前期、子痫征象,尤其是在妊娠 28 周前出现子痫前期、双侧卵巢囊肿及甲状腺功能亢进征象,均支持葡萄胎的诊断。如在阴道排出物中见到葡萄样水疱组织,诊断基本成立。确诊仍需靠病理组织学,而超声和 hCG 水平测定已成为早期诊断葡萄胎的主要手段。

(一)超声诊断

超声检查是诊断葡萄胎的重要方法,典型葡萄胎有其独特的声像,表现为子宫增大,宫腔内充满低到中等强度、大小不等的点状回声、团状回声,呈落雪状或蜂窝状改变,其间夹杂多个大小不一散在的类圆形无回声区。采用局部放大技术观察,可见宫腔内蜂窝状无回声区充满了彩色血流信号。PHM 宫腔内可见由水疱状胎块引起的超声图像改变及胎儿或羊膜腔,胎儿常合并畸形。超声对 CHM 的诊断率可达 90% 以上,对 PHM 的诊断率接近 80%,还可以发现正常宫内孕与葡萄胎共存的情况。超声可在葡萄胎清宫后确诊有无残留,结合彩色多普勒血流显像对葡萄胎恶变进行早期预测和诊断,对病变致子宫穿孔、病变侵及血管等情况方面也有重要提示作用。

采用经阴道探头的彩色多普勒超声检查,结合 hCG 测定,在妊娠 8 周即可做出葡萄胎的诊断。但一般情况下,在妊娠 9 周前仅依据超声做出葡萄胎的诊断并不容易,尤其是鉴别 PHM 与胚胎停育、稽留流产、不全流产等时。

近年来,三维超声逐渐开始在临床应用,与传统的二维超声相比,其可使葡萄胎的表面结构与内部结构得以立体显示,可提供二维超声图像无法提供的病灶立体形态信息,丰富了诊断信息,使检查医师更易判断。特别是其可比二维超声更清晰地显示病灶区与正常子宫肌层组织的分界,有助于更精确地判断病灶是否有侵蚀或侵蚀范围。

(二)hCG 的测定

葡萄胎时滋养细胞高度增生,产生大量 hCG,血清中 hCG 滴度通常高于相应妊娠周的正常妊娠值,且在停经 8~10 周或以后,随着子宫增大,数值仍继续上升,利用这种差别可进行辅助诊断。葡萄胎时血 hCG 多在 $20×10^9U/L$ 以上,最高可达 $24×10^9U/L$,且持续不降。但在正常妊娠血 hCG 处于峰值时,与葡萄胎可有较大范围的交叉,较难鉴别,可根据动态变化或结合超声检查做出诊断。也有少数葡萄胎,尤其是 PHM,因绒毛退行性变,hCG 升高不明显。

(三)组织学诊断

组织学诊断是葡萄胎最重要和最终的诊断方法,葡萄胎每次刮宫的刮出物必须送组织学检查。

1.CHM 组织学特征

巨检示绒毛膜绒毛弥漫性水肿,形成大小不等的簇状圆形水疱,其间由纤细的索带相连成串,形如葡萄,看不到胎儿结构。对于直径在 2mm 以下、肉眼不易发现的水疱状胎块,称为"镜下葡萄胎",此时诊断应慎重,需与流产变性相鉴别。其镜下基本病理改变是绒毛间质水肿,中心液化池形成,血管消失或极稀少,滋养细胞呈不同程度的增生。滋养细胞增生是诊断的必要依据,突出表现为滋养细胞增生的活跃性、弥漫性,失去极向、异型性和双细胞混杂性。一般建议如无明显的滋养细胞增生,应称为"水疱状退行性变"而不应被划入葡萄胎的范围。

2.PHM 组织学特征

通常仅部分绒毛呈水疱状,散布于肉眼观察为大致正常的胎盘组织中,有时需仔细检查方能发现。绒毛和水疱可以不同的比例混杂,且常可伴胚胎或胎儿(12%~59%)。镜检示绒毛水肿,与正常大小的绒毛混合存在。前者水肿过程形成缓慢,会导致绒毛外形极不规则,伴有中央池形成,但量不多。滋养细胞增生程度不如 CHM 明显,多以合体滋养细胞增生为主。在水肿间质可见血管及红细胞,这是胎儿存在的重要证据。

PHM 临床表现不特异,故其诊断主要依靠病理诊断。值得注意的是,在术前诊断为不全流产、过期流产等病例中,2.3%的标本术后病理提示为 PHM,而术后诊断为 CHM 的仅占 0.43%。对于诊断不明或困难的标本可以酌情做细胞核型分析。

3.早期葡萄胎的病理诊断

妊娠周超过 12 周的 CHM,其绒毛水肿明显,伴滋养细胞增生和细胞异型性,且无胚胎或胎儿组织,因此和 PHM 的鉴别相对容易。由于葡萄胎早期诊断与治疗的实施,病理学检查也出现了相应变化。有研究表明,在 20 世纪 80 年代之前,80% 的葡萄胎病理表现为绒毛明显水肿、中心池形成和滋养细胞片状增生。而近 10 年来,出现该典型组织学改变者不到 40%。很多葡萄胎患者在妊娠 12 周前就可得到初步诊断,甚至有人提出了非常早期葡萄胎的概念(6~11 周)。此时,由于组织学特点还未发展到典型阶段,绒毛水肿、滋养细胞增生和异型性等都不明显,且临床表现不特异,早期葡萄胎在病理上与 PHM 较难鉴别。同时有文献报道,某些葡萄胎可以被早期诊断和处理,但其恶变率并未较晚发现者降低。因此,这种早期葡萄胎的恶变与病变的生物学行为有关,而与妊娠周无关,及早发现病变的组织学类型非常重要。细胞核型分析在鉴别诊断上有一定帮助,但由于 CHM 和 PHM 的细胞核型多样且存在交叉(CHM 也有三倍体,PHM 也可能有二倍体),其多样性并未被完全认识,故其意义待肯定。

4.流式细胞 DNA 测定及 DNA 指纹技术

由于葡萄胎诊断的不断提前,出现典型病理变化者尚不足 40%,大多数葡萄胎可表现为不典型的临床和形态学改变,因此容易将其误诊为 PHM 和流产。在这种情况下,染色体核型检查有助于鉴别诊断。CHM 的染色体核型为二倍体,PHM 为三倍体。利用 DNA 指纹技术对葡萄胎的遗传物质亲体来源进行鉴别, 区别双亲来源和单纯父亲来源, 有助于鉴别CHM、PHM 及流产等。但目前,该技术在临床上尚不能广泛开展。

5.葡萄胎的鉴别诊断

超声技术及 hCG 定量测量的普及使葡萄胎的诊断水平得以提高, 但临床上对某些病例的诊断仍有一些困难。CHM 的诊断相对容易,而 PHM 经常被误诊或漏诊。

(1)葡萄胎,尤其是 PHM 和流产的鉴别:葡萄胎具有潜在恶变性,其与流产的处理,尤其是随访及预后截然不同,故鉴别诊断十分重要。葡萄胎与流产均可表现为停经和阴道出血,但葡萄胎患者子宫增大不明显,无明显的黄素化囊肿,有妊娠剧吐及妊高征等临床表现时,临床及超声诊断均有一定困难。对暂不能确诊的患者,应进行血 hCG 的动态分析。理论上认为,hCG 值高于正常妊娠水平应首先考虑是葡萄胎,低于正常则考虑是流产。但在实际工作中,两者 hCG 水平交叉的情况并不少见,PHM 血 hCG 可能并不十分高,而自然流产时间较短的患者的血 hCG 也尚未降至正常, 对于这两者之间的血 hCG 值上是否具有明显差异,目前国内无相关报道。因此,强调应对所有自然流产或过期流产的标本进行仔细检查及病理学分析。有时,过期流产标本合并胎盘水肿、变性,病理医师也难以判断时,可借助流式细胞学及染色体核型等手段加以鉴别。

(2)葡萄胎与妊娠合并子宫肌瘤变性的鉴别:子宫肌瘤为雌激素依赖性肿瘤,在妊娠期生长迅速。肌瘤体积增加,常会引起瘤内供血不足,造成间质液化,形成大小不等的囊腔。超声下可见变性的肌瘤壁包膜回声部分欠规则,其内可见多个不规则液区,极似葡萄胎。如肌瘤体积较大,同时可表现出子宫增大明显大于妊娠周、血 hCG 升高等,易与葡萄胎混淆,尤其是伴胚胎发育不良、超声未能探及胎心时更不易鉴别。彩色多普勒血流、hCG 水平对两者的鉴别有一定帮助。

文献中还有一些少见的误诊病例,如表现为绝经后出血的葡萄胎被误诊为子宫内膜癌,葡萄胎被误诊为异位妊娠等。相对于这些疾病来说,葡萄胎的发病率相对较低,典型症状减少。因此,提高临床医师及相关辅诊医师,尤其是超声医师对这一疾病的认识,增强识别能力,是及时发现葡萄胎、及时治疗的关键之一。

四、治疗

1.清宫

葡萄胎诊断一旦成立,应及时进行清宫。清宫前应首先由有经验的医师对患者的一般状况和疾病进展做出评估,做好输液、输血准备。一般选用吸刮术,充分扩张宫颈管,选用大号吸管,待葡萄胎组织大部分吸出,子宫明显缩小后,改用刮匙轻柔刮宫。即使子宫增大至妊娠 6 个月大,仍可选用吸刮术。葡萄胎子宫大且软,清宫出血较多,也易穿孔。为减少出血和预防子宫穿孔,可在术中静脉滴注缩宫素。缩宫素可能会把滋养细胞压入子宫壁血窦,导致肺栓塞和转移,所以缩宫素一般在充分扩张宫颈管和开始吸宫后使用。

以往多主张清宫 2 次,过多的吸刮不但损伤大、出血多、易发生感染,且对以后的妊娠不利。同时多次清宫可能会使子宫内膜的血管内皮和基底膜受损,致使葡萄胎组织易于穿越屏障侵及子宫肌层及血管,促使侵蚀性葡萄胎的发生。因此目前一般不主张常规二次刮宫,子宫小于妊娠 12 周者可一次刮净,子宫大于妊娠 12 周或术中感到一次刮净有困难时,于 1 周后行第二次刮宫。葡萄胎每次刮宫的刮出物,必须送组织学病理检查。

清宫过程中最常见的并发症是阴道大量出血,因此葡萄胎清宫前应充分备血。如能迅速清除病变组织,子宫收缩后一般出血会明显减少。有时出血难以控制,可选择子宫动脉栓塞止血,从而保留生育能力,必要时需切除子宫。在清宫过程中,有极少数患者会因子宫过度增大、缩宫素使用不当等,致大量滋养细胞进入子宫血窦,并随血流进入肺动脉,发生肺栓塞,轻者出现胸闷、憋气、呼吸困难、晕厥,重者可出现急性呼吸窘迫、右心衰竭甚至猝死。因此,对子宫异常增大,尤其是超过妊娠 16 周的患者,应在有抢救设施及心肺复苏条件下进行清宫。清宫中如出现可疑症状,应警惕肺栓塞,及时给予对症治疗。

2.并发症的处理

目前葡萄胎诊断较早,处理及时,有严重并发症的情况逐渐少见。卵巢黄素化囊肿在葡萄胎排出后,大多可自然消退,无须特殊处理。如囊肿较大、持续不消失或影响 hCG 下降,可考虑超声引导下经后穹隆或腹壁穿刺。葡萄胎清宫后黄素囊肿扭转的报道较多,如腹痛短时间内无法缓解,应积极手术探查,避免卵巢缺血坏死。随着腔镜技术的普及,腹腔镜下进行囊液抽吸、复位已成为重要的处理手段。

良性葡萄胎患者发生自发性子宫破裂的情况很少见,清宫术中因子宫大,宫颈口一般较松弛,故由手术导致穿孔者也并不多见。但葡萄胎患者出现内出血症状及体征时,仍应考虑有子宫穿孔的可能。子宫穿孔大多可通过剖腹探查或腹腔镜进行修补,如无生育要求,可行子宫切除。对行子宫切除的患者应警惕滋养细胞肿瘤的可能。

3.术后随诊

葡萄胎排出后有恶变的可能,因此随诊在葡萄胎术后的监测中非常重要。随诊时应积极改善一般状况,及时治疗贫血和感染等,了解月经是否规则,有无异常阴道出血,有无咳嗽、咯血及其他转移症状。患者还应定期做妇科检查、超声、X 线胸片或 CT 检查。hCG 是葡萄胎术后监测中的最重要内容。一般要求术后每周测定 hCG 1 次,连续 2 周正常后继续每月监测,持续 6 个月;然后 2 个月复查 1 次,持续 6 个月。随访时 hCG 的敏感度应≤2U/L,且需同时检测 hCG 分子的不同亚单位。hCG 是滋养细胞敏感而特异的标志物,可及时发现葡萄胎残留或恶变,但如前所述,少数病例有假阳性或假阴性可能。当随诊过程中 hCG 测量值与临床表现或其他检查结果不相符时,应积极寻找原因。

许多患者因距医院较远或费用等原因未能完成随访,有些患者,特别是 35 岁以上者往往急于尝试再次妊娠,因此对过长时间随访的依从性不高。目前对术后随访时间的要求有逐渐缩短的趋势,研究表明缩短 hCG 随访时间是合理而安全的,如果 hCG 自发降至 5U/L 以下,不会发生持续性滋养细胞疾病。一项对 6701 例葡萄胎患者随诊 2 年的回顾分析显示,在 422 例进展为持续性滋养细胞疾病的患者中,98%(412 例)的患者都是在清宫后 6 个月内进展为持续性病变。因此,无论是 CHM 还是 PHM,进行短期随访是很有必要的,但理论上 97%的患者的 hCG 随访时间可以缩短。若在完成随访前发生妊娠,通常结局良好。葡萄胎患者术后应采取有效的避孕措施,目前认为阴茎套、口服避孕药和宫内节育器均是安全的,不会引起恶变或子宫穿孔。

hCG 下降速度及曲线对随诊及等待妊娠时间有一定指导意义。若 hCG 呈对数性下降,则随访 6 个月后即可妊娠;若葡萄胎清宫后 hCG 呈缓慢下降,则需等待更长的时间才可妊娠。且下次妊娠时应在妊娠早期做超声检查检测 hCG,以确保其在正常范围内,妊娠结束后亦应随访 hCG 直至恢复至正常水平。同时应注意,即使有了一次正常妊娠分娩,仍不能排除葡萄胎发生恶变的可能。

在葡萄胎清宫后的随诊过程中,如 hCG 下降不满意,应注意是否有葡萄胎残留。葡萄胎排出不净可使子宫持续出血,血或尿内 hCG 持续呈阳性。超声对葡萄胎残留有较好的提示。如有葡萄胎残留,应再次刮宫,hCG 多可迅速降至正常,一般无严重后果。持续性葡萄胎目前尚无明确的定义,一般指葡萄胎清宫后 3 个月 hCG 仍为阳性,且除外葡萄胎残留。部分持续性葡萄胎经过一段时间后可自行转为正常,但多数在不久后即出现 hCG 上升,子宫、肺或阴道等部位出现可测量病灶,即可确定已发生恶变。

4.恶变

葡萄胎为良性疾病,清宫后大多预后良好,经随诊可达到临床治愈,但有部分患者会进展为恶性滋养细胞肿瘤。在恶变的患者中,70%~90%为侵蚀性葡萄胎,10%~30%为绒癌。不同地区恶变率有所差异,可能与各地诊断标准不同有关。我国目前主要参照下面的标准,即葡萄胎组织清除干净后,hCG持续8~10周仍为阳性,下降缓慢或上升,排除残留后即可考虑恶变。对于葡萄胎后滋养细胞肿瘤的诊断,血清hCG水平是主要的诊断依据,影像学证据不是必需的。

既往葡萄胎的随诊采取尿hCG半定量测定,现已改为血清hCG的定量测定,敏感性大大提高,既往尿hCG测不到时,现在血清hCG已是阳性,而诊断标准并没有大的变化,即8~10周hCG未降至正常即诊断为恶变,故恶变率会有所升高。以前普遍采用X线胸片评价肺转移,有一些恶变患者可能因此而漏诊。而目前多采用肺CT评价有无肺转移,肺部小的转移病灶都可以被及时发现,这可能也是恶变率上升的原因之一。

五、葡萄胎恶变高危患者的识别及处理

约20%的葡萄胎将进展为滋养细胞肿瘤。目前,恶性滋养细胞肿瘤的治疗已有成熟有效的方案,预后也大为改善,但恶变患者仍面临肿瘤无法治愈及复发的情况,从而引起致命性出血、化疗毒性反应甚至死亡等威胁,这也会使患者承受巨大的心理及经济负担。因此,预防葡萄胎恶变对改善葡萄胎整体预后,减少恶性滋养细胞肿瘤的发生具有重要意义。

(一)预防性化疗的利弊

化疗是预防葡萄胎恶变的有效方法,预防性化疗能降低高危型葡萄胎恶变的概率。据文献报道,有高危因素的患者采用预防性化疗后,恶变率从47%降至14%。在高危型患者中,50%~70%的恶变可经预防性化疗预防,但预防性化疗不能减少低危患者的恶变。化疗对进展为滋养细胞肿瘤的患者的预后没有影响,但可减少恶变后治疗的费用。

另一方面,化疗有风险,葡萄胎恶变率为5%~20%,不应为防止约20%的患者恶变,而使80%无恶变患者也承受化疗的痛苦和危险。同时,预防性化疗并不能彻底预防恶变,反而会造成一种安全的假象,从而使随访不够充分。也有研究认为化疗有一些不可避免的不良反应,经预防性化疗的患者恶变后可能需要更多疗程的化疗,且预防性化疗后仍需要随访。同时,预防性化疗并不能改善低危患者的预后。因此,目前在许多医疗机构并不常规采用预防性化疗,其仅适用于具有高危因素及无随诊条件者。PHM恶变概率仅为4%,一般不发生转移,因此一般不做预防性化疗。

(二)高危患者的识别

葡萄胎的恶变机制目前尚不清楚,目前预测葡萄胎恶变的因素都是从大量临床或实验室资料分析的基础上总结而来的。目前较明确的高危因素如下。

(1)年龄>40 岁。

(2)子宫明显大于妊娠周 4 周以上。

(3)重复性葡萄胎。

(4)术前 hCG 值异常增高(>1×10⁹U/L)。

(5)小水疱(直径<2mm)为主的葡萄胎。

(6)二次刮宫后滋养细胞仍高度增生。

(7)卵巢黄素化囊肿直径>6cm。

(三)预防性化疗方法

实施预防性化疗的时间一般为葡萄胎清宫前 2~3 天或清宫时,最迟在刮宫次日。曾有报道称,经预防性化疗后再发生持续性葡萄胎的患者,其后续治疗需要更多疗程,预防性化疗组为(2.5±0.5)个疗程,而对照组为(1.4±0.5)个疗程,且有统计学差异,这提示预防性化疗有增加肿瘤对化疗药物耐药性的可能。因此,为尽量减少药物毒性反应和耐药性,一般采用单一药物方案,用量与治疗剂量相同。

国内常选择氟尿嘧啶(5-FU)或放线菌素 D(KSM),而国外常用 MTX/四氢叶酸或放线菌素 D(ACTD)。疗程数尚不确定,多数建议化疗直至 hCG 转阴,无须巩固治疗,但也有报道称仅行单疗程化疗依然有效。

六、几种特殊类型的葡萄胎

(一)家族性复发性葡萄胎

大多数葡萄胎是散发的,但也有家族性复发性葡萄胎(FRM)。FRM 是指一个家族中有 2 个或 2 个以上成员反复发生 2 次或 2 次以上葡萄胎。FRM 的发生十分罕见,很难估计其确切的发生率。从遗传学角度来看,几乎所有 FRM 均为 BiCHM,即双亲来源 CHM。

1.临床特点

一般的非家族性葡萄胎患者复发率约为 1.8%,98%的患者在一次葡萄胎后可以有正常妊娠,产科结果无明显差异。而 FRM 患者再次发生葡萄胎的概率比一般葡萄胎患者高得多,常发生 3 次以上甚至多达 9 次的葡萄胎,并可发生多次自然流产,这些流产因未行病理诊断,尚难排除葡萄胎的可能。家族中受影响的女性往往很少甚至没有正常的妊娠,很难获取正常活胎。FRM 患者的恶变率也高于无家族史的葡萄胎患者。

2.发病机制

几项关于 FRM 的研究表明，所有葡萄胎组织均为 BiCHM，即遗传物质为双亲来源。BiCHM 的确切发病机制尚不清楚，目前的观点推测与基因印迹有关，是由某个等位基因的双重表达，即印迹紊乱所致。有些女性患者与两个不同的性伴侣均发生 BiCHM，故考虑 BiCHM 的根本性发病原因可能并不是葡萄胎组织中的基因缺陷，而是妊娠女性体内的某些基因缺陷，导致卵子中的母系基因印迹无法建立和维持。目前研究证实，FRM 为常染色体隐性遗传病，缺陷基因定位在 19q13.3~13.4 染色体。

3.预防

既往有人希望通过胞质内精子注射的方法来预防 FRM 的发生，其机制如下：先采用单精子注射，从技术上排除了双精子受精，能预防双雄三体的 PHM 和双精子受精导致的 AnCHM；再在植入前进行基因诊断，选择男性胚胎，能预防单精子受精后自身复制导致的 AnCHM。目前，预防重复性葡萄胎的方法仅适用于复发性 PHM 及 AnCHM 者，而对复发性 BiCHM 者并不可行。预防复发性 BiCHM，患者可接受基因治疗，但这种治疗方法目前还处于试验阶段，疗效尚不确定。

(二)葡萄胎与正常妊娠共存

葡萄胎与正常妊娠共存是一种罕见的病例，其发生率为 1/100 000~1/20 000。葡萄胎同时伴活胎妊娠有 3 种可能：双胎妊娠，一胎为 CHM，另一胎为正常活胎；单胎妊娠，PHM 伴活胎；双胎妊娠，一胎为 PHM 伴活胎，另一胎为正常妊娠。其中以双胎之一为 CHM，另一胎正常最为常见。自然妊娠和辅助生育技术均有发生葡萄胎与胎儿共存的情况，20 世纪 90 年代助孕技术诞生后，发生的病例逐渐增多。葡萄胎与正常妊娠共存，增加了诊断和处理的难度。在早妊娠期结合血 hCG 明显升高的情况及超声影像检查，多能做出葡萄胎的诊断，但有时难以区分是 PHM 还是双胎之一为 CHM。70%的病例经超声检查可诊断。遗传学检查，如染色体分析、DNA 倍体分析、DNA 指纹等技术可鉴别葡萄胎和胎儿的染色体核型及遗传物质来源(单纯父源性或父母双方来源)，有助于诊断 PHM 和二倍体胎儿共存的情况。

葡萄胎与正常妊娠共存时，葡萄胎引起的内分泌紊乱及子宫明显增大等原因，会使母体并发症增加，如阴道出血、严重的子痫前期、甲状腺功能亢进、前置胎盘、自然流产或早产等。20%可获取活胎，但能够到足月妊娠的很少，结束妊娠的原因包括妊娠并发症、突然发生的胎死宫内、羊水过少、进展为妊娠滋养细胞肿瘤，以及发生他处转移等。存活的胎儿尚未有存在出生缺陷的报道，但国外学者对妊娠至 27 周、30 周、35 周的 3 例患者的正常胎儿胎盘进行病理检查时发现，3 个胎盘均有绒毛膜板血管栓塞、钙化、无血管等现象。双胎妊娠合并葡萄胎的恶变率明显增加，文献报道恶变率均在 50%以上，而单纯性葡萄胎的恶变率在 20%以下。但对于治疗反应，双胎妊娠合并葡萄胎恶变与普通葡萄胎恶变相似，均能达到治愈或完全缓解,目前报道中尚未见死亡病例。

目前的资料显示,发生恶变与妊娠女性的年龄、孕产次、葡萄胎清除时的妊娠周等无明确相关性;发生严重子痫前期等妊娠并发症的恶变患者比例较大,可能对预后是一个提示。另一个系列报道分析了未获取活胎组和获取活胎组发生恶性滋养细胞疾病的情况,两组妊娠周分别持续到 18.6 周和 33.0 周,未获取活胎组基础 hCG 水平更高,子宫大小与妊娠周的差异更大,恶变率更高,为 68.4%,而获取活胎组恶变率为 28.6%。其原因可能是葡萄胎增长缓慢时才能保证胎儿的发育生长。

由于例数极少,关于这种情况如何进行产前处理的资料有限。妊娠早期发现的病例,可直接行清宫术;妊娠中晚期的患者,需在胎儿排出后行清宫。实际上,很大一部分葡萄胎可以和一个正常的健康胎儿并存,并且可以获得良好的妊娠结果。如果胎儿核型与发育正常,妊娠过程中监测葡萄胎的体积变化不大,血清 β-hCG 水平无上升趋势,产科并发症控制满意,多可获得较好的妊娠结果。因此,对有强烈生育要求的患者,应行羊水穿刺或绒毛活检等产前诊断,明确是否有染色体异常,超声检查胎儿有无异常,在严密监护下继续妊娠。但必须向妊娠女性强调有可能会发生阴道出血、早产、子痫前期、甲状腺功能亢进、肺水肿和葡萄胎恶变等情况。葡萄胎清除后应密切随诊,出现 hCG 缓慢下降或反升时,应及时化疗。化疗方案与通常情况下的葡萄胎类似,文献报道大多为单药方案。

(三)异位葡萄胎

顾名思义,异位葡萄胎指葡萄胎着床在子宫腔以外的部位,符合葡萄胎的病理及遗传学改变,是良性病变,但由于异位的部位与子宫之间存在解剖学上的差异,其临床表现和病理特征与普通葡萄胎或异位妊娠不同。由于病例罕见,确诊困难,本病大多为个案报道,很难统计其确切发病率。在本病中,CHM 及 PHM 均有报道,但很多病例已无法进行分类。

1.临床特点及表现

异位葡萄胎患者可伴有异位妊娠常见的高危因素,葡萄胎发生的部位与异位妊娠常见的部位相似,可发生于输卵管、子宫角、卵巢、残角子宫、宫颈和阔韧带等部位。根据异位葡萄胎部位的不同,临床表现也有所差异:异位在输卵管、卵巢者可表现为停经、腹痛及不规则阴道出血,部分患者可有明显的早孕反应,较早发生破裂,常导致严重的内出血;在盆腔、腹腔及阔韧带等少见部位的异位葡萄胎可在较为宽阔的盆腔、腹腔表面着床、发育,症状隐蔽,不易被较早诊断,对患者的危害可能更大。异位葡萄胎因种植部位薄弱,发生肌层、浆膜层甚至远处浸润转移更早。异位葡萄胎的总恶变率尚不明确。

2.诊断

文献报道,子宫肌壁间、宫颈及剖宫产切口处的葡萄胎经超声、彩色多普勒血流显像、MRI 等辅助检查,是可以在手术前被及时发现的。而输卵管及腹腔内葡萄胎常会被误诊为其他疾病,大多在手术后确诊。一般异位妊娠患者血 β-hCG 水平多在 10 000U/L 以下,异位葡萄胎患者血 β-hCG 水平较一般异位妊娠明显升高。诊断性刮宫、腹腔镜检查及子宫碘油造影对于异位葡萄胎的诊断也具有一定意义。数字减影血管造影术对盆腹腔深部、不易被超声或腹腔镜等发现的病变,也具有独特的定位诊断作用。术后组织病理诊断是很多异位葡萄胎得以确诊的手段。

值得注意的是,文献报道的异位葡萄胎已很少,但一些研究者仍指出有过度诊断的问题。他们对 20 例怀疑为异位葡萄胎的患者的病理切片进行回顾并行 DNA 倍体分析,发现仅 3 例可确诊为早期 CHM,其他病例则是胎盘形成早期或水疱样流产的病理改变。这种情况类似于 PHM 与过期流产、水疱样流产容易混淆的情况。因此,在临床工作中,对疑似病例既要警惕异位葡萄胎的可能,又不能轻易下诊断,应结合病理和血 hCG,必要时结合遗传学手段来进行分辨。

3.治疗及预后

可根据葡萄胎的种植部位决定手术方式。对宫颈、子宫角及子宫肌壁间的葡萄胎,可在超声或腹腔镜引导下行葡萄胎清除术,已有成功的报道。输卵管等部位的葡萄胎常会在确诊前破裂、出血,患者多行急诊手术,如术中大体标本见水疱样组织,可行输卵管切除术。其他部位的行病灶切除。对难以手术的病例,可静脉给药,行正规、足量的化疗,待滋养细胞受到抑制,病灶局限后再行手术。值得注意的是,随着微创手术概念的普及,保守性手术的不断增加对异位葡萄胎诊断和治疗结果的影响仍未知。

(四)转移性葡萄胎

转移性葡萄胎是指子宫内的葡萄胎病变被清除后,hCG 水平不变或升高,或发现子宫外的水疱状胎块有转移证据。侵蚀性葡萄胎也可出现远处转移,两者的界定有所交叉,不同的是,侵蚀性葡萄胎一般有子宫肌壁浸润证据,而转移性葡萄胎没有。

对葡萄胎伴有阴道或外阴转移的定性,即是否仍为良性病变,一直有所争议。一种观念认为,病灶局限在宫腔内的良性葡萄胎也可转移到肺或阴道,这种转移灶的转归,与病灶已侵入子宫肌层或穿入邻近组织的侵蚀性葡萄胎不同。一般转移灶小而少,血或尿的 hCG 滴度较低,清除葡萄胎后均能自然消退。其原理在于,阴道或外阴到子宫的静脉无瓣膜,子宫的静脉血容易向阴道或外阴部倒流,在这些部位形成出血性结节。这种结节被切开后,中央为含绒毛的血块,很少有活跃的滋养细胞,这种区域性转移又称为绒毛"放逐",绝大多数是良性的。

但也有观点认为,血行转移不一定发生在局部浸润以后,不少恶性葡萄胎或绒癌患者子宫无原发灶,同样可以发生全身广泛转移。因此,发现阴道或肺部转移就应按恶性葡萄胎处理,不应观察期待,以免延误患者的诊断和治疗。

第 2 节　侵蚀性葡萄胎和绒毛膜癌

一、侵蚀性葡萄胎

侵蚀性葡萄胎是指葡萄胎组织侵入子宫肌层或转移至子宫以外,因具恶性肿瘤行为而得名。

(一)病因

侵蚀性葡萄胎来自良性葡萄胎,多数在葡萄胎清除后 6 个月内发生。

(二)病理

大体可见水疱状物或血块,镜检时有绒毛结构,滋养细胞过度增生或不典型增生。

(三)检查与诊断

1.病史及临床表现

①阴道出血。葡萄胎清宫后半年内出现不规则阴道出血或月经恢复正常数月后又有不规则出血。②咯血。葡萄胎后出现痰中带血丝,应高度疑为肺转移。③腹痛及腹腔内出血。④宫旁肿块。

2.hCG 连续测定

葡萄胎清宫后 12 周以上 hCG 仍持续高于正常,或 hCG 降至正常水平后又上升。

3.B 超检查

子宫肌层有蜂窝样组织侵入。

4.X 线检查

若有肺部转移,胸片中于肺野外带常有浅淡半透明的小圆形结节,有助于诊断。

5.组织学诊断

葡萄胎侵入子宫肌层,或于宫外转移灶的组织切片中见到绒毛结构或绒毛退变痕迹可确诊。

(四)鉴别诊断

(1)异位妊娠。

(2)绒毛膜癌。

(3)残余葡萄胎。

(4)黄素囊肿。

(5)再次妊娠。

(五)治疗

侵蚀性葡萄胎的化疗同绒毛膜癌。

(六)疗效标准与预后

临床症状及转移灶消失,hCG 测定持续正常称为临床痊愈。临床痊愈后尚需巩固 1~2 个疗程。该病一般均能治愈,个别病例可死于脑转移。

(七)随访

痊愈后第 1 年每月随访 1 次,1 年后每 3 个月随访 1 次,持续至第 3 年,以后每年随访 1 次,至第 5 年,此后每 2 年随访 1 次。

二、绒毛膜癌

绒毛膜癌简称绒癌,是一种高度恶性肿瘤,其特点是滋养细胞失去了原来的绒毛结构而散在地侵入子宫肌层,或通过血行转移至其他部位。

(一)病因

绒癌继发于葡萄胎、流产或足月分娩后,少数可发生于异位妊娠后,但其真正发生原因尚不清楚,目前认为其可能与免疫异常密切相关。

(二)病理

肉眼观:子宫不规则增大、柔软,表面可见紫蓝色结节,剖视可见瘤体呈黯红色,常伴有出血、坏死及感染,质脆而软。镜下见增生的滋养细胞大片侵入子宫肌层及血管,排列紊乱,伴有大量出血和坏死,无一般癌肿所固有的结缔组织性间质细胞,也无固定血管或正常绒毛结构。

(三)检查与诊断

1.临床特点

流产、足月产后、异位妊娠以后出现不规则阴道出血等症状或转移灶,并有 hCG 升高,可诊断为绒癌;葡萄胎清宫后 1 年以上发病者,临床可诊断为绒癌;半年至 1 年内发病则有侵蚀性葡萄胎和绒癌的可能,需经组织学检查鉴别。

2.hCG 测定

一般葡萄胎清除后 84~100 天 β-hCG 可降至正常。人工流产和自然流产后分别约需 21 天和 9 天,个别可达 3 周。足月分娩后 12 天,异位妊娠后 8~9 天,个别可长达 5 周。若超过上述时间,hCG 仍持续在高值并有上升趋势,结合临床表现可诊断为绒癌。

3.声像学检查

B 超及彩超可辅助诊断绒癌。

4.X 线检查

肺转移患者胸片可见球样阴影,分布于两侧肺野,多在肺下叶,有时仅为单个转移病灶。

5.组织学诊断

手术标本或转移灶标本中若仅见大量滋养细胞及出血坏死,则可诊断为绒癌;若见到绒毛结构,可排除绒癌的诊断。

(四)治疗

治疗原则:以化疗为主,手术为辅。即使晚期广泛转移者仍可能获得痊愈。若已耐药,必要时可辅以手术切除病灶,应尽量保留年轻患者的生育功能。

1.化疗

(1)低危组通常用单药治疗,包括 5-FU、KSM 和 MTX。

1)5-FU 每天 28~30mg/kg,连用 10 天,静脉滴注,间隔 2 周。

2)KSM 每天 8~10μg/kg,连用 10 天,静脉滴注,间隔 2 周。

3)亚叶酸钙(CF)0.1~0.15mg/kg,肌内注射,隔天 1 次,共 4 次。

(2)中度危险宜用联合化疗:最常用的化疗方案为 5-FU+KSM 或 ACM 方案(ACTD、CTX、MTX)。

1)5-FU+KSM:5-FU 每天 26mg/kg,KSM 每天 6μg/kg,静脉滴注,共 8 天,间隔 3 周。

2)ACM 三联序贯:第 1、第 4、第 7、第 10、第 13 天,ACTD 400μg,静脉滴注。第 2、第 5、第 8、第 11、第 14 天,CTX 400mg,静脉注射。第 3、第 6、第 9、第 12、第 15 天,MTX 20mg,静脉注射。疗程间隔 2 周。

(3)高度危险或耐药病例用 EMA-CO 方案:第 1 天 VP16 100mg/m² +生理盐水 200mL 静脉滴注 30 分钟;KSM 0.5mg,静脉注射;MTX 100mg/m²,静脉注射;MTX 200mg/m²,静脉滴注 12 小时。第 2 天 VP16 100mg/m² +生理盐水 200mL,静脉滴注 30 分钟;KSM 0.5mg,静脉

注射;CF 15mg 在静脉注射 MTX 后 24 小时开始,肌内注射或静脉滴注,每 12 小时 1 次,共 2 次。第 8 天长春新碱(VCR)1mg/m²,静脉注射;CTX 600mg/m²+生理盐水 200mL,静脉滴注 1 小时。用药期间要碱化尿液,肾功能必须保持正常。若 CO 耐药,第 8 天可用 EP 代替,即 VP16 150mg/m²,顺铂(DDP)75mg/m²(需水化)。

2.手术

手术主要作为辅助治疗,在控制大出血等各种并发症、消除耐药病灶、减少肿瘤负荷和缩短化疗疗程等方面有一定作用,在一些特定情况下应用。

(1)对于大病灶、耐药病灶或病灶穿孔出血者,应在化疗的基础上实施手术。手术为全子宫切除术,生育年龄女性应保留卵巢。对于有生育要求的年轻女性,若血 hCG 水平不高、耐药病灶为单个及子宫外转移已控制,可考虑做病灶剜除术。

(2)肺叶切除术:对于多次化疗未能吸收的孤立耐药病灶,可考虑做肺叶切除。其指征为:①全身情况良好。②子宫原发病灶已控制。③无其他转移灶。④肺部转移灶孤立。⑤hCG 呈低水平,尽可能接近正常。此外,当 hCG 为阴性而肺部阴影持续存在时,应注意排除纤维化结节。

3.放疗

放疗主要用于肝、脑转移和肺部耐药病灶的治疗,根据不同转移部位选择剂量。

(五)疗效标准与预后

疗效标准同侵蚀性葡萄胎,其预后与多种因素有关,其中伴有脑转移者死亡率极高。

(六)随访

绒癌的随访同侵蚀性葡萄胎。

第3节　胎盘部位滋养细胞肿瘤

胎盘部位滋养细胞肿瘤(PSTT)是一种罕见的来源于绒毛外种植部位的中间型滋养细胞肿瘤,与葡萄胎、侵蚀性葡萄胎和绒毛膜癌一并被列为滋养细胞疾病,其发生率约为 1/10 万次妊娠,占所有滋养细胞肿瘤的 1%~2%。PSTT 大多数为良性病变,以往称为"合体细胞性子宫内膜炎""滋养细胞假瘤""绒毛膜上皮病""不典型绒毛膜上皮瘤"等,10%~15%由于出现转移性病变而被称为恶性 PSTT,病死率为 20%。近年来,随着临床医师和病理医师对 PSTT 警惕性与诊断重视性的提高,以及辅助检查手段的应用,确诊率有所增加。

一、发病机制

采用聚合酶链反应对 PSTT 遗传起源的研究发现,89% 的 PSTT 由 XX 基因组成, 表明 PSTT 的形成需要有父源性 X 染色体的存在, 其可能来源于双源基因产物的正常妊娠或完全性父源性葡萄胎。在对父源性 X 染色体雄激素受体位点甲基化状态的研究发现, 有活性的父源性 X 染色体雄激素受体位点表现为低甲基化, 而相应的母源性位点则表现为高甲基化。推测父源性 X 染色体在 PSTT 的发生中可能通过以下途径而发病:①XP 锚定于癌基因, 如 Exsl、Pem、MYCL2 和 IAP 等。②父源性 X 染色体上存在有显性致癌基因。③功能性 X 染色体含量异常。④肿瘤基因发生了病理性扩增。

二、临床特征

本病主要见于育龄女性,30~40 岁最为常见, 平均年龄为 32 岁, 绝经后女性极为少见。其可于前次妊娠后数周至数年发病, 临床表现各异, 病程无法预知, 可表现为良性行为, 也可表现为致命的侵袭性疾病。最常见的临床表现为停经和不规则阴道出血, 常是停经一段时间后出现阴道出血。停经原因可能是肿瘤分泌胎盘泌乳素(HPL), 导致高泌乳素血症。有的病例可表现为子宫增大, 肿瘤弥漫浸润于肌壁者子宫常均匀增大, 局限性肿块者可致子宫不规则增大。23% 的患者血清 hCG 水平正常,46% 轻度升高,31% 中度升高, 但很少能达到绒癌患者的水平。

PSTT 还可合并肾病综合征, 临床表现为蛋白尿、低蛋白血症、高脂血症和水肿等。其发生机制尚不清楚, 可能与肿瘤产生的某些因子致慢性血管内凝血, 导致肾小球内纤维蛋白原沉积有关。其症状可随子宫切除而自然消退。

大多数 PSTT 无转移且预后良好, 但仍有 15%~30% 的病例发生转移。一旦发生转移, 则常广泛播散, 预后不良。如果治疗不当, 死亡率可高达 10%~20%。PSTT 最常见的转移部位为肺、肝脏和阴道, 但其他部位的转移(如头皮、脑、脾、肠、胰腺、肾脏、盆腔邻近脏器、淋巴结和胃等)也都有报道, 其转移途径与其他类型滋养细胞肿瘤一样, 均为血行转移。

PSTT 常以妇产科症状就诊, 首次就诊时很少有其他科症状与体征, 肿瘤一般局限于子宫体, 也可累及宫颈、阔韧带、输卵管和卵巢, 甚至子宫全层都可被肿瘤侵蚀穿破。当发生肿瘤穿透子宫浆膜层时, 可致自发性穿孔, 诊刮可导致继发性穿孔, 引起内出血, 需急诊手术。通过病例分析发现,PSTT 既可发生于葡萄胎, 也可起源于正常妊娠之后, 前次足月妊娠大多数为女性胎儿。据文献报道, 在所有 PSTT 中, 前次妊娠分别为正常足月妊娠(占 61%)、葡萄胎(占 12%)、自然流产(占 9%)、治疗性流产(占 8%), 以及异位妊娠、死产或早产(共占 3%), 还有 7% 前次妊娠性质不明。

三、病理特点

PSTT 病理病灶大小不一,形态多变,肿瘤可呈息肉状、结节状或弥漫浸润子宫壁,肉眼无明确结节或界限清晰,少数病例可见出血坏死。镜下瘤细胞形态相对一致,较滋养细胞为大,呈圆形、卵圆形或多角形,少数可为梭形,胞质丰富,淡染,嗜双色性,有时可见胞质透明的细胞。瘤细胞以单核细胞为主,双核及多核细胞少见,合体细胞样细胞罕见,核染色质较深,可有异型性,核仁不明显。核分裂一般小于 2/10HP。瘤细胞常呈片状或条索样排列,也可单个散在浸润于肌壁间,将平滑肌纤维冲断,但平滑肌无坏死性改变,瘤细胞亲血管性明显,常浸润血管壁,甚至取代血管壁,但血管仍保持完整轮廓。在瘤组织中可有纤维素样物质沉积。若瘤细胞丰富、胞质透明、核分裂象>5/10HP,且肿瘤内有大片出血坏死,常提示高危。细胞分泌低水平的 hCG 和 HPL,故免疫组化证实瘤细胞内含有 HPL 和 hCG,少数为阴性,典型病例 HPL 阳性更明显,提示 HPL 是 PSTT 更敏感的肿瘤标志,对诊断及鉴别均有意义。

四、PSTT 的诊断和鉴别诊断

由于 PSTT 的临床表现各异且缺乏特异性,因此,该病的诊断通常较为困难,其诊断需结合血清学、病理学、免疫组化染色及影像学检查等综合判断。一般根据病理学检查确诊,由于刮宫标本取材表浅,诊断准确率较低。在宫腔镜下进行活检,取包括子宫肌层的组织,可提高诊断准确率,但确诊主要是通过子宫切除标本。

PSTT 与其他类型滋养细胞肿瘤有几点不同:①为单一类型中间型滋养细胞,无绒毛,缺乏典型的细胞滋养细胞和合体滋养细胞。②PSTT 病灶以坏死性病变为主,而其他类型则以出血性病变为主,这可能与 PSTT 的血管受累程度不如其他类型显著相关。③PSTT 由中间型滋养细胞组成,仅能分泌少量的 hCG,因此其血清 hCG 水平通常也较低。PSTT 患者的血清 HPL 水平一般不高,因此,HPL 并非其理想的血清肿瘤标志物,但 HPL 免疫组化染色是 PSTT 较好的鉴别诊断方法,并且有助于确定其预后。组织病理学检查配合适当的免疫组化染色是有效的确诊手段。

除血清学指标和病理学检查,影像学检查在 PSTT 的诊断中也有一定价值。①超声检查常会将子宫的病灶误诊为其他疾病,如子宫黏膜下肌瘤、不全流产等,但超声诊断仍然是最常见的初步诊断 PSTT 的影像学方法,同时也能在一定程度上预测疾病的侵袭和复发。②血管造影术无法区分 PSTT 和其他类型的滋养细胞肿瘤,但在疾病及其并发症的处理上有一定意义。③MRI 在评估子宫外肿瘤的播散、肿瘤的血供以及分期上具有举足轻重的作用。在 MRI 的 T1 加权像上,PSTT 病灶表现为和健康子宫肌层等强度的团块,在 T2 加权像上则表现为轻微高强度信号,无相关囊性区域或明显的血管。尽管 MRI 所见缺乏特异性,病变在

MRI 上的精确定位使得实施子宫病灶剔除术成为可能,患者可以免受子宫切除术而保留生育功能。由此可见,MRI 在 PSTT 患者中应用的意义不是确定诊断,而是为保守治疗提供依据。④PET 和 CT 在复发和转移性 PSTT 中也有一定作用,并且 PET 还有助于 PSTT 胸部转移病灶和肺结核病灶的鉴别。

PSTT 需要与绒癌、胎盘部位过度反应(EPS)、上皮样滋养细胞肿瘤(ETT)和胎盘部位结节或斑块(PSN/P)等疾病进行鉴别。

五、临床分期

采用 FIGO 分期中的解剖学分期。

Ⅰ期:病变局限于子宫。

Ⅱ期:病变扩散,仍局限于生殖器官(附件、阴道、阔韧带)。

Ⅲ期:病变转移至肺,伴或不伴生殖系统病变。

Ⅳ期:所有其他转移。

六、治疗

由于对化疗不甚敏感,因此长期以来,手术一直是该病的主要治疗手段,甚至有患者仅接受手术治疗就能达到完全缓解。对于不适合手术治疗的患者,化疗也有一定作用。对这种罕见疾病,应强调综合治疗的价值。对有生育要求且无不良预后指标者,可行多次刮宫治疗,清除全部病灶后,给予化疗。

(一)手术

1.保留生育功能的手术

若患者有生育要求,病变局限于子宫,尤其是突向宫腔的息肉型,如无高危因素,经反复刮宫血 hCG 可降到正常范围以下,且患者能密切随访,可行刮宫保留子宫。如血 hCG 不能迅速下降,则切除子宫。因各项预后指标的意义并非十分肯定,且 PSTT 的细胞分化行为难以预测,因此,在实施手术时应慎重。还可在影像学辅助下了解肿瘤大小、部位和浸润程度,进行定位,对局部病灶行剔除术,保留生育功能。

2.肿瘤细胞减灭术

原则上切除所有病灶,因病变多局限于子宫,大部分行经腹全子宫切除术和(或)单侧输卵管卵巢切除,若术中肉眼观察卵巢正常可保留。尽管有淋巴结受累和跳跃转移灶的报道,但是否需要切除盆腔和腹主动脉淋巴结目前尚有争议。如有手术可能,盆外病灶应予切除。

(二)化疗

与其他滋养细胞肿瘤相比,PSTT 对化疗相对不敏感,对低危患者行化疗无显著意义,复发和转移者化疗效果也较差。PSTT 一旦发生转移,会对化疗不敏感而预后不佳。实践证明单药化疗或适于低、中危滋养细胞疾病的联合化疗方案对 PSTT 难以奏效。目前不仅对有原发远隔病灶、残余病灶或疾病进展,以及有复发危险因素的患者需进行积极联合化疗,对病变局限于子宫,有生育要求的保守治疗及子宫切除后的化疗也有了更深层的认识。EMA/CO(依托泊苷、MTX、放线菌素 D/环磷酰胺、长春新碱)化疗方案作为高危妊娠滋养细胞肿瘤的一线化疗方案,用于转移性 PSTT 的总反应率为 71%~75%,完全缓解率为 28%~38%。EMA/EP(依托泊苷、MTX、放线菌素 D/依托泊苷、顺铂)方案治疗转移性 PSTT 的结果表明,其疗效比应用 EMA/CO 方案改善明显,但存在中毒反应,血液系统毒性可达 3~4 级,68%的病例出现白细胞下降,40%的病例血小板减少,21%的病例血红蛋白下降。

另有报道称对 PSTT 采用大剂量化疗(卡铂、依托泊苷)辅以自体外周造血干细胞移植(PBSCT),但只显示有短暂疗效。也可使用生长因子,如粒细胞集落刺激因子(GCSF)。也有学者提出,对有肺转移或其他高危因素的病例,应进行预防性鞘内注射,防止发生中枢神经系统转移,其意义尚无定论。在化疗期间经阴道彩色多普勒超声检查可监视患者状况,检查残留癌灶,并有利于增加 PSTT 诊断的可靠性。

(三)放射治疗

一般认为 PSTT 对放疗不敏感,但有病例报道称,放疗曾用于膀胱和腹主动脉旁淋巴结转移的治疗,脑转移为预后差的征象,但仍可考虑行鞘内注射和放疗等方法。放疗可对局部复发病灶及耐药残余病灶有一定控制作用。

七、预后

预后与分期有关。FIGO 分期 Ⅰ~Ⅱ期,子宫切除术后预后良好,Ⅲ~Ⅳ期只有 30%的生存率。

有研究显示,患者年龄>35 岁、末次妊娠到诊断本病的时间>2 年、血 hCG 数值>1000IU/mL、肌层浸润深度>1/3、有广泛的凝固性坏死、镜下见胞质透明的瘤细胞、核分裂>6 个/10HP,以及肿瘤级别和肿瘤分期较高等情况可能提示预后较差。

八、随访

治疗后应随访。但由于缺乏敏感的肿瘤标志物,临床表现和影像学检查更有参考价值。

第 **6** 章

生殖内分泌疾病

第1节　功能失调性子宫出血

　　正常月经周期为 24~35 天,经期为 2~7 天,经量为 20~60mL。凡不符合上述标准的均属于异常子宫出血。功能失调性子宫出血简称功血,是由下丘脑-垂体-卵巢(H-P-O)轴功能失常引起的异常子宫出血,全身及内外生殖器官无明显器质性病变存在。常表现为月经周期长短不一、经期延长、经量过多或不规则阴道流血。功血按发病机制可分为无排卵性和排卵性功血两大类,70%~80% 的患者属于无排卵性功血, 多发生于青春期及绝经过渡期女性;20%~30% 的患者属于排卵性功血,多见于育龄女性。

一、无排卵性功能失调性子宫出血

(一)病因

　　无排卵性功血主要包括青春期功血和绝经过渡期功血,育龄期少见。青春期由于 H-P-O 轴调节功能尚未发育成熟,与卵巢间尚未建立稳定的协调关系,此时若受到机体内部和外界许多因素的影响(如过度劳累、精神过度紧张、恐惧、忧伤、环境及气候骤变等应激刺激或肥胖等遗传因素),垂体分泌的 FSH 相对不足,无 LH 高峰形成,会导致卵泡发育障碍,表现为有大量卵泡生长,但不能形成成熟卵泡,无排卵。绝经过渡期女性则因卵巢功能衰退,卵泡对垂体促性腺激素反应低下,不能发育成熟而无排卵或无黄体形成,也无孕激素分泌。生育期女性有时会因内外环境中的某种刺激,如劳累、应激流产、手术或疾病等引起短暂性无排卵。也可因肥胖、多囊卵巢综合征、高泌乳素血症等长期存在的因素引起持续无排卵。各种原因引起的无排卵均使子宫内膜受单一的雌激素刺激且无孕酮对抗,引起雌激素突破出血或撤退性出血。

(二)子宫内膜病理改变

由于无排卵性功血患者子宫内膜受雌激素持续作用而无孕激素拮抗,根据雌激素浓度的高低和作用时间的长短,以及子宫内膜对雌激素反应敏感性的不同,子宫内膜可表现出不同程度的增生性变化,少数呈萎缩性改变。

1.子宫内膜增生症

子宫内膜增生一般分类如下。

(1)单纯型增生:是最常见的子宫内膜增生类型。表现为腺囊型增生过长,增生涉及腺体及间质,呈弥漫性,细胞与正常增生期内膜相似。镜下特点是腺体数目增多,腺腔囊性扩大,大小不一,犹如瑞士干酪样外观,又称瑞士干酪样增生过长。腺上皮细胞为高柱状,可增生形成单层或假复层,无分泌表现。间质细胞丰富。约1%可能发展为子宫内膜癌。

(2)复杂型增生:只涉及腺体,表现为局灶性腺瘤型增生过长。腺体增生拥挤且结构复杂,腺上皮呈出芽状生长,形成子腺体或突向腺腔,腺体数目明显增多,使间质明显减少,出现背靠背现象,腺上皮呈复层或假复层排列。细胞核大而深染,有核分裂,但无非典型性改变。约3%可能发展为子宫内膜癌。

(3)不典型增生过长:为癌前期病变,23%可转化为子宫内膜癌,不属于功血范畴。只涉及腺体,表现为多灶性或弥漫性增生,通常为局灶性增生,腺体增生拥挤且结构复杂,间质明显减少。腺上皮出现异型性细胞增生,层次增多,排列紊乱,细胞核大、深染,有异型性。不论是简单型还是复杂型增生过长,只要腺上皮细胞出现不典型增生改变,都应归类于不典型增生过长。

2.增生期子宫内膜

子宫内膜所见与正常月经周期中的增生期内膜无区别,只在月经周期的后半周期甚至月经期仍表现为增生期形态。

3.萎缩型子宫内膜

子宫内膜萎缩菲薄,腺体少而小,腺管狭而直,腺上皮是单层立方形或低柱状细胞,间质少而致密,胶原纤维相对增多。

(三)临床表现

无排卵性功血患者有多种不同的临床表现,主要症状是子宫不规则出血。特点是患者的月经周期紊乱,经期长短不一,出血量多少不一,量可少至点滴出血,或可多至大量出血而不能自止。出血期一般无下腹疼痛或其他不适,出血多或时间长的患者可导致贫血或休克。根据出血特点,异常子宫出血包括:①月经过多。月经周期规则,但经期延长(>7天)或经量过多(>80mL)。②经量过多。周期规则,经期正常,但经量过多。③子宫不规则出血过多。周期不规则,经期延长,经量过多。④子宫不规则出血。周期不规则,经期延长而经量正常。⑤月经过频。月经频发,周期缩短<21 天。

(四)诊断

功血的诊断一般采用排除法,首先排除妊娠疾病相关出血,如生殖器肿瘤、生殖系统炎症、生殖系统畸形、血液系统及肝肾系统疾病、甲状腺疾病、外源性激素及异物引起的不规则出血等。排除以上疾病后,应根据病史、临床表现、体格检查及辅助检查做出诊断,并明确功血类型。

1.病史及临床表现

应详细询问患者的年龄、月经史、婚育史及避孕措施,全身有无慢性病史(如肝病、糖尿病、血液病以及甲状腺、肾上腺或垂体疾病等),有无精神紧张、情绪打击等影响月经正常的因素。应详细了解病程经过,如发病时间、子宫出血类型、目前流血情况、流血前有无停经史及以往治疗经过。

2.体格检查

体格检查包括全身检查(用于排除全身性疾病及生殖道器质性病变)和妇科检查(用于排除阴道、宫颈及子宫器质性病变,尤其要注意出血是来自宫颈还是宫腔)。

3.辅助检查

(1)血常规:确定有无贫血及血小板减少。

(2)凝血功能检查:排除凝血及出血障碍性疾病。

(3)hCG 检查:排除妊娠及妊娠相关疾病。

(4)妇科 B 超:了解子宫大小、形状,宫腔内有无赘生物,子宫内膜厚度等。

(5)卵巢功能检查:判断有无排卵。①基础体温测定:是测定排卵的简易可行方法。无排卵性功血者基础体温无上升改变而呈单相曲线,提示无排卵。②宫颈黏液结晶检查:经前出现羊齿植物叶状结晶提示无排卵。③阴道脱落细胞涂片检查:判断雌激素影响程度。一般表现为中、高度雌激素影响。④激素测定:为确定有无排卵,可测定血清孕酮或尿孕二酮,若呈卵泡期水平为无排卵。

(6)诊断性刮宫:简称诊刮,可排除子宫内膜病变并达到止血的目的。年龄>35 岁、药物治疗无效或存在子宫内膜癌高危因素的异常子宫出血者,应行诊刮明确子宫内膜病变。诊刮时应注意宫腔大小、形态,宫壁是否平滑,以及刮出物的性质和量。为了确定排卵或黄体功能,应在经前期或月经来潮 6 小时内刮宫。不规则流血者可随时进行刮宫。子宫内膜病理检查可见增生期变化或增生过长,无分泌期出现。

(7)子宫内膜活组织检查:将诊刮术刮出的组织进行病理检查。

(8)宫腔镜检查:宫腔镜直视下可见子宫内膜增厚,也可不增厚,表面平滑,无组织突起,但有充血。在直视下选择病变区进行活检比取内膜的诊断价值高,尤其可提高早期宫腔病变(如子宫内膜息肉、子宫黏膜下肌瘤和子宫内膜癌)的诊断率。

(五)鉴别诊断

在诊断功血前,必须排除生殖道局部病变或全身性疾病所导致的生殖道异常出血,尤其是青春期女孩的阴道或宫颈恶性肿瘤、育龄女性黏膜下肌瘤和滋养细胞肿瘤,围绝经期、老年期女性子宫内膜癌也易被误诊为宫血,应注意鉴别。

(1)全身性疾病,如血液病,肝、肾损害,甲状腺功能亢进或低下等。

(2)异常妊娠或妊娠并发症,如流产、异位妊娠、葡萄胎、子宫复旧不良、胎盘残留和胎盘息肉等。

(3)生殖道感染,如急性或慢性子宫内膜炎、子宫肌炎、子宫颈炎等。

(4)生殖道肿瘤,如子宫内膜癌、宫颈癌、绒毛膜癌、子宫肌瘤、卵巢肿瘤等。

(5)性激素类药物使用不当。

(6)宫内节育器或异物引起的子宫不规则出血。

(六)治疗

1.一般治疗

患者体质往往较差,呈贫血貌,应加强营养,改善全身状况,可补充铁剂、维生素C和蛋白质,贫血严重者需输血。出血期间应避免过度疲劳和剧烈运动,保证充分的休息。出血时间长者可应用抗生素预防感染,也可适当应用凝血药物以减少出血。

2.药物治疗

药物治疗是功血的一线治疗。出血期间应迅速、有效止血并纠正贫血,血止后应尽可能明确病因,并根据病因进行治疗,选择合适的方案控制月经周期或诱导排卵,预防复发及远期并发症。青春期及生育期无排卵性功血以止血、调整周期及促排卵为主;绝经过渡期功血以止血、调整周期、减少经量、防止子宫内膜病变为主。常用性激素止血和调整月经周期。出血期可辅以促进凝血和抗纤溶药物。

(1)止血:根据出血量选择合适制剂和方法。对少量出血患者,使用最低有效量性激素;对大量出血患者,要求在性激素治疗8小时内见效,24~48小时内出血基本停止。若96小时以上仍不止血,应考虑有器质性病变存在。

1)雌孕激素联合用药:性激素联合用药的止血效果优于单一用药。青春期功血患者在用孕激素止血时,应同时配伍小剂量雌激素;围绝经期功血患者在用孕激素止血基础上,应配伍雌、雄激素,常用三合激素(孕酮、雌二醇、睾酮)肌内注射。口服避孕药治疗无排卵功血效果较好,目前使用较多的是第三代口服避孕药,如去氧孕烯炔雌醇片、复方孕二烯酮片或雌醇环丙孕酮片,每次 1~2 片,每 8~12 小时一次,血止后每 3 天减量 1/3,直至每天一片,维持至第 21 天。

2)单纯雌激素:大剂量雌激素可迅速促使子宫内膜生长,短期内修复创面而止血。急性大量出血时,宜使用大剂量雌激素止血。该种方法主要用于青春期功血者。对于血液高凝或有血栓性疾病史的患者不应使用大剂量雌激素止血。目前多选用妊马雌酮,也可用己烯雌酚和苯甲酸雌二醇。常用己烯雌酚 1~2mg,每 6~8 小时口服 1 次,一般 2~3 天内血止,再逐渐减量,每 3 天减量 1 次,每次减量不超过原用量的 1/3,直至维持量为每天 1mg,连服 21 天。停药后 3~5 天可发生撤退性子宫出血,个别患者服药后有恶心、呕吐、头昏、乏力等反应,则可加服维生素 B_6 以减轻反应。对反应严重不能继续服药者,可改用针剂苯甲酸雌二醇 3~4mg/d,分 2~3 次肌内注射,若出血减少明显则维持,不明显则加量至 6~8mg/d,血止后逐渐减量,每 3 天减量 1 次,每次减量不超过原用量的 1/3,每天最大不超过 12mg。也可用戊酸雌二醇,2 毫克/次,4~6 小时一次,血止 3 天后每 3 天减量 1/3,维持量为 1mg/d。

所有雌激素止血血红蛋白升至 90g/L 以上时必须加孕激素,雌、孕激素同时撤退,有利于子宫内膜同步脱落。对有高凝血症或血栓病患者禁用雌激素止血。对间断少量长期出血者,可用生理替代剂量,如妊马雌酮 1.25mg/d,连用 21 天,最后 10 天加服孕激素(如醋酸甲羟孕酮 10mg/d)。

3)单纯孕激素:单纯给予孕激素也称药物性刮宫,适用于体内已有一定水平的雌激素,血红蛋白>80g/L 的患者。合成孕激素分为 17-羟孕酮衍生物(甲羟孕酮、甲地孕酮)和 19-去甲基睾酮衍生物(炔诺酮、双醋炔诺酮等)两大类。常用孕酮 10~20mg,每天肌内注射,连续 5 天;炔诺酮(妇康片)首次剂量为 5mg,每 8 小时 1 次,2~3 天血止后每 3 天减量 1/3,维持量为 2.5~5mg/d,持续至血止后 21 天。也可用甲地孕酮(妇宁片)和甲羟孕酮(安宫黄体酮)口服。

4)雄激素:对抗雌激素,增强子宫平滑肌及子宫血管张力的作用,从而可减轻盆腔充血,减少出血,适用于绝经过渡期功血,大出血时单独应用效果不佳,常用丙酸睾酮。

5)抗前列腺素药物:出血期间服用前列腺素合成酶抑制剂(如氟芬那酸),可使子宫内膜剥脱时出血减少。

6)其他止血药:卡巴克洛和酚磺乙胺可减少微血管通透性,是减少出血的辅助药物。中药三七、云南白药、宫血宁等也有良好的止血效果。

(2)调整周期

1)雌、孕激素序贯法:通常采用人工周期,即模拟月经周期中卵巢的内分泌变化,将雌、孕激素序贯应用,使子宫内膜发生相应变化,引起周期性脱落。此法适用于青春期功血或育龄期功血内源性雌激素水平较低者。常用己烯雌酚 1mg,或妊马雌酮 1.25mg,或戊酸雌二醇 2mg,于月经周期第 5 天起,每晚 1 次,连服 21 天,并于服药第 15 天起每天加用孕酮 10mg 肌内注射 5 天或于服药第 10 天起每天加用甲羟孕酮 10mg,口服 10 天,两药同时结束。一般连续应用 3 个周期,用药 2~3 个周期后,患者常能自发排卵。

2)雌、孕激素联合法:开始即用孕激素,以限制雌激素的促内膜生长作用,使撤药性出血逐步减少,雌激素可预防治疗过程中孕激素的突破性作用,适于生育期功血内源性雌激素水平较高者或绝经过渡期功血。常用口服避孕药,于撤药性出血第 5 天起,每晚 1 片,21天为 1 周期,1 周为撤退性出血间隔,连续 3 周期为 1 个疗程。

3)后半周期疗法:适用于青春期或绝经过渡期功血患者。可于月经周期后半期(撤药性出血的第 16~25 天)服用甲羟孕酮或肌内注射孕酮,连用 10 天为一周期,共 3 个周期为一疗程。

(3)促进排卵:经调整月经周期治疗,部分患者可恢复自发排卵。青春期一般不提倡使用促排卵药,有生育要求者可针对病因促排卵。常用药物有氯米芬(CC,又名克罗米芬),于月经周期第 5 天开始服用,每晚 50mg,连用 5 天,一般用 3~4 个周期;hCG 于月经周期的第9~10 天开始给予,首日 1000U,次日增至 2000U,第 3 天增至 5000U,肌内注射诱发排卵;人绝经期促性腺激素(HMG),出血干净后每天肌内注射 HMG 1~2 支,直至卵泡成熟。

(4)手术治疗

1)刮宫术:适用于急性大出血或存在子宫内膜癌高危因素的功血患者。青春期患者选择要谨慎,围绝经期出血患者激素治疗前宜常规刮宫,最好在子宫镜下行分段诊断性刮宫。出血多者应立即进行刮宫,出血少者可先服用 3 天抗生素后进行。

2)子宫内膜切除术:应用冷冻或激光破坏子宫内膜,使子宫内膜组织凝固或坏死,适用于经量多的近绝经期女性、激素治疗无效或反复发作者、无生育要求的生育期功血患者。

3)子宫切除术:适用于顽固性出血、久治不愈、严重影响身体健康的近绝经期女性或合并子宫肌瘤和腺肌病的患者。

二、排卵性功能失调性子宫出血

(一)病因

排卵性功能失调性子宫出血较无排卵性功血少见,多发生于育龄女性,卵巢有排卵功能,但黄体功能异常,可分为黄体功能不足和子宫内膜不规则脱落两种类型。

黄体功能不足的原因在于神经内分泌调节功能紊乱,导致卵泡期 FSH 缺乏,卵泡发育缓慢,使雌激素分泌减少,从而对垂体及下丘脑正反馈不足;LH 排卵峰值分泌不足,导致黄体发育不全,孕激素分泌减少,导致子宫内膜分泌反应不足。此外,生理性因素,如初潮、分娩后及绝经过渡期,也可能因 H-P-O 轴功能紊乱,导致黄体功能不足。

子宫内膜不规则脱落者,在月经周期中有排卵,黄体发育良好,但由于 H-P-O 轴调节功能紊乱或黄体机制异常,会引起萎缩过程延长,导致子宫内膜不能如期完整脱落。

(二)病理改变

黄体功能不足患者子宫内膜的形态往往表现为腺体分泌不足,间质水肿不明显,也可观察到腺体与间质发育的不同步现象,或在内膜各个部位显示分泌反应不均。

正常月经期第 3~4 天时,分泌期内膜已全部脱落,变为再生的增生期内膜。但在子宫内膜不规则脱落时,于月经期第 5~6 天仍能见到呈分泌反应的内膜。患者经期较长,使内膜失水,间质变致密,腺体皱缩,腺腔呈梅花状或星状。子宫内膜表现为混合型,即残留的分泌期内膜与出血坏死组织及新增生的内膜混合共存。

(三)临床表现

黄体功能不足者表现为月经周期缩短,月经频发。有时月经周期在正常范围内,但卵泡期延长,黄体期缩短,育龄期女性可表现为不孕或早妊娠期流产。

子宫内膜不规则脱落者表现为月经周期正常,但经期延长,长达 9~10 天,且出血量多,常表现为数日少量淋漓不断的出血。

(四)诊断

黄体功能不足者病史中常见月经周期缩短、不孕或早孕时流产,妇科检查生殖器官正常。基础体温双相型,但排卵后体温上升缓慢,上升幅度偏低,升高时间仅维持 9~10 天即下降。子宫内膜显示分泌反应不良。

子宫内膜不规则脱落者除典型临床表现外,基础体温双相型,但下降缓慢。诊断性刮宫在月经期第 5~6 天进行,内膜切片检查仍能见到呈分泌反应的内膜,且与出血期及增生期内膜并存。

(五)治疗

1.黄体功能不足

治疗原则为促进卵泡发育,刺激黄体功能及黄体功能替代。分别应用 CC、hCG 和孕酮。CC 可促进卵泡发育,诱发排卵,促使正常黄体形成,于月经周期第 5 天开始服用,每晚 50mg,连用 5 天。hCG 有促进及支持黄体功能的作用,基础体温上升后,隔日肌内注射 hCG 1000~2000U,共 5 次。孕酮可补充黄体分泌孕酮的不足,用药后可使月经周期正常,出血量减少,排卵后开始每天肌内注射孕酮 10mg,共 5~10 天。

黄体功能不足合并高泌乳素血症的治疗:溴隐亭 2.5~5.0mg/d,可使泌乳素水平下降,并促使垂体分泌促性腺激素并增加卵巢雌、孕激素分泌,从而改善黄体功能。

2.子宫内膜不规则脱落

治疗原则为调节 H-P-O 轴的反馈功能,使黄体及时萎缩,常用药物有孕激素和 hCG。

孕激素的作用是调节 H-P-O 轴的反馈功能,使黄体及时萎缩,内膜及时完整脱落。自排卵后第 1~2 天或下次月经前 10~14 天开始,每天口服甲羟孕酮 10mg,连服 10 天。有生育要求者可肌内注射孕酮注射液。无生育要求者也可口服单相口服避孕药,自月经周期第 5 天起,每天 1 片,连续 21 天,为一个周期。hCG 有促进黄体功能的作用,其用法同黄体功能不足。

第 2 节　多囊卵巢综合征

多囊卵巢综合征(PCOS)是青春期女性和育龄期女性最常见的妇科内分泌疾病之一,据估计其在育龄期女性中的发生率为 5%~10%。PCOS 在临床上主要表现为功能性高雄激素血症和不排卵,近年来发现继发于胰岛素抵抗的高胰岛素血症也是其特征性表现之一。

20 世纪 70 年代以来,人们已对 PCOS 做了大量的研究工作,但其发病机制迄今仍不清楚。当时发现许多 PCOS 患者的血清 LH/FSH 比值偏高,因此认为促性腺激素分泌紊乱是 PCOS 发病的主要原因。自 20 世纪八九十年代至今,对 PCOS 发病机制的研究主要集中于雄激素分泌过多和胰岛素抵抗方面。目前认为 PCOS 的发病机制非常复杂,包括 H-P-O 轴紊乱、胰岛素抵抗、肾上腺皮质功能异常,一些生长因子和遗传因素也牵涉其中。

PCOS 不但影响生殖健康,而且还会引起糖尿病、高血压、子宫内膜癌等远期并发症,对健康危害极大。PCOS 的发病机制尚不清楚,因此目前的治疗往往都达不到根治的目的。

一、病理生理机制

关于 PCOS 发病的病理生理机制,人们做了许多研究,提出了一些假说,如促性腺激素分泌失调、性激素分泌失调、胰岛素抵抗和遗传因素等。近年来又发现,脂肪细胞分泌的一些激素也可能与 PCOS 的发生有关。

(一)促性腺激素分泌失调和性激素分泌失调

与排卵正常的女性相比,PCOS 患者体内的雌酮/雌二醇比值偏高。雌激素对促性腺激素的分泌有反馈调节作用,过去认为雌酮/雌二醇的比值不同,反馈作用也有差异。当雌酮/雌二醇比值偏高时,可引起 LH 分泌增加,从而加重 PCOS 的促性腺激素分泌紊乱。

过去认为在 PCOS 患者体内,促性腺激素分泌失调和性激素分泌失调相互影响形成恶性循环,是 PCOS 发病的关键,因此当时把 LH/FSH 比值作为 PCOS 的诊断标准之一。目前认为,促性腺激素分泌失调和性激素分泌失调很可能只是 PCOS 的临床表现,因此新的 PCOS 诊断标准未考虑 LH/FSH 比值。

(二)胰岛素抵抗

胰岛素抵抗指机体对胰岛素不敏感,在正常人群中的发生率为 10%~25%,在 PCOS 女性中的发生率为 50% 以上。当发生胰岛素抵抗时,机体为代偿糖代谢紊乱会分泌大量的胰岛素,从而导致高胰岛素血症。PCOS 患者往往同时存在高胰岛素血症和高雄激素血症,目前认为高胰岛素血症与高雄激素血症之间存在因果关系。

1.在 PCOS 中高胰岛素血症引起高雄激素血症

人们已观察到有胰岛素抵抗和高胰岛素血症的女性常有男性化表现,因此考虑胰岛素可能影响雄激素代谢。黑棘皮症患者在青春期就存在胰岛素抵抗和高胰岛素血症,可是在若干年后才能观察到血雄激素水平升高。因此,如果说高胰岛素血症与高雄激素血症之间存在因果关系,很可能是高胰岛素血症引起高雄激素血症。

近年来,许多实验证实胰岛素对血雄激素水平具有一定的调节作用。这些实验一般采用高胰岛素正常血糖钳夹技术或口服葡萄糖方法,使胰岛素水平在短期内迅速提高,结果发现无论是胰岛素水平正常的女性,还是高胰岛素血症患者,她们的血雄激素水平都有不同程度的升高。笔者也发现高胰岛素血症患者体内的雄激素水平明显高于胰岛素水平正常的女性,尽管她们体内的 LH 水平及 LH/FSH 差别无统计学意义,这提示胰岛素能刺激卵巢合成更多的睾酮,胰岛素水平升高可能会引起高雄激素血症。为研究慢性高胰岛素血症对雄激素合成的影响,一些实验用二甲双胍改善胰岛素抵抗来降低胰岛素水平,结果发现睾酮水平也相应降低。口服二甲双胍并不影响血 LH 的脉冲频率和振幅、LH/FSH 值、LH 对 LHRH 的反应和体内性类固醇激素合成。这些研究的结果从反面进一步证实,胰岛素能增加卵巢雄激素的合成。

2.高胰岛素血症引起高雄激素血症的机制

胰岛素增强细胞色素 $P450c17\alpha$ 的活性,从而刺激卵巢雄激素的合成。细胞色素 $P450c17\alpha$ 是一种双功能酶,同时有 17α 羟化酶和 17,20-裂解酶活性,是性类固醇激素合成的关键酶。在许多 PCOS 者的卵巢内,细胞色素 $P450c17\alpha$ 的活性显著增强。二甲双胍能抑制肝糖原的合成,提高周围组织对胰岛素的敏感性,从而减少胰岛素的分泌,降低胰岛素水平。伴有高胰岛素血症的 PCOS 者口服二甲双胍 4~8 周后,血胰岛素水平降低,细胞色素 $P450c17\alpha$ 的活性也显著降低,睾酮的合成也受到抑制。用控制饮食的方法改善肥胖型 PCOS 者的胰岛素抵抗做类似实验得到同样的结果。这表明 PCOS 者卵巢中细胞色素 $P450c17\alpha$ 活性增强可能是高胰岛素直接刺激的结果。

高胰岛素增强胰岛素样生长因子-1(IGF-1)的生物活性。IGF-1 是一种能促进合成代谢的多肽,其结构类似于胰岛素。IGF-1 的作用是由 IGF-1 受体介导的,该受体在结构和功能上类似于胰岛素受体,与胰岛素也有一定的亲和力。另外体内还存在胰岛素和 IGF-1 的杂交受体,其两条链中一条来自胰岛素受体,另一条来自 IGF-1 受体,同胰岛素和 IGF-1 均有较高的亲和力。体内大多数 IGF-1 与 IGF 结合球蛋白(IGFBP)结合,只有少部分是游离的,具有生物活性。体内共有 6 种 IGFBP,其中 IGFBP-1 是由肝脏合成的,在调节 IGF-1 活性方面最重要。

IGF-1 能直接刺激卵泡膜细胞合成雄激素,也能协同 LH 的促雄激素合成作用。许多研究证明胰岛素能通过影响 IGF-1 系统促进卵巢雄激素的生物合成,这可能是高胰岛素诱发高雄激素的机制之一。体内升高的胰岛素则竞争性地结合于 IGF-1 受体或杂交受体,发挥类似 IGF-1 的生物学效应,从而促进卵巢雄激素的合成。

更多的研究表明胰岛素主要通过影响 IGFBP-1 的合成来促进卵巢雄激素的合成,胰岛素能抑制肝脏 IGFBP-1 的合成,提高卵巢组织 IGF-1 的生物活性,促进雄激素的合成。PCOS 者血胰岛素水平升高时,血 IGFBP-1 浓度明显降低。PCOS 者胰岛素抵抗得到改善,胰岛素水平降低后,血 IGFBP-1 会相应升高。LH 主要作用于已分化的卵泡膜细胞,促进其合成雄激素。LH 是促进雄激素合成的最重要的因子,它能增强细胞色素 P450c17α 的活性,促进雄激素的生物合成。体外实验发现胰岛素能协同 LH 促进卵巢雄激素的合成,这可能是高胰岛素血症引起高雄激素血症的又一机制。另外有学者认为胰岛素可能在垂体水平调节 LH 的分泌,从而增强卵巢雄激素的合成。

近年来的研究还表明,高胰岛素对雄激素代谢的调控不仅与直接参与卵巢雄激素的合成有关,而且还可能与影响性激素结合球蛋白(SHBG)合成有关。SHBG 由肝脏合成,其与睾酮有很高的亲和力,而与其他性类固醇激素的亲和力则较低。体内大多数睾酮都与 SHBG 结合,只有小部分是游离的。被组织直接利用的只是游离的睾酮,而不是与 SHBG 结合的部分。因此,SHBG 能调节雄激素的生物利用度。胰岛素能抑制肝细胞 SHBG 的生物合成,SHBG 降低能增加游离睾酮浓度,诱发高雄激素血症。青春期性成熟过程中常伴有胰岛素抵抗和高胰岛素血症,此时女性体内 SHBG 水平偏低。在生育年龄女性中也发现血胰岛素水平与 SHBG 水平为负相关,高胰岛素血症患者的血 SHBG 水平显著低于胰岛素水平正常的女性。当高胰岛素血症患者的胰岛素抵抗改善后,胰岛素水平下降,SHBG 水平也明显升高。在离体培养的肝细胞中发现,胰岛素能直接抑制 SHBG 的生物合成。高胰岛素血症引起高雄激素血症的机制非常复杂,一些脂肪细胞分泌的激素或因子也可能参与其中,如瘦素、脂联素和抵抗素等。

(三)肾上腺皮质与 PCOS

肾上腺皮质是雄激素的又一重要来源,由于 95% 以上的硫酸脱氢表雄酮(DHEAS)来自肾上腺皮质,因此临床上把 DHEAS 水平作为衡量肾上腺皮质雄激素分泌的指标。研究发现,50% 以上的 PCOS 患者伴有 DHEAS 分泌的增加,这提示肾上腺皮质可能在 PCOS 的发病机制中发挥一定的作用。有学者认为肾上腺皮质功能早现与 PCOS 的发生有关。作为第二性征的阴毛和腋毛是肾上腺皮质分泌的雄激素作用的结果,正常女孩在 8 岁以后,肾上腺皮质分泌的雄激素开始增加,临床上主要表现为 DHEAS 水平升高及出现阴毛,这被称为肾上腺皮质功能初现。此外,青春期阴毛的出现称为阴毛初现。8 岁以前发生肾上腺皮质功能启动称为肾上腺皮质功能早现,许多研究发现,肾上腺功能早现在 PCOS 的发病机制中可能起重要作用。

(四)遗传因素

PCOS 具有家族集聚性。与普通人群相比,PCOS 患者的姐妹更容易发生月经紊乱、高雄激素血症和多囊卵巢。PCOS 患者的姐妹发生 PCOS 的概率约是普通人群的 4 倍。早秃是男性雄激素过多的临床表现,PCOS 患者的一级男性亲属有较高的早秃发病风险。目前,许多学者认为遗传因素在 PCOS 的发病机制中起重要作用, 但 PCOS 的高度异质性却提示PCOS 的遗传模式可能非常复杂。目前,国内外学者对 PCOS 的相关基因做了大量研究,其中包括类固醇激素代谢相关基因、糖代谢和能量平衡基因,以及与下丘脑和垂体激素活动有关的基因等。目前,对调节类固醇激素合成和代谢的酶的基因研究较多。文献表明 PCOS患者的 CYP11A、CYP17、CYP11B2、SHBG、雄激素受体、GnRH、LH、ISNR、IGF 和瘦素的基因都可以发生表达水平或单核苷酸多态性变化。对 PCOS 的遗传学已做了很多研究,但迄今仍未发现能导致 PCOS 的特异基因。目前发现的与 PCOS 有关的基因,只是对 PCOS 临床表现的严重程度有所修饰,而对 PCOS 的发生无决定作用。疾病基因连锁分析和关联分析均不能证明这些基因与 PCOS 存在特异的遗传学关系。

随着遗传学的发展,人们发现人类疾病有约 50% 的原因与基因遗传有关,另 50% 则取决于基因组外遗传变化,这种基因组外遗传变化不改变遗传信息,但可导致细胞遗传性质发生变化,这就是表观遗传学。表观遗传调控可以影响基因转录活性而不涉及 DNA 序列改变,其分子基础是 DNA 甲基化及染色质的化学修饰和物理重塑。大量临床和基础研究结果表明,环境因素在疾病发生、发展中有巨大的影响,而表观遗传调控在遗传因素和环境因素的互动关系中起着桥梁的作用。

PCOS 除了有高雄激素血症、排卵障碍和多囊卵巢等疾病和症状外,还常伴有胰岛素、血糖和血脂的变化,因此近年来,人们认为 PCOS 也是一种代谢性疾病。饮食结构、生活方式可影响 PCOS 的发生,控制饮食、增加锻炼、降低体重等措施能明显改善 PCOS 的症状,这提示 PCOS 的发生、发展与环境因素有密切关系。由于一直未找到导致 PCOS 的特异基因,笔者推测,PCOS 的发生可能是 PCOS 易感基因与环境因素共同作用的结果。也就是说,在环境因素的影响下, 人体启动了表观遗传调控,PCOS 易感患者的相关基因表达发生了变化,从而导致 PCOS 的发生。目前关于其他代谢性疾病与表观遗传学关系的研究已经有了大量报道,但关于 PCOS 与表观遗传学变化关系的研究在国内外鲜有报道。

二、临床表现

PCOS 临床表现呈高度异质性,有月经稀发或闭经、多毛、痤疮、肥胖、黑棘皮症、多囊卵巢、不孕、LH/FSH 升高、血睾酮水平升高、血清 SHBG 降低和空腹胰岛素水平升高等。

(一)症状

1.月经失调

月经失调是由排卵障碍引起的,多表现为月经稀发或闭经,少数可表现为月经频发或月经规则。

2.不孕

PCOS 是排卵障碍性不孕的主要病因, 许多患者正是由于不孕才来就诊的。有统计表明,约 75%的 PCOS 患者不孕。

(二)体征

1.肥胖

50%以上的 PCOS 患者有肥胖表现。体重指数(BMI)是常用的衡量肥胖的指标。肥胖的标准为 BMI≥25。腰臀围比(WHR)=腰围/臀围,WHR 的大小与腹部脂肪的量为正相关。根据 WHR,可将肥胖分为两类:WHR≥0.85 时称为男性肥胖、腹部型肥胖、上身肥胖或中心型肥胖;WHR<0.85 时称为女性肥胖、臀股肥胖、下身肥胖或外周型肥胖。PCOS 多与男性肥胖有关。

2.多毛、雄激素性脱发和痤疮

多毛、雄激素性脱发和痤疮是由高雄激素血症引起的。多毛是指性毛过多,女性的性毛主要分布于上唇、下唇、腋下、胸中线、腹中线和外阴。雄激素水平过高时,这些部位的毫毛就会变成恒毛,临床上表现为多毛。四肢和躯干的毛发生长受雄激素的影响较少,它们主要与体质和遗传有关,这些部位的毛发增多不一定与高雄激素血症有关。约 2/3 的 PCOS 患者有多毛。

临床上多用 Ferriman-Gallway 半定量评分法(即 FG 评分)来判断多毛的严重程度。Ferriman 和 Gallway 把对雄激素敏感的毛发分为 9 个区,根据性毛生长情况,分别评为 0~4 分。对每个区进行评分,最后把 9 个区的评分相加作为总评分。如果总评分>7 分,则诊断为多毛。

雄激素性脱发为进行性头发密度降低,男女均可发生,但女性症状较轻。临床上表现为头顶部毛发变得稀疏,其病理特点是生长期毛囊与休止期毛囊比例下降,毛囊逐渐缩小,毛囊密度降低。

痤疮主要分布于面部,部分患者的背部和胸部也可有较多的痤疮。痤疮是高雄激素血症的一个重要体征,不少患者因面部痤疮过多而就诊。

3.黑棘皮症

继发于胰岛素抵抗的高胰岛素血症患者常有黑棘皮症。黑棘皮症是一种较常见的皮肤病变,受累部位皮肤增厚呈乳头瘤样斑块,外观像天鹅绒。病变皮肤常伴有色素沉着,呈灰褐色至黑色,故称为黑棘皮症。黑棘皮症多发生于皮肤皱褶处,如腋下、颈部和项部、腹股沟、肛门生殖器等部位,且呈对称性分布。黑棘皮症评分标准如下。

0:无黑棘皮症。

1+:颈部和腋窝有细小的疣状斑块,伴或不伴受累皮肤色素沉着。

2+:颈部和腋窝有粗糙的疣状斑块,伴或不伴受累皮肤色素沉着。

3+:颈部、腋窝及躯干有粗糙的疣状斑块,伴或不伴受累皮肤色素沉着。

4.妇科检查

可发现阴毛呈男性分布,有时阴毛可延伸至肛周和腹股沟外侧,阴道、子宫、卵巢和输卵管无异常。

(三)辅助检查

1.内分泌检查

测定血清 FSH、LH、PRL、睾酮、硫酸脱氢表雄酮(DHEAS)、SHBG、雌二醇、雌酮和空腹胰岛素。有月经者在月经周期的第 3~5 天抽血检测,闭经者随时抽血检测。

PCOS 患者的 FSH 在正常卵泡早期水平范围,为 3~10IU/L。约 60%患者的 LH 水平较正常女性高,LH/FSH>2.5,如 LH/FSH≥3,有助于诊断。多数患者的 PRL 水平在正常范围(<25ng/mL),少部分患者的 PRL 水平可轻度升高(<40ng/mL)。

女性体内的睾酮水平往往升高,如伴有肾上腺皮质分泌雄激素过多时,DHEAS 水平也可升高。一般来说,大多数 PCOS 患者体内的睾酮水平偏高(>0.55ng/mL),50%患者体内的 DHEAS 水平偏高。女性体内的大多数睾酮是与 SHBG 结合的,只有少部分是游离的。当 SHBG 水平降低时,游离睾酮会增加,此时即使总睾酮在正常范围,也可有多毛和痤疮等表现。PCOS 患者的 SHBG 水平往往较低。

PCOS 患者的雌二醇水平往往低于雌酮水平,这是由于过多的雄激素在周围组织中转化成雌酮。有胰岛素抵抗的患者空腹胰岛素水平升高,>20mU/L。

2.超声检查

超声检查已常规用于 PCOS 的诊断和随访,PCOS 患者在做超声检查时常发现卵巢体积增大,皮质增厚,皮质内有多个直径为 2~10mm 的小卵泡。

3.BBT

患者存在排卵障碍,因此 BBT 呈单相反应。

4.腹腔镜检查

腹腔镜下见卵巢体积增大,皮质增厚,皮质内有多个小卵泡。

(四)PCOS 临床表现的异质性

不同的 PCOS 患者,临床表现不完全相同。前面介绍的各种表现可以有多种组合,这些不同的组合均可以诊断为 PCOS。

三、诊断标准

PCOS 是一种综合征,因此严格来说,没有一种诊断标准能完全满足临床诊断要求。目前,国际上最常用的诊断标准是 2003 年的鹿特丹诊断标准。而根据我国的实际国情,2011年,中华医学会妇产科学分会内分泌学组制订了我国 PCOS 诊断标准。

(一)排卵障碍的诊断

多数患者有月经稀发或继发性闭经,故排卵障碍不难诊断。如患者月经正常,则需要测定基础体温或做卵泡监测来了解有无排卵。

(二)高雄激素血症的诊断标准

女性体内雄激素有 3 个来源:卵巢、肾上腺皮质和周围组织转化。人体内的雄激素有雄烯二酮、睾酮、双氢睾酮、DHEA 和 DHEAS 等,任何一种雄激素水平的异常升高都可引起高雄激素血症的临床表现。多数 PCOS 有总睾酮的升高,但总睾酮不升高并不意味着可除外高雄激素血症。多毛是指性毛异常增多,单纯的临床诊断不需要做 FG 评分。上唇、颏、胸部中线、乳头周围、下腹中线等部位出现毛发即可诊断,阴毛增多也可诊断。脱发也是高雄激素血症的临床表现,但临床上较少见。痤疮出现也是高雄激素血症存在的标志,单纯的临床诊断不需要做 Rosenfield 评分,反复出现痤疮是诊断高雄激素血症的有力证据。

(三)多囊卵巢的诊断

卵巢体积大也是多囊卵巢的诊断标准之一,因此,在做超声检查时,应同时测定卵巢的3 个径线。该诊断标准不适用于正在口服避孕药的女性,因为使用口服避孕药能改变正常女性和 PCOS 女性的卵巢形态。如果存在优势卵泡(>10mm)或黄体的证据,需在下个周期再做超声检查并测定 BBT。

(四)排除相关疾病

排除先天性肾上腺皮质增生、库欣综合征和分泌雄激素的肿瘤等临床表现相似的疾病,对诊断 PCOS 非常重要。当血睾酮水平≤1.5ng/mL 时,应除外分泌雄激素的肿瘤,患者无向心性肥胖、满月脸等体征时应除外库欣综合征。当环丙孕酮/炔雌醇对降低雄激素的疗效不明显时,应考虑排除 21-羟化酶缺陷引起的不典型肾上腺皮质增生症。高雄激素血症患者常规除外甲状腺功能失调的意义有限,因为其在高雄激素血症患者中的发生率并不比正常生育年龄女性中的发病率高。在评估高雄激素血症患者时应常规测定泌乳素,目的是排除高泌乳素血症。需要注意的是,许多高雄激素血症患者的泌乳素水平可处于正常范围的上限或稍微超过正常范围。严重的胰岛素抵抗综合征(如高雄激素血症–胰岛素抵抗–黑棘皮综合征或 HAIR–AN 综合征)不难诊断,因为这些患者往往有典型的黑棘皮症。

(五)胰岛素抵抗

胰岛素抵抗在 PCOS 女性,无论是肥胖者还是体型正常者中都很常见(高达 50%)。但基于以下原因,鹿特丹标准并未把胰岛素抵抗列为 PCOS 的诊断标准。

(1)PCOS 女性中所报道的胰岛素抵抗的发生率,因所使用试验敏感性和特异性的不同以及 PCOS 的异质性而不同。

(2)缺乏标准的全球性胰岛素分析。

(3)目前尚无在普通人群中探查胰岛素抵抗的临床试验。公认的评估胰岛素抵抗的最佳方法是正常血糖钳夹试验,但该方法操作复杂,患者依从性差,因此只适用于小样本科学研究,不适用于临床应用。国内外许多学者都通过计算 OGTT 试验的胰岛素水平曲线下面积与血糖水平曲线下面积比值,来评估胰岛素抵抗状况,但该方法无法给出判断胰岛素抵抗的参考值,因此不能用于胰岛素抵抗的诊断。

目前,临床上常用的诊断胰岛素抵抗的指标有胰岛素敏感指数(ISI)和胰岛素抵抗指数(HOMA–IR),这两个指数都是根据空腹胰岛素水平和葡萄糖水平计算出来的。它们的优点是计算简便,患者依从性高;缺点是不能反映胰岛素水平的正常生理变化和 β 细胞的功能变化。目前使用的 ISI 和 HOMA–IR 的参考值并非来自大规模的多中心研究,因此其可靠程度令人质疑。

(4)目前缺少资料证明,胰岛素抵抗的指标可预测对治疗的反应,因此这些指标在诊断 PCOS 及筛选治疗方面的作用尚不明确。2003 年,鹿特丹共识关于代谢紊乱筛选的总结如下:①对诊断 PCOS 来说,没有一项胰岛素抵抗试验是必需的,它们也不需要选择治疗。②应对肥胖型 PCOS 女性做代谢综合征的筛选,包括用口服糖耐量试验筛选葡萄糖不耐受者。③对不肥胖的 PCOS 女性有必要做进一步研究,以确定这些试验是否能够使用,但在胰岛素抵抗额外危险因素(如糖尿病家族史)存在时,需要对这些试验加以考虑。

(六)鉴别诊断

1.多囊卵巢

患者的卵巢皮质内见多个小卵泡,呈多囊改变,但患者的月经周期规则,有排卵,内分泌激素测定无异常发现。

2.库欣综合征

由于肾上腺皮质增生,肾上腺皮质分泌大量皮质醇和雄激素。临床上表现为月经失调、向心性肥胖、紫纹和多毛等症状。内分泌激素测定:LH 在正常范围、皮质醇水平升高,小剂量地塞米松试验无抑制作用。

3.迟发性 21-羟化酶缺陷症

临床表现与 PCOS 非常相似, 诊断依据是 17 羟孕酮的升高和有昼夜规律的 ACTH 皮质醇分泌。

4.卵巢雄激素肿瘤

患者体内的雄激素水平更高,睾酮多数>3ng/mL,男性化体征也更显著。超声检查可协助诊断。

5.高泌乳素血症

患者有月经稀发或闭经,常伴有溢乳。内分泌激素测定除发现泌乳素水平升高外,余无特殊。

四、治疗

PCOS 的具体发病机制尚不清楚,因此目前的治疗都无法达到治愈的目的。PCOS 治疗的目的是解决患者需求,减少远期并发症。

(一)一般治疗

对于肥胖的 PCOS 患者来说,控制体重是最重要的治疗手段之一。控制体重的关键是减少进食量并适当增加体育锻炼。一般来说不主张使用药物控制体重,除非患者极度肥胖。

1.控制饮食

节食是治疗肥胖最常见的方法,优点是短时间内就可使体重下降。如果每天膳食能量减少 5021kJ(1200kcal),10~20 周后,患者体重即可下降 15%。节食的缺点是不容易坚持,为了达到长期控制体重的目的, 现在不主张过度节食。刚开始减肥时, 每天膳食能量减少

2092kJ(500kcal),坚持 6~12 个月,体重可下降 5~10kg,每天膳食能量减少 418kJ(100kcal)时,体重可保持不增加。

在节食的同时,还应注意食物结构。建议患者总的能量摄入不低于 5021kJ/d,其中 15%~30%的能量来自脂肪,15%的能量来自蛋白质,55%~60%来自糖类。患者应不吃零食,少吃或不吃油炸食品和含油脂高的食品,多吃蔬菜和水果。喝牛奶时,应选择脱脂牛奶或脂肪含量低的牛奶。此外,每天还应保证足够的维生素和微量元素摄入。

2.增加体力活动

体力活动可以消耗能量,因此对控制体重有帮助。为降低体重,患者每天应坚持中等强度的体育锻炼 60 分钟,如果达不到上述要求,那么适当增加体力活动也是有意义的。步行或骑自行车 1 小时可以消耗 251~836kJ(60~200kcal)能量。

每天坚持体育锻炼对很多人来说较难实现,但每天适当增加体力活动还是可行的。为此,建议患者尽量避免长时间久坐,每天坚持有目的的步行 30~60 分钟(有条件的可以做中等强度的体育锻炼),这对控制体重很有帮助。

体重减少 5%~10%后,患者有可能恢复自发排卵。减轻体重对改善胰岛素抵抗和高雄激素血症也有益,临床上表现为空腹胰岛素和睾酮水平降低,SHBG 水平升高,黑棘皮症、多毛和痤疮症状得到改善。此外,控制体重对减少远期并发症,如糖尿病、心血管疾病和子宫内膜癌等也有帮助。

(二)高雄激素血症的治疗

高雄激素血症是 PCOS 的主要临床表现。当患者有高雄激素血症但无生育要求时,采用抗高雄激素血症疗法。有生育要求的患者,也应在雄激素水平恢复正常或下降后,再治疗不孕症。

1.螺内酯

螺内酯又名安体舒通。该药原本用作利尿剂,后来发现其具有抗雄激素的作用,所以又被用于治疗高雄激素血症。治疗方案:螺内酯 20mg,每天 3 次,口服,最大剂量每天可用至 200mg,连续使用 3~6 个月。在治疗早期,患者可能有多尿表现,数天以后尿量会恢复正常。肾功能正常者一般不会发生水和电解质的代谢紊乱。如果患者有肾功能损害,应禁用或慎用该药。在使用螺内酯时,往往会出现少量不规则出血。由于螺内酯无调节月经的作用,如果患者仍然有月经稀发或闭经,需定期补充孕激素,以免发生子宫内膜增生症或子宫内膜癌。

2.复方口服避孕药

PCOS 的雄激素主要来自卵巢,卵巢分泌雄激素的细胞主要是卵泡膜细胞。LH 能刺激卵泡膜细胞分泌雄激素,当 LH 水平降低时,卵泡膜细胞分泌的雄激素减少。复方口服避孕药能负反馈地抑制垂体分泌 LH,减少卵巢雄激素的分泌,因此可用于治疗多毛和痤疮。此外,复方口服避孕药还有调整月经周期的作用。

(1)复方甲地孕酮片:又称避孕片 2 号,每片含甲地孕酮 1mg、炔雌醇 35μg。治疗方案:从月经周期的第 3~5 天开始每天服用 1 片,连服 21 天后等待月经来潮。

(2)复方去氧孕烯片:为短效复方口服避孕药,每片复方去氧孕烯片含去氧孕烯 150μg、炔雌醇 30μg。治疗方案:从月经周期的第 3~5 天开始每天服用 1 片,连服 21 天后等待月经来潮。

(3)环丙孕酮/炔雌醇:为短效复方口服避孕药,每片环丙孕酮/炔雌醇含环丙孕酮 2mg、炔雌醇 35μg。由于环丙孕酮具有较强的抗雄激素活性,因此,环丙孕酮/炔雌醇除了能通过抑制 LH 的分泌来治疗高雄激素血症外,还能通过环丙孕酮直接对抗雄激素来治疗高雄激素血症。总的来讲,环丙孕酮/炔雌醇的疗效优于复方甲地孕酮片和复方去氧孕烯片。治疗方案:从月经周期的第 3~5 天开始每天服用 1 片,连服 21 天后等待月经来潮。

3.地塞米松

地塞米松为人工合成的长效糖皮质激素制剂,它对下丘脑-垂体-肾上腺皮质轴有负反馈抑制作用,对肾上腺皮质雄激素的分泌有抑制作用。如果患者体内的 DHEAS 水平升高,提示肾上腺皮质来源的雄激素增多,可给予地塞米松治疗。一般情况下较少使用地塞米松,往往在氯米芬疗效欠佳且 DHEAS 升高时才使用地塞米松。治疗方案:地塞米松 0.5~0.75mg/d,一旦确诊妊娠,应立即停用地塞米松。为了避免肾上腺皮质功能受到抑制,地塞米松治疗时间一般不超过 3 个月。

4.非那雄胺

非那雄胺是 20 世纪 90 年代研发的新一类 II 型 5α-还原酶抑制剂,其结构与睾酮相似,临床上主要用于治疗前列腺疾病,近年也开始用于治疗女性高雄激素血症。非那雄胺每片 5mg,治疗前列腺增生时的剂量为 5mg/d,女性的用药剂量尚需要摸索。

5.氟他胺

氟他胺为非类固醇类雄激素受体拮抗剂。临床证据表明,其抗高雄激素血症的疗效不亚于螺内酯。治疗方案:氟他胺 250 毫克/次,每天 1~3 次。抗雄激素治疗 1~2 个月后,痤疮体征就会得到改善,6~12 个月后多毛体征得到改善。在治疗高雄激素血症时,一般至少治疗 6 个月才停药。在高雄激素血症改善后,改用孕激素疗法。患者往往在停止抗高雄激素血症治疗一段时间后又复发,复发后可再选用抗高雄激素疗法。有学者认为没有必要在高雄激素血症缓解后仍长期使用抗高雄激素疗法。

(三)高胰岛素血症的治疗

1.控制体重

对肥胖患者来说,治疗高胰岛素血症首选控制体重。控制体重的关键是减少进食量并适当增加体育锻炼。

2.二甲双胍

二甲双胍能抑制肝糖原的合成,提高周围组织对胰岛素的敏感性,从而减少胰岛素的分泌。二甲双胍可降低血胰岛素水平,是目前用于改善胰岛素抵抗最常见的药物。由于PCOS 中胰岛素抵抗的发生率较高,因此自 20 世纪 90 年代以来,二甲双胍越来越普遍地用于治疗 PCOS。治疗方案:二甲双胍 250~500mg,每天 3 次,口服。部分患者服用后有恶心、呕吐、腹胀或腹泻不适,继续服药 1~2 周后症状会减轻或消失,少部分患者会因无法耐受该药而终止治疗。

许多研究均报道二甲双胍能通过改善胰岛素抵抗来降低雄激素水平,促进排卵。因此,许多学者在联合使用二甲双胍和 CC 治疗耐 CC 的 PCOS 患者时取得了较好的疗效。但在对 1966—2002 年发表的有关文献分析后却发现,根据当时的资料,无法确定二甲双胍治疗PCOS 不孕症的疗效。二甲双胍也可用于无生育要求的育龄期 PCOS 患者,研究报道胰岛素抵抗和高雄激素血症可因此得到改善。无胰岛素抵抗的育龄期 PCOS 患者可否使用二甲双胍尚有待进一步研究。青春期 PCOS 患者可否使用二甲双胍治疗,目前还存在很大的争议。理论上讲,二甲双胍能改善胰岛素抵抗,降低糖尿病和心血管疾病的发生率。糖尿病和心血管疾病多发生于 40 岁以后,青春期 PCOS 患者使用二甲双胍治疗 20 年(或以上)是否安全,根据目前的文献尚不可知。间断或短期使用二甲双胍与不使用二甲双胍有何区别目前也不清楚。

一般来说,一旦选用二甲双胍治疗,至少使用 6 个月。一般在使用二甲双胍 6 个月后对患者进行评价,如果胰岛素抵抗得到改善,则停用二甲双胍。在停药随访期间,如果再次出现明显的胰岛素抵抗,则再选用二甲双胍治疗。

3.罗格列酮

该药为噻唑烷二酮类药物,其主要功能是改善胰岛素抵抗,因此被称为胰岛素增敏剂。治疗方案:罗格列酮 2~8mg/d,其疗效优于二甲双胍。罗格列酮可能有肝毒性作用,因此在使用期间应严密随访肝功能。

目前,在治疗胰岛素抵抗时往往首选二甲双胍,如果二甲双胍疗效欠佳,则加用罗格列酮。对重度胰岛素抵抗,开始时就可以联合使用二甲双胍和罗格列酮。改善胰岛素抵抗时首选饮食控制和体育锻炼,当饮食控制和体育锻炼效果不佳时,才加用二甲双胍和罗格列酮。

在药物治疗时应继续坚持饮食控制和体育锻炼,一旦患者确诊妊娠,应停用二甲双胍或罗格列酮。

(四)建立规律的月经周期

如果患者多毛和痤疮不严重,且无生育要求,可采用补充激素的方式让患者定期来月经,这样可以避免将来发生子宫内膜增生或子宫内膜癌。

1.孕激素疗法

每月使用孕激素 5~7 天,停药后 1~7 天可有月经来潮。例如,甲羟孕酮 8~12mg,每天 1 次,连续服用 5~7 天,甲地孕酮 6~10mg,每天 1 次,连续服用 5~7 天。该方案适用于体内有一定雄激素水平的患者(如子宫内膜厚度≥7mm),停药后 1 周左右会有月经来潮。如果撤药性出血较多,可适当延长孕激素的使用天数。孕激素疗法的优点是使用方便,患者容易接受。如果无特殊情况,该方案可以长期使用。在采用孕激素治疗时,如果患者出现明显的高雄激素血症的临床表现,需改用降雄激素治疗。如果患者有生育要求,可改用促排卵治疗。

2.雌、孕激素序贯治疗

每月使用雌激素 20~22 天,在使用雌激素的最后 5~7 天加用孕激素。例如,戊酸雌二醇 1~2mg,每天 1 次,连续服用 21 天;从使用戊酸雌二醇的第 15 天开始加用甲羟孕酮 10mg,每天 1 次,连续服用 7 天,停药后 1~7 天会有月经来潮。使用 3~6 个周期后可停药,观察患者下一周期有无月经自发来潮,如果有月经自发来潮,可继续观察下去;如无月经自发来潮,则继续使用激素治疗。

3.雌、孕激素联合治疗

每月同时使用雌激素和孕激素 20~22 天。例如,戊酸雌二醇 1~2mg,每天 1 次,连续服用 21 天;在使用戊酸雌二醇的同时服用甲羟孕酮 4mg,停药后 1~7 天就有月经来潮。长期使用雌、孕激素联合治疗,患者的月经会逐步减少,如果停药后无月经来潮,应首先排除妊娠可能,如果没有妊娠,则说明子宫内膜生长受到抑制,此时可改用雌、孕激素序贯治疗。雌、孕激素连续治疗 3~6 个周期后可停药,观察下一周期有无月经自发来潮,如果有月经自发来潮,则继续观察下去;如无月经自发来潮,可继续使用激素治疗。复方口服避孕药属于雌、孕激素联合治疗,其优点为使用方便,治疗高雄激素血症和多囊卵巢综合征的疗效好,因此临床上在考虑雌、孕激素联合治疗时,往往选择复方口服避孕药。

(五)促卵泡发育和诱发排卵

促卵泡发育和诱发排卵仅适用于有生育要求者,无生育要求者一般不采用此治疗方法。为提高受孕成功率,在促排卵之前往往先治疗高雄激素血症和胰岛素抵抗,使血睾酮、LH 和胰岛素水平恢复至正常范围,使增大的卵巢恢复正常,卵泡数减少。

1.CC

CC 为雌激素受体拮抗剂,它能竞争性地结合下丘脑以及垂体上的雌激素受体,解除雌激素对 H-P-O 轴的抑制,促进卵泡发育。CC 为 PCOS 患者促卵泡发育的首选药。CC 治疗 PCOS 时,排卵成功率可高达 80%,但受孕率却只有 40%。目前认为受孕率低下与 CC 拮抗雌激素对子宫内膜和宫颈的作用有关。从月经周期的第 2~5 天开始服用 CC,开始剂量为 50mg,每天 1 次,连续服用 5 天。停药 5 天开始进行卵泡监测。宫颈黏液评分可了解 CC 是否抑制宫颈黏液的分泌。超声检查可了解卵泡发育情况和子宫内膜厚度。一般停用 CC 5~10 天内会出现直径>10mm 的卵泡。如果停药 10 天还未出现直径>10mm 的卵泡,则视为 CC 无效。卵泡直径>10mm 时,应每 2~3 天做一次卵泡监测。当成熟卵泡直径>16mm 时,可肌内注射 hCG 6000~10 000IU 诱发排卵,一般在注射 hCG 36 小时后发生排卵。

如果低剂量的 CC 无效,下个周期可增加剂量。CC 的最大剂量可达 200mg/d,然而,许多医师认为无须使用大剂量 CC(>100mg/d)。有研究表明,使用大剂量 CC 并未增加诱发排卵的成功率。当 CC 治疗无效时,应改用 HMG+hCG。与 HMG 治疗相比,CC 治疗的受孕率较低,不易引起严重的卵巢过度刺激综合征(OHSS)。

如果 CC 抑制宫颈黏液分泌,即表现为卵泡发育与宫颈黏液不同步,此时可加用戊酸雌二醇 1~2mg/d,以改善宫颈黏液。部分患者的宫颈黏液因此得到改善,但也有许多患者无效。如果无效,则采用人工授精。肌内注射 hCG 前停用戊酸雌二醇。如果 CC 抑制子宫内膜的生长,即表现为卵泡发育与子宫内膜厚度不一致,此时也可加用戊酸雌二醇 2mg/d,以刺激内膜生长,但该治疗方法往往无效。临床上如果出现 CC 抑制内膜生长的情况,往往改用其他药物治疗,如 HMG 等。对诊断为 CC 抵抗的患者来说,加用地塞米松或二甲双胍可能有效。许多报道发现地塞米松或二甲双胍可能提高 CC 治疗的成功率,尤其是二甲双胍。CC 的不良反应有多胎和卵巢过度刺激。一般来说,CC 很少引起严重的 OHSS,所以较为安全。

2.他莫昔芬

他莫昔芬与 CC 一样,也是雌激素受体拮抗剂,其作用机制与 CC 相似,也是通过解除雌激素对 H-P-O 轴的抑制促进卵泡发育。临床上较少使用他莫昔芬。从月经周期的第 2~5 天开始服用他莫昔芬 20~40mg,每天 1 次,连续服用 5 天。用药过程中需监测卵泡发育。当成熟卵泡直径达到 18~20mm 时,肌内注射 hCG 6000~10 000IU,36 小时后发生排卵。他莫昔芬也可以抑制宫颈黏液的分泌和子宫内膜的生长。如果出现这些情况,可参考 CC 的处理方法。

3.来曲唑

来曲唑是第 3 代非类固醇芳香化酶抑制剂,临床上主要用于治疗乳腺癌,近年来也开始用于诱发排卵的治疗。来曲唑能抑制雌激素的合成,减轻雌激素对 H-P-O 轴的抑制作用,这是来曲唑诱发排卵的机制。

治疗方案:从月经周期的第 2~4 天开始服用来曲唑 2.5~7.5mg,每天 1 次,连续服用 5 天,用药过程中需监测卵泡发育。有研究表明,来曲唑诱发排卵的成功率优于 CC。此外,来曲唑无对抗子宫和子宫内膜的缺点。由于来曲唑半衰期短,因此有学者推测,其可能对胎儿无不良影响。来曲唑被用于诱发排卵的时间还很短,远期不良反应还有待进一步观察。使用来曲唑治疗的资料也较少,因此临床上应慎用。

4.人绝经期促性腺激素(HMG)

该药是从绝经女性的尿液中提取的,每支含 FSH 和 LH 各 75U,适用于 CC 治疗无效的患者。从月经周期的第 2~5 天开始每天肌内注射 HMG,起步剂量是 1 支/天,治疗期间必须监测卵泡发育情况。一般在使用 3~5 天后做第一次超声监测,如果卵泡直径>10mm,应缩短卵泡监测间隔时间。当 B 超提示优势卵泡直径达 16~20mm 时,停用 HMG,肌内注射 hCG 5000~10 000IU,48 小时后复查 B 超了解是否排卵。

如果卵泡持续 1 周不增大,则增加剂量至 2 支/天。如果治疗 2 周还未出现优势卵泡,应考虑该周期治疗失败。HMG 治疗的并发症有 OHSS 和多胎妊娠。严重的 OHSS 可危及患者生命,因此在使用 HMG 时,应严密监测卵泡发育,一旦发现有 OHSS 征象,应立即采取适当的措施。当超声检查发现一侧卵巢有 3 个以上直径>14mm 的优势卵泡或卵巢直径>5cm 时,容易发生严重的 OHSS,此时,应建议患者放弃使用 hCG。在采用雌激素测定监测卵泡发育时,雌二醇浓度>2000pg/mL 提示有发生 OHSS 的可能。

HMG+FSH 治疗可能对减少 OHSS 的发生有帮助。由于患者不同,具体用法也不相同。临床上应根据卵泡监测结果调整剂量。在使用 HMG 治疗前,如果发现卵巢体积大、卵泡数多,可以先用环丙孕酮/炔雌醇或 GnRH-a 治疗,待卵巢体积缩小后,再给予促排卵治疗。使用药物妊娠的患者常有黄体功能不全,因此一旦确诊妊娠,应立即给予孕酮或 hCG 肌内注射。用法:孕酮 20~40mg/d 或 hCG 1000~2000IU/d。有卵巢过度刺激的患者,不宜采用 hCG 保胎。

5.IVF-ET

当患者经上述治疗仍无法达到妊娠目的时,可以选择 IVF-ET。

6.未成熟卵泡体外培养

近年来,未成熟卵泡体外培养也开始用于治疗 PCOS 引起的不孕,该方法的优点是可以避免 OHSS。

(六)手术治疗

手术疗效有限,因此近年来不主张手术治疗。手术治疗仅限于迫切要求生育且要求手术治疗的患者。在手术治疗后的 3~6 个月内,由于卵泡液的丢失,卵巢局部雄激素水平有所降低,患者可能有自发排卵。手术 6 个月后,卵巢局部雄激素水平又恢复至手术前水平,卵泡发育及排卵存在障碍,此时患者很难自然妊娠。

1.腹腔镜下行皮质内卵泡穿刺及多点活检

术中应注意避免过多使用电凝,否则会灼伤周围组织,从而影响卵巢功能,引起卵巢早衰。

2.经腹卵巢楔形切除术

此法是最早用于多囊卵巢的手术方法,由于术后输卵管、卵巢周围的粘连率高,近年来,其已被腹腔镜手术所替代。本手术楔形切除的卵巢组织不应大于原卵巢组织的 1/3,以免引起卵巢早衰。

第**7**章

女性生殖细胞肿瘤

第1节　外阴肿瘤

外阴肿瘤包括良性肿瘤与恶性肿瘤,前者少见,后者多见于60岁以上女性。

一、外阴良性肿瘤

外阴良性肿瘤较少见,主要有来源于上皮性的外阴乳头瘤、汗腺腺瘤及来源于中胚叶的纤维瘤、脂肪瘤、平滑肌瘤和神经纤维瘤,而淋巴管瘤、血管瘤等罕见。

1.乳头瘤

乳头瘤常见于围绝经期和绝经后女性,多发生于大阴唇,呈乳头状突出于皮肤表面。需与疣状乳头状瘤、外阴湿疣和外阴癌等鉴别。乳头瘤中的2%~3%有恶变倾向,应行局部肿瘤切除,术时行冷冻病理检查,若有恶变,应及时扩大手术范围。

2.纤维瘤

纤维瘤由成纤维细胞增生而成,多位于大阴唇,初起为皮下硬结,继而可增大,形成有蒂实质肿块,大小不一,表面可有溃疡和坏死。切面为致密、灰白色纤维结构。肿瘤恶变少见。治疗原则为沿肿瘤根部切除。

3.汗腺腺瘤

汗腺腺瘤是一种表皮内的汗腺肿瘤,少见,常见于青春期,与激素有关,可伴有下眼睑及颧骨部位病灶,呈多发的小淡黄色丘疹样隆起,确诊需活检。治疗小的病灶可行激光治疗,大的病灶可行手术切除。

4.脂肪瘤

脂肪瘤来自大阴唇或阴阜脂肪组织,生长缓慢,质软。其位于皮下组织内,呈分叶状,大小不等,也可形成带蒂肿物。镜下见成熟的脂肪细胞间有纤维组织混杂。小脂肪瘤无须处理;若肿瘤较大,引起行走不适和性生活困难,需手术切除。

5.平滑肌瘤

平滑肌瘤来源于外阴平滑肌、毛囊立毛肌或血管平滑肌,多见于育龄女性,常位于大阴唇、阴蒂及小阴唇。平滑肌瘤质硬,表面光滑,突出于皮肤表面。治疗原则为肌瘤切除术。

二、外阴恶性肿瘤

外阴恶性肿瘤占女性生殖道原发恶性肿瘤的 3%~5%,鳞状细胞癌最常见,其他包括恶性黑色素瘤、基底细胞癌和前庭大腺癌等。

(一)外阴鳞状细胞癌

外阴鳞状细胞癌占全部外阴恶性肿瘤的 80%~90%,发症年龄呈 45~50 岁、70~75 岁双峰分布,年轻女性发病率有增高趋势。

1.发病相关因素

病因目前尚不清楚,可能与以下因素相关:①HPV 感染,40%~60%的外阴癌及 90%的外阴癌前病变与 HPV 病毒感染相关,特别是年轻女性,以 HPV16、HPV33、HPV6、HPV18、HPV31 等感染较多见,其中 16 型感染超过 50%;单纯疱疹病毒Ⅱ型和巨细胞病毒感染等与外阴癌的发生可能有关。②慢性外阴非上皮内瘤变发展为外阴癌的风险为 5%~10%,二者间存在一定相关性。③淋巴肉芽肿、尖锐湿疣、淋病、梅毒等性传播疾病及性卫生不良亦可能与发病相关。

2.病理

癌灶可为浅表溃疡或硬结节,可伴感染、坏死、出血,周围皮肤可见增厚及色素改变。镜下见多数外阴鳞状细胞癌分化好,有角化珠和细胞间桥。前庭和阴蒂的病灶倾向于分化差或未分化,常有淋巴管和神经周围侵犯,必要时可做电镜或免疫组化染色来确定组织学来源。

3.临床表现

(1)症状:最常见的症状是外阴瘙痒,局部有肿块或溃疡,合并感染或较晚期癌可出现疼痛、渗液和出血。

(2)体征:癌灶以大阴唇最多见,其次为小阴唇、阴蒂、会阴、尿道口和肛门周围等。早期呈局部丘疹、结节或小溃疡;晚期见不规则肿块,伴破溃或呈乳头样肿物。若癌灶已转移至腹股沟淋巴结,可扪及增大、质硬、固定的淋巴结。

4.转移途径

转移途径以直接浸润和淋巴转移较常见,晚期可经血行播散。

(1)直接浸润:癌灶逐渐增大,沿皮肤及邻近黏膜浸润至尿道、阴道和肛门,晚期可累及膀胱和直肠等。

(2)淋巴转移:外阴淋巴管丰富,两侧交通形成淋巴网,癌细胞通常沿淋巴管扩散,汇入腹股沟浅淋巴结,再至腹股沟深淋巴结,进入髂外、闭孔和髂内淋巴结,最终转移至腹主动脉旁淋巴结和左锁骨下淋巴结。一般肿瘤向同侧淋巴结转移,但阴蒂处癌灶常向两侧转移,并可绕过腹股沟浅淋巴结直接至腹股沟深淋巴结,外阴后部及阴道下段癌可避开腹股沟浅层淋巴结而直接转移至盆腔淋巴结。若癌灶累及尿道、阴道、直肠和膀胱,可直接转移至盆腔淋巴结。

(3)血行播散:晚期经血行播散至肺和骨等。

5.诊断

(1)病史及症状:有外阴慢性单纯性苔藓、外阴硬化性苔藓等病史。最常见的症状是外阴瘙痒,局部有肿块或溃疡,可伴有疼痛、出血,少部分患者无任何症状。晚期邻近部位器官受累可出现相应症状。

(2)妇科检查:早期可为外阴结节或小溃疡,晚期可累及全外阴伴破溃、出血和感染。应注意病灶部位、大小、质地、活动度、色素改变、与邻近器官的关系(尿道、阴道、肛门直肠有无受累)及双侧腹股沟区是否有肿大的淋巴结,并应仔细检查阴道和宫颈,以排除肿瘤。

(3)辅助检查及诊断

1)细胞学检查:可做细胞学涂片或印片,其阳性率仅约为50%。

2)病理组织学检查:是确诊外阴癌的唯一方法。对一切外阴赘生物和可疑病灶,均需尽早做活体组织病理检查。对有合并坏死的病灶,取材应有足够的深度,建议包含部分邻近正常皮肤及皮下组织。可在阴道镜观察下在可疑病灶部位取活检,以提高阳性率。也可用荧光诊断仪放大观察等协助取材活检。

3)其他:超声、CT、MRI、膀胱镜检和直肠镜检有助诊断。腹股沟区 CT 或 MRI 检查有助于判断淋巴结的状态。

6.临床分期

本病采用国际妇产科联盟的分期(FIGO 2009)。外阴癌的分期是手术病理分期,腹股沟淋巴结状态与预后密切相关。为准确分期,手术后的病理报告应包括肿瘤浸润深度、组织学类型、组织学分级、脉管间隙是否受累、转移淋巴结的数量与大小,以及是否有囊外扩散。

7.治疗

治疗以手术治疗为主,晚期可辅以放射治疗及化学药物综合治疗,最大限度地保留外阴的生理结构,减轻患者痛苦,减少治疗后的并发症,提高生活质量。对于早期外阴癌患者,应在不影响预后的前提下,尽量缩小手术范围,手术切除范围应包括癌灶周围 1cm 的外观正常组织。对晚期患者,应重视与放疗、化疗相结合的综合治疗,但与直接手术相比,这些治疗方法并不改善预后。

(1)手术治疗

1)ⅠA 期:外阴扩大局部切除术,手术切缘距离肿瘤边缘 1cm,深度至少为 1cm,需达皮下组织。

2)ⅠB 期:外阴根治性局部切除,手术切缘应至少超过病变边缘 1cm,深度应达尿生殖膈下筋膜,即位于阔筋膜水平面且覆盖耻骨联合的筋膜层。如果癌灶在阴蒂部位或其附近,则应切除阴蒂。同时行病灶同侧或双侧腹股沟淋巴结清扫术。

3)Ⅱ 期:外阴根治性局部切除,并切除受累的尿道、阴道、肛门皮肤,同时行双侧腹股沟淋巴结清扫术,必要时切除盆腔淋巴结。

4)Ⅲ 期、Ⅳ 期:外阴广泛切除+双侧腹股沟淋巴结切除术,必要时切除盆腔淋巴结。分别根据膀胱、尿道或直肠受累情况,选择做相应切除(如前盆/后盆或全盆腔廓清手术)。据统计,这种传统手术方式的手术死亡率接近 10%,5 年存活率为 50%,且若有固定或溃疡淋巴结,手术不可能治愈。近年来提出了对于这些患者的多学科综合治疗。首先应了解腹股沟淋巴结状态,原发外阴病灶的处理应在腹股沟淋巴结切除后进行。如手术切除原发肿瘤可达到切缘阴性,不损伤括约肌造成大小便失禁,手术值得进行。如手术需以人工肛或尿路改道为代价,建议先行放、化疗缩小病灶后再手术。

(2)放射治疗:鳞状细胞癌对放射治疗较敏感,但外阴皮肤对放射线耐受性极差,易发生明显放射皮肤反应(肿胀、糜烂、剧痛),难以达到放射根治剂量。外阴癌放射治疗常用于:①术前局部照射,缩小癌灶再手术。②转移淋巴结区域照射。③手术切缘阳性或接近切缘、脉管有癌栓或复发癌治疗。

(3)化学药物治疗:多用于与放疗的同步化疗及晚期癌或复发癌的综合治疗。常用药物有铂类、博来霉素、氟尿嘧啶和阿霉素等。常采用静脉注射或局部动脉灌注。

8.预后及随访

外阴癌的预后与临床分期及有无淋巴转移等有关,其中以淋巴结转移最为密切,有淋巴结转移者 5 年生存率约为 50%,而无淋巴结转移者 5 年生存率为 90%。

(二)外阴恶性黑色素瘤

外阴恶性黑色素瘤较少见,居外阴原发恶性肿瘤的第二位(2%~4%),多见于 65~75 岁女性,常见于小阴唇,其次是阴蒂周围,呈痣样、结节状生长,有色素沉着(肿瘤多为棕褐色或蓝黑色),可伴溃疡。患者常诉外阴瘙痒、出血和色素沉着范围增大。良恶性鉴别需进行肿物活组织病理检查。临床分期参照皮肤恶性黑色素瘤 Clark 分期、Chung 分期和 Breslow 分期系统。手术倾向较为保守,真皮层浸润≤1mm 者,手术切缘距离病变边缘至少 1cm,不必行淋巴结切除;真皮层浸润>1mm 者,手术切缘应距离病变边缘至少 2~3cm,并切除腹股沟淋巴结。根治性手术后的辅助治疗应首选 α 干扰素免疫治疗。化疗一般用于晚期患者的姑息治疗,常用药物为达卡巴嗪、替莫唑胺和沙利度胺。预后与病变厚度、浸润深度及淋巴结转移相关,预后差。

(三)外阴基底细胞癌

外阴基底细胞癌罕见,发病平均年龄为 70 岁。常见于大阴唇,其次是小阴唇、阴蒂和阴唇系带,可有局部瘙痒或无症状,病灶可呈湿疹或癣样病变伴有色素沉着,亦可呈结节状肿物。因症状不典型,诊断常延误,需与慢性毛囊炎破裂、黑色素细胞病变和皮肤附属器肿物相鉴别。确诊需做活组织病理检查,要求标本足够大,以除外腺样囊腺癌,避免不必要的根治性手术。确诊患者应检查全身皮肤有无基底细胞癌。外阴基底细胞癌是一种局限于真皮层内的生长缓慢的肿瘤,可行病灶广泛局部切除,手术切缘应距离病变边缘至少 1cm,无须行腹股沟淋巴结清扫术。外阴基底细胞癌 5 年生存率为 80%~95%,然而由于切除范围不够,可有 20%的局部复发,可再次手术。

第 2 节　阴道肿瘤

阴道肿瘤少见,分良恶性。良性肿瘤较小时多无症状,而恶性肿瘤可出现阴道流血或分泌物异常。

一、阴道良性肿瘤

阴道良性肿瘤相对少见,包括阴道平滑肌瘤、纤维瘤、乳头状瘤、神经纤维瘤、血管瘤和阴道腺病等,其中以阴道平滑肌瘤较为多见。肿瘤可发生于阴道的任何部位,肿瘤较小时,临床可无症状,随着肿瘤逐渐长大,可出现阴道分泌物增多,有下坠或异物感。当发现阴道肿物时,可有性交困难,甚至伴膀胱、直肠压迫症状,当肿瘤有溃疡、坏死时,可出现阴道异常分泌物和阴道出血。妇科检查可发现阴道壁有边界清楚的肿块,并向阴道内突出。需与阴道恶性肿瘤和膀胱、直肠膨出相鉴别。治疗采用手术切除。术后组织病理学检查是确诊的依据。

二、阴道恶性肿瘤

原发性阴道恶性肿瘤少见,其约占女性生殖器官恶性肿瘤的 2%。阴道恶性肿瘤 85%~95%为鳞状细胞癌,其次为腺癌(10%),阴道黑色素瘤及肉瘤等更为少见。

(一)发病相关因素

发病确切原因不明,可能与下列因素有关:HPV 病毒感染、长期刺激和损伤、免疫抑制治疗、吸烟及宫颈放射治疗史等。鳞状细胞癌和黑色素瘤多见于老年女性;腺癌好发于青春期,与其母亲在妊娠期间服用雌激素有关;而内胚窦瘤和葡萄状肉瘤则好发于婴幼儿。

(二)转移途径

转移途径以直接浸润和淋巴转移为主,晚期可血行播散至骨和肺等。阴道壁淋巴丰富,相互交融形成淋巴网,并于阴道两侧汇合形成淋巴干。阴道上段淋巴回流至盆腔淋巴结,下段至腹股沟淋巴结,而中段双向回流。

(三)临床表现

早期可有明显症状或仅有阴道分泌物增多或接触性阴道出血。晚期肿瘤侵犯膀胱或直肠时可出现尿频和排便困难等。妇科检查早期可呈阴道黏膜糜烂、充血、白斑或息肉状、菜花状或溃疡,晚期可累及阴道旁,甚至形成膀胱阴道瘘、尿道阴道瘘或直肠阴道瘘,并有腹股沟和锁骨上淋巴结肿大。

(四)诊断和鉴别诊断

根据病史、体征及阴道壁肿物活组织病理检查可确诊。若无明显病变,可在阴道镜下行可疑病变部位活检。多数阴道恶性肿瘤是从宫颈癌、外阴癌、子宫内膜癌和绒癌等其他部位转移来的,在诊断时应仔细鉴别。

(五)分　期

本病目前主要采用 FIGO 分期(表 7-2-1)。

(六)治　疗

由于解剖上的原因,阴道与膀胱、尿道、直肠间隙仅 5mm 左右,使得手术及放疗均有一

表 7-2-1　阴道癌 FIGO 分期

分期	临床特征
Ⅰ期	肿瘤局限于阴道壁
Ⅱ期	肿瘤侵及阴道旁组织,但未达骨盆壁
Ⅲ期	肿瘤扩展至骨盆壁
Ⅳ期	肿瘤范围超出真骨盆腔,或侵犯膀胱黏膜和(或)直肠黏膜,但黏膜疱状水肿不列入此期
ⅣA	肿瘤侵犯膀胱和(或)直肠黏膜,和(或)直接蔓延超出真骨盆
ⅣB	远处器官转移

定困难。治疗强调个体化,根据患者的年龄、病变分期和阴道受累部位确定治疗方案。总的原则是阴道上段癌可参照宫颈癌的治疗,阴道下段癌可参照外阴癌的治疗。

1.手术治疗

对于Ⅰ期患者,行部分或全阴道切除及盆腔和(或)腹股沟淋巴结清扫术;对ⅠA期及放疗后中央型复发患者,尤其是出现直肠阴道瘘或膀胱阴道瘘者,可行前盆、后盆或全盆脏器去除术,以及盆腔和(或)腹股沟淋巴结清扫术。

2.放射治疗

放射治疗适用于Ⅰ~Ⅳ期的所有病例,是大多数阴道癌患者首选的治疗方法。可先行盆腔外照射,然后行腔内或组织内插植放疗。如果累及阴道下 1/3 段,应将腹股沟淋巴结也包括在照射范围内或实施腹股沟淋巴结清扫术。

3.化疗

化疗与放疗同步进行。辅助化疗的作用有待评价。

第3节　子宫颈癌

子宫颈癌(简称宫颈癌)是最常见的妇科恶性肿瘤。宫颈癌以鳞状细胞癌为主,高发年龄为 50~55 岁。近些年由于宫颈细胞学筛查的普遍应用,宫颈癌和癌前病变得以被早期发现和治疗,宫颈癌的发病率和死亡率已有明显下降,但近年来,宫颈癌发病有年轻化的趋势。

一、组织发生和发展

宫颈转化区为宫颈癌好发部位。目前认为宫颈癌的发生、发展是由量变到质变,由渐变到突变的过程。在转化区形成过程中,宫颈上皮化生过度活跃,加上外来物质刺激(如人乳头瘤病毒感染、精液组蛋白及其他致癌物质),未成熟的化生鳞状上皮或增生的鳞状上皮细胞可出现间变或不典型表现,即不同程度的不成熟或分化不良,核异常有丝分裂象增加,形成宫颈上皮内病变。随着宫颈上皮内病变的继续发展,突破上皮下基底膜,浸润间质,则形成宫颈浸润癌。一般从宫颈上皮内病变发展为浸润癌需 10~15 年,但约25%在 5 年内发展为浸润癌。

二、病理

(一)宫颈鳞状细胞癌

宫颈鳞状细胞癌占宫颈癌的 80%~85%,以具有鳞状上皮分化(即角化)和细胞间桥,而无腺体分化或黏液分泌为病理诊断要点。多数起源于鳞状上皮和柱状上皮交界处移行带区的非典型增生上皮或原位癌。老年女性宫颈鳞状细胞癌可位于宫颈管内。

1.巨检

镜下早期浸润癌及极早期宫颈浸润癌肉眼观察常类似于宫颈糜烂,无明显异常。随病变发展,可有以下 4 种类型。

(1)外生型:最常见,癌灶向外生长呈乳头状或菜花样,组织脆,易出血。癌瘤体积较大,常累及阴道,较少浸润宫颈深层组织及宫旁组织。

(2)内生型:癌灶向宫颈深部组织浸润,宫颈表面光滑或仅有轻度糜烂,宫颈扩张、肥大、变硬,呈桶状;常累及宫旁组织。

(3)溃疡型:上述两型癌组织继续发展合并感染坏死,脱落后形成溃疡或空洞,似火山口状。

(4)颈管型:指癌灶发生于宫颈管内,常侵入宫颈及子宫下段供血层或转移至盆腔淋巴结。

2.显微镜检

(1)镜下早期浸润癌:指在原位癌基础上镜检发现小滴状、锯齿状癌细胞团突破基底膜,浸润间质,诊断标准见临床分期。

(2)宫颈浸润癌:指癌灶浸润间质范围已超出镜下早期浸润癌,多呈网状或团块状浸润间质。根据癌细胞分化程度可分为:Ⅰ级,高分化鳞状细胞癌(角化性大细胞型),大细胞,有明显角化珠形成,可见细胞间桥,瘤细胞异型性较轻,少或无不正常核分裂(<2/HP);Ⅱ级,中分化鳞状细胞癌(非角化性大细胞型),大细胞,少或无角化珠,细胞间桥不明显,异型性明显,核分裂象较多(2~4/HP);Ⅲ级,低分化鳞状细胞癌,即小细胞型,多为未分化小细胞,无角化珠及细胞间桥,细胞异型性明显,核分裂多见(>4/HP),常需做免疫组织化学检查(如细胞角蛋白等)及电镜检查确诊。

(二)宫颈腺癌

宫颈腺癌占宫颈癌的 15%~20%,近年来其发病率有上升趋势。

1.巨检

宫颈腺癌大体形态与宫颈鳞状细胞癌相同,其来自宫颈管内,浸润管壁,或自颈管内向宫颈外口突出生长,常可侵犯宫旁组织。病灶向宫颈管内生长时,宫颈外观可正常,但会因宫颈管向宫体膨大,宫颈管形如桶状。

2.显微镜检

主要组织学类型有 2 种。

(1)黏液腺癌:最常见,来源于宫颈管柱状黏液细胞,镜下可见腺体结构,腺上皮细胞增生呈多层,异型性明显,可见核分裂象,腺癌细胞可呈乳突状突入腺腔。可分为高、中、低分化腺癌,随分化程度降低,腺上皮细胞和腺管异型性增加,黏液分泌量减少,低分化腺癌中癌细胞呈实性巢、索或片状,少或无腺管结构。

(2)宫颈恶性腺瘤:又称为微偏腺癌(MDC),属高分化宫颈内膜腺癌。腺上皮细胞无异型性,但癌性腺体多,大小不一,形态多变,呈点状突起伸入宫颈间质深层,常伴有淋巴结转移。

(三)宫颈腺鳞状细胞癌

宫颈腺鳞状细胞癌较少见,占宫颈癌的 3%~5%,是由储备细胞同时向腺癌和鳞状上皮非典型增生鳞状细胞癌发展而形成。癌组织中含有腺癌和鳞状细胞癌两种成分。两种癌成分的比例及分化程度均可不同,低分化者预后极差。

(四)其他病理类型

少见病理类型如神经内分泌癌、未分化癌、混合性上皮(间叶)肿瘤、间叶肿瘤、黑色素瘤及淋巴瘤等。

三、转移途径

转移途径主要为直接蔓延及淋巴转移,血行转移少见。

1.直接蔓延

直接蔓延最常见,癌组织局部浸润,向邻近器官及组织扩散。向下累及阴道壁,向上由宫颈管累及宫腔,癌灶向两侧扩散可累及主韧带及阴道旁组织直至骨盆壁,晚期可向前、后蔓延侵及膀胱或直肠,形成癌性膀胱阴道瘘或直肠阴道瘘。癌灶压迫或侵及输尿管时,可引起输尿管阻塞及肾积水。

2.淋巴转移

癌灶局部浸润后累及淋巴管,形成瘤栓,并随淋巴液引流进入局部淋巴结,经淋巴引流扩散。淋巴转移一级组包括宫旁、宫颈旁、闭孔、髂内、髂外、髂总、骶前淋巴结,二级组为腹股沟深、浅淋巴结及腹主动脉旁淋巴结。

3.血行转移

血行转移极少见,晚期可转移至肺、肝或骨骼等。

四、分期

宫颈癌的分期是临床分期,常见分期见表 7-3-1。分期应在治疗前进行,治疗后分期不再更改。

五、临床表现

早期宫颈癌常无症状和明显体征,宫颈可光滑或与慢性宫颈炎无区别。宫颈管癌患者宫颈外观正常也易被漏诊或误诊。病变发展后可出现以下症状和体征。

(一)症状

1.阴道流血

早期多为接触性出血,发生在性生活后或妇科检查后,后期则为不规则阴道流血。出血

表 7-3-1　宫颈癌的临床分期

期别	肿瘤范围
Ⅰ期	癌灶局限于宫颈(包括累及宫体)
ⅠA	肉眼未见癌灶,仅在显微镜下可见浸润癌
ⅠA1	间质浸润深度≤3mm,宽度≤7mm
ⅠA2	间质浸润深度>3mm,但≤5mm,宽度≤7mm
ⅠB	肉眼可见癌灶局限于宫颈,或显微镜下可见病变>ⅠA2 期
ⅠB1	肉眼可见癌灶最大径线≤4cm
ⅠB2	肉眼可见癌灶最大径线>4cm
Ⅱ期	病灶已超出宫颈,但未达骨盆壁。癌累及阴道,但未达阴道下 1/3
ⅡA	无宫旁浸润
ⅡA1	肉眼可见病灶最大径线≤4cm
ⅡA2	肉眼可见病灶最大径线>4cm
ⅡB	有宫旁浸润,但未扩展至盆壁
Ⅲ期	癌肿扩展到骨盆壁和(或)累及阴道下 1/3,导致肾盂积水或无功能肾
ⅢA	癌累及阴道下 1/3,但未达骨盆壁
ⅢB	癌已达骨盆壁和(或)引起肾盂积水或无功能肾
Ⅳ期	癌播散超出真骨盆或癌浸润膀胱黏膜或直肠黏膜
ⅣA	癌扩散至邻近盆腔器官
ⅣB	远处转移

量根据病灶大小、侵及间质内血管情况而变化。晚期因侵蚀大血管,可引起大出血。年轻患者也可表现为经期延长,经量增多。老年患者则常以绝经后出现不规则阴道流血就诊。一般外生型癌出血较早,量多,内生型癌则出血较晚。

2.阴道排液

多数有阴道排液增多,可为白色或血性,稀薄如水样或米泔状,有腥臭。晚期因癌组织坏死伴感染,可有大量泔水样或脓性恶臭白带。

3.晚期症状

根据癌灶累及范围,可出现不同的继发症状。邻近组织器官及神经受累时,可出现尿频、尿急、便秘、下肢肿胀及疼痛等症状。癌肿压迫或累及输尿管时,可引起输尿管梗阻、肾积水及尿毒症。晚期患者可有贫血、恶病质等全身衰竭症状。

(二)体征

宫颈上皮内病变和镜下早期浸润癌肉眼观局部均无明显病灶,宫颈光滑或为轻度糜烂。随宫颈浸润癌生长发展,可出现不同体征。外生型者宫颈可见息肉状、菜花状赘生物,常伴感染,质脆易出血。内生型表现为宫颈肥大,质硬,颈管膨大。晚期癌组织坏死脱落形成溃疡或空洞伴恶臭。阴道壁受累时,可见阴道穹隆消失及赘生物生长。宫旁组织受累时,三合诊检查可扪及宫颈旁组织增厚、缩短、呈结节状、质硬或形成冷冻盆腔。

六、诊断

根据病史和临床表现,尤其是有接触性阴道出血者,通过"三阶梯"诊断程序,或对宫颈肿物直接进行活体组织检查可明确诊断。病理检查确诊为宫颈癌后,应由两名有经验的妇科肿瘤医师通过详细的全身检查和妇科检查,确定临床分期。可根据患者具体情况,进行 X 线胸片检查、静脉肾盂造影、膀胱镜及直肠镜检查、超声检查和 CT、MRI、PET 等影像学检查评估病情。

1.宫颈细胞学检查

宫颈细胞学检查是宫颈癌筛查的主要方法,应在宫颈转化区取材,行染色和镜检。临床宫颈细胞学诊断的报告方式主要为巴氏五级分类法和 TBS 系统分类。巴氏五级分类法1943 年由 G.N.Papanicolaou 提出,曾作为宫颈细胞学的常规检查方法在我国部分基层医院细胞室沿用至今,是一种分级诊断的报告方式。TBS 系统是描述性细胞病理学诊断的报告方式,也是很多细胞病理学家积极提倡的规范细胞学诊断方式。巴氏Ⅲ级及以上或 TBS 分类中有上皮细胞异常时,均应重复刮片检查并行阴道镜下宫颈活组织检查。

2.HPV 检测

因 HPV 感染是导致宫颈癌的主要病因,目前,国内外已将检测 HPV 感染作为宫颈癌的一种筛查手段。其作为初筛手段,可聚焦高危人群,比通常采用的细胞学检测更有效。具有高危因素和己烯雌酚暴露史或细胞学结果≥ASC-US 的年轻女性应进行 HPV-DNA 检测,同时建议 HPV-DNA 初筛检测应从 25~30 岁开始。对未明确诊断意义的不典型鳞状上皮细胞或腺上皮细胞,应用 HPV 检测亦可进行有效的分流。

3.碘试验

正常宫颈阴道部鳞状上皮含丰富的糖原,碘溶液涂染后呈棕色或深褐色,不能染色区说明该处上皮缺乏糖原,可为炎性或有其他病变区。在碘不染色区取材行活检,可提高诊断率。

4.阴道镜检查

宫颈细胞学检查巴氏Ⅲ级以上、TBS 分类上皮细胞异常,均应在阴道镜下观察宫颈表面病变状况,选择可疑癌变区行活组织检查,提高诊断准确率。

5.宫颈和宫颈管活组织检查

宫颈和宫颈管活组织检查为宫颈癌及其癌前病变确诊的依据。宫颈无明显癌变可疑区时,可在移行区 3 点、6 点、9 点、12 点 4 处取材或行碘试验、阴道镜观察可疑病变区取材做病理检查。所取组织应包括一定间质及邻近正常组织。若宫颈有明显病灶,可直接在癌变区取材。宫颈细胞学阳性但宫颈光滑或宫颈活检阴性者,应用小刮匙搔刮宫颈管,刮出物送病理检查。

6.宫颈锥切术

宫颈细胞学检查多次阳性,而宫颈活检阴性,或活检为高级别宫颈上皮内病变需确诊者,均应做宫颈锥切送病理组织学检查。宫颈锥切可采用冷刀切除、宫颈环形电切除(LEEP)或冷凝电刀切除术。宫颈组织应做连续病理切片(24~36 张)检查。

七、鉴别诊断

本病应与有临床类似症状或体征的各种宫颈病变相鉴别,主要依据是活组织病理检查:①宫颈良性病变。宫颈柱状上皮异位、息肉、宫颈内膜异位、宫颈腺上皮外翻和宫颈结核性溃疡等。②宫颈良性肿瘤。宫颈黏膜下肌瘤、宫颈管肌瘤和宫颈乳头瘤。③宫颈转移性肿瘤。子宫内膜癌宫颈转移应与原发性宫颈癌相鉴别,同时应注意原发性宫颈癌可与子宫内膜癌并存。

八、处理

本病应根据临床分期、年龄、全身情况结合医院医疗技术水平及设备条件综合考虑,制订治疗方案,选用适宜的措施,重视首次治疗及个体化治疗。主要治疗方法为手术、放疗及化疗,应根据具体情况配合应用。

(一)手术治疗

手术治疗主要用于ⅠA~ⅡA期的早期患者,其优点是年轻患者可保留卵巢及阴道功能。

1.ⅠA期

对于无淋巴管脉管浸润(LVSI)者及无生育要求者,可选用筋膜外全子宫切除术。对要求保留生育功能者可行宫颈锥形切除术(术后病理应注意检查切缘)。有LVSI但无生育要求者,建议行改良广泛性子宫切除术和盆腔淋巴结清扫术+腹主动脉旁淋巴结取样术。有生育要求者则建议行锥切术或广泛性宫颈切除术及盆腔淋巴结清扫术+腹主动脉旁淋巴结清扫术。

2.ⅠA1~ⅡA2期

选用广泛性子宫切除术及盆腔淋巴结清扫术,必要时行腹主动脉旁淋巴清扫或取样,年轻患者卵巢正常者可予保留。近年来,对ⅠA1~ⅠB2期,肿瘤直径<2cm的未生育年轻患者,可选用广泛子宫颈切除术及盆腔淋巴结清扫术,保留患者的生育功能。

(二)放射治疗

放射治疗适用于ⅡB期晚期及Ⅲ、Ⅳ期患者,或无法手术的患者,包括近距离放疗及体外照射。

近距离放疗采用后装治疗机,放射源为^{137}Cs及^{192}Ir等。体外照射多用直线加速器及^{60}Co等。近距离放疗用以控制局部原发病灶,腔外照射则治疗宫颈旁及盆腔淋巴结转移灶。早期病例以局部近距离放疗为主,体外照射为辅;晚期则以体外照射为主,近距离放疗为辅。

(三)手术及放疗

对于局部较大病灶,可先做放疗,待癌灶缩小后再手术。手术治疗后有盆腔淋巴结阳性、宫旁组织阳性或手术切缘阳性等高危因素者,可术后补充盆腔放疗+顺铂同期化疗+阴道近距离放疗。阴道切缘阳性者,阴道近距离放疗可增加疗效。

(四)化疗

化疗主要用于:①宫颈癌灶>4cm的手术前化疗,目的是使肿瘤缩小,便于手术切除。

②与放疗同步进行,现有临床试验结果表明,以铂类为基础的同步放化疗较单纯放疗能明显改善ⅠB~ⅣA期患者的生存期,使宫颈癌复发危险度降低了 40%~60%,死亡危险度降低了 30%~50%。③不能耐受放疗的晚期或复发转移的患者姑息治疗。常用的一线抗癌药物有顺铂、卡铂、紫杉醇、吉西他滨和托泊替康。常用联合化疗方案有顺铂+紫杉醇、卡铂+紫杉醇、顺铂+托泊替康和顺铂+吉西他滨。用药途径可采用静脉或动脉灌注化疗。

九、预后

预后与临床期别、病理类型及治疗方法密切相关。ⅠB与ⅡA期的手术与放疗效果相近。有淋巴结转移者预后差。宫颈腺癌放疗疗效不如鳞状细胞癌,早期易有淋巴转移,预后差。晚期死亡主要原因有尿毒症、出血、感染及全身恶病质。

十、随访

宫颈癌治疗后的复发 50%在 1 年内,75%~80%在 2 年内;盆腔局部复发占 70%,远处为 30%。随访内容应包括盆腔检查、阴道涂片细胞学检查(保留宫颈者行宫颈细胞学检查)和高危型 HPV 检查,以及胸片和血常规等。治疗后 2 年内每 3 个月复查 1 次,3~5 年内每 6 个月 1 次;第 6 年开始每年复查 1 次。

十一、预防

普及防癌知识,开展性卫生教育,提倡晚婚少育。注意并重视高危因素及高危人群,有异常症状者应及时就医。积极治疗性传播疾病,做到早期发现及诊治宫颈鳞状上皮内病变患者,阻断浸润性宫颈癌的发生。健全并发挥女性防癌保健网的作用,开展宫颈癌普查普治,做到早期发现、早期诊断、早期治疗。30 岁以上女性初诊均应常规做宫颈刮片检查和HPV 检测,异常者应进一步处理。HPV 疫苗目前已用于 HPV 感染及癌前病变的预防,是目前世界上第一个用于肿瘤预防的疫苗。

第 4 节　子宫肌瘤

子宫肌瘤是女性生殖器中最常见的一种良性肿瘤,由平滑肌及结缔组织组成,多见于30~50 岁女性,20 岁以下少见。根据尸检资料,35 岁以上的女性,约 20%有大小不等的子宫肌瘤。因肌瘤多无或很少有症状,临床发病率远低于肌瘤真实发病率。

一、发病相关因素

子宫肌瘤的确切病因尚未明了,可能涉及正常肌层的体细胞突变、性激素及局部生长因子间的相互作用。因肌瘤好发于生育年龄,青春期前少见,在妊娠、外源性高雌激素的作用下,肌瘤生长较快。抑制或降低雌激素水平的治疗可使肌瘤缩小。绝经后肌瘤停止生长、萎缩或消退,提示其发生可能与女性激素相关。生物化学检测证实,肌瘤中雌二醇的雌酮转化率明显低于正常肌组织,肌瘤中的雌激素受体(ER)浓度明显高于周边肌组织,故认为肌瘤组织局部对雌激素的高敏感性是肌瘤发生的重要因素之一。此外研究证实,孕激素有促进肌瘤有丝分裂活动和刺激肌瘤生长的作用,肌瘤组织较周边肌组织中孕激素受体浓度升高,分泌期的子宫肌瘤标本中分裂象明显高于增殖期的子宫肌瘤。

细胞遗传学研究显示,25%~50%的子宫肌瘤存在细胞遗传学异常,包括从点突变到染色体消减和增多的多种染色体诱变,首先是单克隆起源的体细胞突变,并对突变肌细胞提供一种选择性生长优势。其次是多种与肌瘤有关的染色体重排,常见的有 12 号和 14 号染色体长臂片段易位、12 号染色体长臂重排和 7 号染色体长臂部分缺失等。分子生物学研究提示子宫肌瘤由单克隆平滑肌细胞增殖而成,多发性子宫肌瘤由不同克隆细胞形成。

还有研究认为,一些生长因子在子宫肌瘤的生长过程中可能起着重要作用,如胰岛素样生长因子(IGF)Ⅰ和Ⅱ、表皮生长因子(EGF)、血小板衍生生长因子(PDGF)A 和 B 等。

二、分类

(一)按肌瘤生长部位

分为宫体肌瘤(90%)和宫颈肌瘤(10%)。

(二)按肌瘤与子宫肌壁的关系

分为 3 类。

1.肌壁间肌瘤

肌壁间肌瘤占 60%~70%,肌瘤位于子宫肌壁间,周围均被肌层包围。

2.浆膜下肌瘤

浆膜下肌瘤约占 20%,肌瘤向子宫浆膜面生长,并突出于子宫表面,肌瘤表面仅由子宫浆膜覆盖。若瘤体继续向浆膜面生长,仅有一蒂与子宫相连,称为带蒂浆膜下肌瘤,营养由蒂部血管供应。若血供不足,肌瘤可变性坏死,如蒂扭转断裂,肌瘤脱落形成游离性肌瘤。如肌瘤位于宫体侧壁,向宫旁生长,突出于阔韧带两叶之间,则称为阔韧带肌瘤。

3.黏膜下肌瘤

黏膜肌瘤占 10%~15%。肌瘤向宫腔方向生长,突出于宫腔,仅为黏膜层覆盖。黏膜下肌瘤易形成蒂,在宫腔内生长犹如异物,常引起子宫收缩,肌瘤可被挤出宫颈外口而突入阴道。子宫肌瘤常为多个,以上各类肌瘤可单独发生亦可同时发生。2 个或 2 个部位以上肌瘤发生在同一子宫者,称为多发性子宫肌瘤。此外,还偶见其生长于圆韧带、阔韧带和宫骶韧带。

三、病理

(一)巨检

肌瘤为实质性球形包块,表面光滑,质地较子宫肌层硬,压迫周围肌壁纤维形成假包膜。肌瘤与假包膜间有一层疏松网状间隙,故易剥出。血管由外穿入假包膜为肌瘤供给营养,肌瘤越大,血管越粗。假包膜中的血管呈放射状排列,壁缺乏外膜,受压后易引起循环障碍而使肌瘤发生各种退行性变。肌瘤长大或多个相融合时呈不规则形状。肌瘤切面呈灰白色,可见旋涡状或编织状结构。肌瘤颜色和硬度与纤维组织多少有关。

(二)镜检

肌瘤主要由梭形平滑肌细胞和不等量纤维结缔组织构成。肌细胞大小均匀,排列成旋涡状或栅状,核为杆状。

(三)特殊类型的子宫肌瘤

1.富于细胞平滑肌瘤

肿瘤中有丰富的平滑肌细胞,排列紧密,细胞大小及形态尚一致,仅个别细胞有异形,偶见分裂象 1~4 个/10 个高倍视野。

2.奇怪型平滑肌瘤

肿瘤以圆形或多边形细胞为主,胞质嗜酸,核周呈透亮空隙。其特征为细胞多形性,核异型甚至出现巨核细胞。无分裂象可见。临床呈良性表现。

3.血管平滑肌瘤

平滑肌瘤中血管丰富,瘤细胞围绕血管排列,与血管平滑肌紧密相连。肿瘤切面色泽较红。

4.上皮样平滑肌瘤

平滑肌瘤以圆形或多边形细胞组成,常排列成上皮样索或巢。肌瘤呈黄或灰色。应注意其边缘部分是否有肌层浸润,若有浸润,应视为恶性。

5.神经纤维样平滑肌瘤

肿瘤细胞核呈栅栏状排列,像神经纤维瘤。

四、肌瘤变性

肌瘤变性是肌瘤失去了原有的典型结构。常见的变性有以下几种。

1.玻璃样变

玻璃样变又称透明变性,最常见。肌瘤剖面呈旋涡状结构消失,为均匀透明样物质取代。镜下见病变区肌细胞消失,为均匀透明无结构区。

2.囊性变

囊性变继发于玻璃样变,肌细胞坏死液化即可发生囊性变,此时子宫肌瘤变软,很难与妊娠子宫或卵巢囊肿相区别。肌瘤内出现大小不等的囊腔,其间有结缔组织相隔,数个囊腔也可融合成大囊腔,腔内含清亮无色液体,也可凝固成胶冻状。镜下见囊腔由玻璃样变的肌瘤组织构成,内壁无上皮覆盖。

3.红色样变

多见于妊娠或产褥期,为肌瘤的一种特殊类型坏死,发生机制不清,可能与肌瘤内小血管退行性变引起血栓及溶血,血红蛋白渗入肌瘤内有关。患者可有剧烈腹痛伴恶心、呕吐、发热及白细胞计数升高,检查发现肌瘤迅速增大、压痛。肌瘤剖面为暗红色,如半熟的牛肉,有腥臭味,质软,旋涡状结构消失。镜检见组织高度水肿,假包膜内大静脉及瘤体内小静脉血栓形成,广泛出血伴溶血,肌细胞减少,细胞核常溶解消失,并有较多脂肪小球沉积。

4.肉瘤样变

肌瘤恶变即为肉瘤样变,少见,发生率仅为 0.4%~0.8%,多见于年龄较大的女性。肌瘤在短期内迅速增大或伴有不规则出血者应考虑恶变。若绝经后女性肌瘤增大,更应警惕恶性变可能。肌瘤恶变后,组织变软且脆,切面呈灰黄色,似生鱼肉状,与周围组织界限不清。镜下见平滑肌细胞增生,排列紊乱,旋涡状结构消失,细胞有异型性。

5.钙化

多见于蒂部细小血供不足的浆膜下肌瘤以及绝经后女性的肌瘤。常在脂肪变性后进一步分解成三酰甘油,再与钙盐结合,沉积在肌瘤内。X 线片可清晰显示钙化阴影。镜下可见钙化区为层状沉积,呈圆形,有深蓝色微细颗粒。

五、临床表现

(一)症状

该病多无明显症状,仅在体检时偶然发现。症状与肌瘤部位、有无变性相关,而与肌瘤大小、数目关系不大。常见症状有以下几种。

1.经量增多及经期延长

多见于大的肌壁间肌瘤及黏膜下肌瘤者,肌瘤使宫腔增大,子宫内膜面积增加,并影响子宫收缩,可有经量增多、经期延长等症状。此外,肌瘤可能使肿瘤附近的静脉受挤压,导致子宫内膜静脉丛充血与扩张,从而引起月经过多。黏膜下肌瘤伴坏死感染时,可有不规则阴道流血或血样脓性排液。长期经量增多可导致继发贫血、乏力、心悸等症状。

2.下腹包块

肌瘤初起时在腹部摸不到肿块,当肌瘤逐渐增大,使子宫超过 3 个月妊娠大小时,其较易在腹部触及。肿块居下腹正中部位,呈实性,可活动,无压痛,生长缓慢。巨大的黏膜下肌瘤脱出阴道外,患者可因外阴脱出肿物就医。

3.白带增多

肌壁间肌瘤使宫腔面积增大,内膜腺体分泌增多,并伴有盆腔充血致使白带增多。子宫黏膜下肌瘤一旦感染,可有大量脓样白带,如有溃烂、坏死、出血时,可有血性或脓血性有恶臭的阴道溢液。

4.压迫症状

子宫前壁下段肌瘤可压迫膀胱引起尿频和尿急。子宫颈肌瘤可引起排尿困难和尿潴留。子宫后壁肌瘤(峡部或后壁)可引起下腹坠胀不适和便秘等症状。阔韧带肌瘤或宫颈巨型肌瘤向侧向发展嵌入盆腔内压迫输尿管会使上泌尿路受阻,形成输尿管扩张,甚至发生肾盂积水。

5.其他

常见下腹坠胀和腰酸背痛,经期加重,可引起患者不孕或流产。肌瘤红色变性时有急性下腹痛,伴呕吐、发热及肿瘤局部压痛。浆膜下肌瘤蒂扭转可有急性腹痛。子宫黏膜下肌瘤由宫腔向外排出时也可引起腹痛。

(二)体征

该病体征与肌瘤大小、位置、数目及有无变性相关。大肌瘤可在下腹部扪及实质性不规则肿块。妇科检查见子宫增大，表面有不规则的单个或多个结节状突起。浆膜下肌瘤可扪及单个实质性球状肿块与子宫有蒂相连。黏膜下肌瘤位于宫腔内者子宫均匀增大。黏膜下肌瘤脱出子宫颈外口时，检查即可看到子宫颈口处有肿物，呈粉红色，表面光滑，宫颈四周边缘清楚。如果伴有感染，可有坏死、出血及脓性分泌物。

六、诊断及鉴别诊断

根据病史及体征，诊断多不困难。个别诊断困难患者可采用 B 超、宫腔镜和子宫输卵管造影等协助诊断。应与下列情况及疾病相鉴别。

(一)妊娠子宫

应注意肌瘤囊性变与妊娠子宫先兆流产的鉴别。妊娠时有停经史及早孕反应，子宫随停经月份延长增大、变软，借助尿或血 hCG 测定和 B 超可确诊。

(二)卵巢肿瘤

卵巢肿瘤多无月经改变，呈囊性位于子宫一侧。在某些特定的情况下，两者可能难以鉴别。浆膜下肌瘤可能被误诊为卵巢实体或部分实体肿瘤，囊性变的浆膜下肌瘤与卵巢囊肿可能在一般临床检查不易区别。B 超检查有时可鉴别浆膜下肌瘤、阔韧带肌瘤与卵巢肿瘤，扫描时，应尤其注意寻找卵巢与肿块、子宫与肿块的关系。最可靠的方法是采用腹腔镜检查，腹腔镜兼有诊断与治疗的作用。应注意实质性卵巢肿瘤与带蒂浆膜下肌瘤的鉴别、肌瘤囊性变与卵巢囊肿鉴别。

(三)子宫腺肌病

局限型子宫腺肌病类似于子宫肌壁间肌瘤，质硬，亦可有经量增多等症状。其也可使子宫增大，月经增多。但子宫腺肌病有继发性渐进性痛经史，子宫多呈均匀增大，很少超过 3 个月妊娠大小，有时经前与经后子宫大小可有变化。有时，子宫腺肌病可与子宫肌瘤并存。B 超检查是鉴别子宫肌腺病与子宫肌瘤常用的辅助检查，阴道 B 超、彩色多普勒，特别是经阴道彩色多普勒超声检查等的应用可提高两者鉴别的准确性。两者鉴别有时较困难。

(四)子宫内膜息肉

子宫内膜息肉主要表现为月经量多、经期延长及不规则阴道出血等症状，这些症状与子宫黏膜下肌瘤有相似之处，特别是 B 超检查均显示有宫腔内占位。一般可通过经阴道彩色多普勒超声检查或经阴道宫腔声学造影来进行区别。最为可靠的鉴别子宫内膜息肉及子宫黏膜下肌瘤的方法是进行宫腔镜检查。不论诊断还是治疗子宫内膜息肉，宫腔镜均是最好的选择。

(五)功能失调性子宫出血

功能失调性子宫出血主要表现为不规则阴道出血，临床症状与子宫肌瘤有相似之处。较大的肌瘤子宫明显增大，多发性肌瘤子宫增大不规则，浆膜下肌瘤子宫表面有结节性突出等情况，一般不会与功血相混淆。鉴别较困难者为子宫肌瘤小，而出血症状又比较明显的病例。这一方面是由于症状相似，均可出现月经过多或不规则出血。另一方面，功血患者有时子宫亦略大于正常。B 超、诊断性刮宫或宫腔镜检查通常可对两者进行鉴别诊断。

(六)子宫恶性肿瘤

1.子宫肉瘤

子宫肉瘤好发于老年女性，生长迅速，侵犯周围组织时易出现腰腿痛等压迫症状。有时从宫口有息肉样赘生物脱出，触之易出血，肿瘤的活组织检查有助于鉴别。

2.宫颈癌

宫颈癌有不规则阴道流血及白带增多或不正常排液等症状，外生型较易鉴别，内生型宫颈癌则应与宫颈管黏膜下肌瘤相鉴别。宫颈黏膜下肌瘤突出于宫颈口，伴有坏死、感染时，外观有时很难与宫颈癌相区别，但阴道检查可发现前者肿瘤仍较规则，有时尚可扪及根蒂。可借助 B 超检查、宫颈细胞学刮片检查、宫颈活组织检查、宫颈管搔刮及分段诊刮等进行鉴别。

3.子宫内膜癌

子宫内膜癌以绝经后阴道流血为主要症状，好发于老年女性，子宫呈均匀增大或正常，质软。应该强调指出，子宫肌瘤合并子宫内膜癌，远较肌瘤合并宫颈癌为多，也比子宫肌瘤本身癌变为多。因此，子宫肌瘤患者应警惕合并子宫内膜癌，特别是年龄偏大的患者。不少研究指出，对临床诊断为子宫肌瘤的患者，术前应常规进行诊断性刮宫，因为即使是宫颈细胞学阴性者，亦可能发现意料之外的子宫内膜癌。

(七)其他

卵巢巧克力囊肿、盆腔炎性包块及子宫畸形等可根据病史、体征及 B 超检查鉴别。

七、治疗

治疗应根据患者年龄、生育要求、症状及肌瘤部位、大小、数目全面考虑。

(一)随访观察

肌瘤小(<5cm)，无症状或症状轻微，一般无须治疗，特别是近绝经期女性，绝经后肌瘤

多可萎缩或逐渐消失。每 3~12 个月随访一次,行妇科检查和(或)B 超检查均可。若肌瘤明显增大或出现症状,则可考虑进一步治疗。对未妊娠患者,尤其要重视定期随访,以免对今后妊娠产生不良影响。

(二)药物治疗

肌瘤<2 个月妊娠子宫大小,症状轻,近绝经年龄或全身情况不宜手术,或在手术前控制肌瘤大小以降低手术难度者,可给予药物对症治疗。由于是非根治性治疗,停药后一般肌瘤会重新增大。

1.雄激素

雄激素可对抗雌激素,使子宫内膜萎缩,也可直接作用于子宫,使肌层和血管平滑肌收缩,从而减少子宫出血。近绝经期患者应用可提前绝经。常用药物:丙酸睾酮 25mg 肌内注射,每 5 天 1 次,经期为 25mg/d,共 3 次,每月总量不超过 300mg,可用 3~6 个月;甲睾酮 10mg/d,舌下含服,连用 3 个月。

2.促性腺激素释放激素类似物(GnRHa)

采用大剂量连续或长期非脉冲式给药可产生抑制 FSH 和 LH 分泌的作用,使雌二醇降低到绝经水平,以缓解症状并抑制肌瘤生长使其萎缩。但停药后,肌瘤又会逐渐增大到原来大小。一般应用长效制剂,间隔 4 周皮下注射 1 次。常用药物有亮丙瑞林,每次 3.75mg,或戈舍瑞林,每次 3.6mg。目前临床多用于:①术前辅助治疗 3~6 个月,待症状得以控制、贫血得以纠正、肌瘤缩小后手术,以降低手术难度,减少术中出血,避免输血。②对近绝经期患者有提前过渡到自然绝经作用。③因子宫肌瘤引起不孕的患者,孕前用药可使肌瘤缩小,以利于自然妊娠。用药 6 个月以上可产生绝经期综合征和骨质疏松等不良反应,故长期用药受限。有学者指出,在 GnRHa 用药第 3 个月加用小剂量雌、孕激素,即反向添加治疗,能有效缓解症状且可减少不良反应。

3.其他药物

米非司酮为人工合成的 19-去甲基睾酮衍生物,具有较强的抗孕酮作用,亦可用于子宫肌瘤的治疗。一般从月经周期第 2 天开始,10~25mg/d 口服,连续服用 6 个月,作为术前用药或提前绝经使用。但停药后肌瘤会重新增大,且该药不宜长期使用,以防其拮抗糖皮质激素的不良反应。目前,有关该药治疗子宫肌瘤的机制、剂量及疗效尚在探索之中。此外,在子宫肌瘤出血期,若出血量多,还可用子宫收缩剂(缩宫素)和止血药(如妥塞敏、酚磺乙胺、巴曲酶等)。但值得注意的是,子宫肌瘤患者可合并内膜病变,需注意排除。

(三)手术治疗

适应证:子宫>10 周妊娠大小,月经过多继发贫血,有膀胱、直肠压迫症状或肌瘤生长较快疑有恶变者,保守治疗失败,不孕或反复流产排除其他原因。手术途径:可经腹、经阴道或宫腔镜及腹腔镜辅助下手术。术式有以下几种。

1.肌瘤切除术

指将子宫肌瘤摘除而保留子宫的手术,适用于 40 岁以下希望保留生育功能的患者,多在剖腹或腹腔镜下切除。黏膜下肌瘤部分可经阴道或宫腔镜摘除。

2.子宫切除术

适用于肌瘤大,个数多,症状明显,不要求保留生育功能,或疑有恶变者。可行剖腹或腹腔镜下全子宫切除术。必要时,可于术中行冰冻切片组织学检查。依具体情况决定是否保留双侧附件。术前应做宫颈刮片细胞学检查,以排除宫颈恶性病变。

3.子宫动脉栓塞术

自 20 世纪 90 年代子宫动脉栓塞术用于治疗子宫肌瘤以来, 绝大部分患者疗效满意,异常子宫出血减少,症状消除或减轻,月经周期恢复正常,贫血改善,子宫和肌瘤的体积均明显减小。肌瘤体积在术后 3 个月会明显减小,且会在随后的时间内继续缩小。对于症状性子宫肌瘤,尤其是伴有严重的贫血或盆腔疼痛,传统非手术治疗失败者,子宫动脉栓塞术是有效的。对于那些希望保留子宫的患者,该方案也是可供选择的治疗方案之一。子宫动脉栓塞术的治疗原理:肌瘤组织与正常子宫组织相比生长分裂活跃,耗氧量大,对无氧代谢耐受力差;子宫血供的特殊性导致子宫正常组织有丰富的血管交通网,并且对血栓的溶解能力较肌瘤组织强。通过对子宫肌瘤供血动脉的栓塞,可达到阻断瘤体血供的目的,使瘤组织坏死、萎缩,瘤细胞总数减少,从而缓解症状。子宫动脉栓塞术对<6cm 的浆膜下肌瘤、<5cm 的黏膜下肌瘤,以及<8cm 的肌壁间肌瘤疗效较好。该手术的绝对禁忌证相对较少,包括妊娠、未明确性质的盆腔肿块或子宫病变、凝血功能障碍等。手术不良反应少,且多轻微。一般术后 7 天内,患者不良反应可缓解,10~14 天可恢复日常生活和工作。常见并发症有穿刺相关并发症、栓塞后综合征、感染和非靶向栓塞等。

八、子宫肌瘤合并妊娠

肌瘤合并妊娠占肌瘤患者的 0.5%~1%,占妊娠的 0.3%~0.5%。肌瘤小且无症状者常被忽略,故该病实际发病率高于报道。

1.肌瘤对妊娠及分娩的影响

肌瘤对妊娠及分娩的影响与肌瘤大小及生长部位有关,黏膜下肌瘤可影响受精卵着床导致早期流产,肌壁间肌瘤过大因机械压迫,会使宫腔变形或内膜供血不足而引起流产。妊娠后期及分娩时胎位异常、胎盘低置或前置、产道梗阻等难产应做剖宫产。胎儿娩出后易因胎盘粘连、附着面大或排出困难及子宫收缩不良导致产后出血。

2.妊娠期及产褥期易发生红色变性

表现为肌瘤迅速长大,伴剧烈腹痛、发热和白细胞计数升高,通常采用保守治疗能缓解。妊娠合并子宫肌瘤多能自然分娩,但要预防产后出血。若肌瘤阻碍胎儿下降,应行剖宫产术,术中是否同时切除肌瘤需根据肌瘤大小、部位和患者情况决定。

第 5 节　子宫肉瘤

子宫肉瘤非常罕见,恶性程度高,占子宫恶性肿瘤的 2%~4%,占生殖道恶性肿瘤的 1%。子宫肉瘤来源于子宫肌层、肌层内结缔组织和子宫内膜间质,也可继发于子宫平滑肌瘤,多见于 40~60 岁女性。

一、组织发生及病理

根据不同的组织发生来源,主要有 3 种类型。

(一)子宫平滑肌肉瘤

子宫平滑肌肉瘤占子宫肉瘤的 45%,易发生盆腔血管、淋巴结及肺转移。平滑肌肉瘤又分原发性和继发性两种。原发性平滑肌肉瘤发生自子宫肌壁或肌壁间血管壁的平滑肌组织,此种肉瘤呈弥漫性生长,与子宫壁之间无明显界限,无包膜。继发性平滑肌肉瘤为原已存在的平滑肌瘤的恶变。肌瘤恶变常自肌瘤中心部分开始,向周围扩展直到整个肌瘤发展为肉瘤,此时往往侵及包膜。切面为均匀一致的黄色或红色结构,呈鱼肉状或豆渣样,由于不存在旋涡状编织样结构,有时很难与肌瘤的红色样变区别,需经病理检查才能确诊。镜下平滑肌肉瘤细胞呈梭形,细胞大小不一致,形态各异,排列紊乱,有核异型,染色质深,核仁明显,细胞质呈碱性,有时有巨细胞出现。核分裂象>5/10HP。继发性子宫平滑肌肉瘤的预后比原发性者好。

(二)子宫内膜间质肉瘤

子宫内膜间质肉瘤指肿瘤来自子宫内膜间质细胞,分为以下 2 类。

1.低度恶性子宫内膜间质肉瘤

低度恶性子宫内膜间质肉瘤有宫旁组织转移倾向,较少发生淋巴结及肺转移。大体见子宫球状增大,有颗粒或小团块状突起,质如橡皮,富有弹性。切面见肿瘤呈息肉状或结节状,自子宫内膜突向宫腔或侵入肌层,有时息肉有长蒂,可达宫颈口外。瘤组织呈鱼肉状,均匀一致,呈黄色。镜下瘤细胞侵入肌层肌束间,细胞形态大小一致,胞质少,核分裂象少(<10/10HP)。

2.高度恶性子宫内膜间质肉瘤

高度恶性子宫内膜间质肉瘤恶性度较高,预后差。肿瘤多发生于子宫底部的内膜,呈息肉状向宫腔突起,质软而碎,常伴有出血和坏死。切面呈灰黄色,鱼肉状。当侵入肌层时,肌壁则呈局限性或弥漫性增厚。镜下见肿瘤细胞分化程度差,细胞大小不一,核深染,异型性明显,核分裂象多(>10/10HP)。

(三)恶性中胚叶混合瘤(MMMT)

MMMT 含癌及肉瘤两种成分,又称癌肉瘤,但肉瘤为子宫异源成分,如横纹肌、骨、软骨、脂肪等组织。肿瘤的恶性程度较高,多见于绝经后女性。大体见肿瘤呈息肉状生长,突向宫腔,常为多发性或分叶状。晚期可侵入肌层或周围组织。肿瘤质软,表面光滑。切面为灰白色,有出血和坏死。镜下见癌和肉瘤两种成分,并可见过渡形态。

二、临床表现

(一)症状

早期症状不明显,随着病情发展可出现下列表现。

(1)阴道不规则流血:最常见,量多少不等。

(2)腹痛:肉瘤生长快,子宫迅速增长或瘤内出血、坏死,子宫肌壁破裂会引起急性腹痛。

(3)腹部包块:患者常诉下腹部包块迅速增大。

(4)压迫症状及其他:可有膀胱或直肠受压,出现尿频、尿急、尿潴留和大便困难等症状。晚期患者全身消瘦、贫血、低热或出现肺、脑转移相应症状。宫颈肉瘤或肿瘤自宫颈脱垂至阴道内常有大量恶臭分泌物。

(二)体征

子宫增大,外形不规则;宫颈口有息肉或肌瘤样肿块,呈紫红色,极易出血;继发感染后有坏死及脓性分泌物。晚期肉瘤可累及盆侧壁,子宫固定不活动,可转移至肠管及腹腔,但腹水少见。

三、诊断

子宫肉瘤的临床表现与子宫肌瘤及其他恶性肿瘤相似,术前诊断较困难。对绝经后女性及幼女的宫颈赘生物、迅速增大伴疼痛的子宫肌瘤均应考虑有无肉瘤的可能。辅助诊断可选择阴道彩色脉冲多普勒超声检查、CT、MRI、PET-CT、宫腔镜等,但目前尚无一种影像学检查能为患者提供可靠的依据。MRI 检查是目前被认为最有用的鉴别诊断方法之一,阴性预测值较高。诊断性刮宫对 MMMT 和子宫内膜间质肉瘤有较大的诊断价值,但对平滑肌肉瘤敏感性低于 20%。

四、治疗

治疗原则以手术为主。同时手术有助于了解肿瘤侵犯,病理分期、类型及分化程度,以决定下一步治疗方案。治疗前,大致可把子宫肉瘤分为局限于子宫或已经扩散到子宫外两种。

1.局限于子宫

能行手术者则行全子宫+双附件切除,不能手术的患者可选择盆腔放疗±阴道近距离放疗和(或)化疗或激素治疗。

2.已知或怀疑子宫外病变

根据症状和指征行 MRI 或 CT 检查,是否手术要根据症状、病变范围、病灶的可切除性来决定,能手术者行全宫双附件切除和(或)转移病灶的局部切除。不能手术者:①子宫内膜间质肉瘤。Ⅰ期可仅观察或激素治疗;Ⅱ、Ⅲ和Ⅳa 期行激素治疗和肿瘤靶向放疗;Ⅳb 期行激素治疗+姑息性放疗。②子宫平滑肌肉瘤或未分化肉瘤。Ⅰ期可观察或考虑化疗或盆腔放疗和(或)阴道近距离放疗;Ⅲ和Ⅳ期可考虑肿瘤靶向放疗或化疗;Ⅳa 期行化疗和(或)放疗;Ⅳb 期行化疗+姑息性放疗。

五、术后随访

术后 1~2 年每 3 个月体检 1 次,以后每半年或 1 年体检 1 次。胸片或肺 CT 每 6~12 个月 1 次,共维持 5 年。有临床指征者行 CT/MRI 检查。无临床指征行其他影像学检查。

六、复发的治疗

子宫平滑肌肉瘤是侵袭性较强的恶性肿瘤,预后较差,即使早期发现,其复发率仍可高达 53%~71%。

1.经 CT 检查胸、腹、盆腔均阴性的阴道局部复发

既往未接受放疗者,可选择:①手术探查+病灶切除+术中放疗。②肿瘤靶向放疗。若选择方案①,根据术中情况,确定补充治疗。若病灶仅局限于阴道,术后行肿瘤靶向放疗+阴道

近距离放疗。若病灶扩散到阴道外,但仅限于盆腔时,术后行肿瘤靶向放疗。若已扩散至盆腔外,可行化疗,子宫内膜间质肉瘤可行激素治疗。既往曾接受放疗者,可选择手术探查+病灶切除+术中放疗+化疗或化疗或激素治疗(仅限于子宫内膜间质肉瘤)或肿瘤靶向放疗。

2.孤立转移灶

可切除者可考虑手术切除+术后化疗或激素治疗(仅限于子宫内膜间质肉瘤),或化疗+姑息性放疗,或激素治疗(仅限于子宫内膜间质肉瘤)。不可切除病灶者可行化疗+姑息性放疗,或激素治疗(仅限于子宫内膜间质肉瘤)。

3.播散性转移

子宫内膜间质肉瘤行激素治疗或支持治疗,其他肉瘤行化疗+姑息性放疗或支持治疗。

4.全身治疗

全身治疗包括化疗和激素治疗。化疗药物可单用或联合,推荐药物包括多柔比星、吉西他滨/多西紫杉醇,其他可选择的单药有达卡巴嗪、多西紫杉醇、表柔比星、吉西他滨、异环磷酰胺、脂质体阿霉素、紫杉醇和替莫唑胺等。激素治疗仅适用于子宫内膜间质肉瘤,包括醋酸甲羟孕酮、醋酸甲地孕酮、芳香酶抑制剂、GnRH 拮抗剂和他莫昔芬。

第6节　子宫内膜癌

子宫内膜癌是发生于子宫内膜的一组上皮性恶性肿瘤,以来源于子宫内膜腺体的腺癌最常见。近年来,子宫内膜癌的发病率在世界范围内呈上升趋势。

一、发病相关因素

(1)雌激素长期持续增高:子宫内膜长期受雌激素刺激而无孕酮拮抗,可能导致内膜癌的发生。

内源性雌激素:无排卵性功血、多囊卵巢综合征、功能性卵巢瘤等合并存在。

外源性雌激素:指使用雌激素替代疗法时使用的雌激素。随着选用雌激素剂量的增加和使用时间的延长,危险性增加。

(2)常伴有子宫内膜增生过长。

(3)体质因素:肥胖、高血压、糖尿病、未婚、少产是内膜癌的高危因素,为宫体癌综合征。内膜癌患者绝经年龄平均晚 6 年。

(4)遗传因素:有家族子宫内膜癌或结肠癌史。

二、病理

(一)巨检

子宫内膜癌大体病理可分为弥漫型和局限型。

1.弥漫型

弥漫型病变可累及全部或大部内膜,并突向宫腔,常伴有出血、坏死,较少有肌层浸润。晚期发展到一定阶段可向肌层侵犯,甚至浸润到子宫浆膜并可转移到卵巢、子宫旁、直肠与膀胱等。晚期肿瘤表面坏死、溃疡,常继发感染。

2.局限型

局限型较少见。局限型可表现为息肉状或菜花状、结节状。癌肿的范围局限,仅累及一部分子宫内膜,外观与弥漫型相同。表面的癌变范围不大而向深部肌层侵犯,易使子宫体增大或坏死、感染,形成宫壁溃疡,甚至穿通。晚期同样有周围侵蚀或转移。

(二)镜检

子宫内膜癌有多种组织类型。

1.内膜样腺癌

内膜样腺癌占80%~90%,镜下见内膜腺体增多,大小不一,排列紊乱,呈明显背靠背现象。癌细胞较大、不规则,核大、呈多形性改变、深染,细胞质少,分裂象多,间质少伴炎性细胞浸润。分化差的腺癌则见腺体少,结构消失,称为实性癌块。内膜癌组织学3级分类法:G1(高分化腺癌)为非鳞状或桑葚状实性生长区域≤5%;G2(中分化腺癌)为非鳞状或桑葚状实性生长区域占6%~50%;G3(低分化腺癌)为非鳞状或桑葚状实性生长区域>50%。核异型性显著、组织异型性显著的G1或G2应相应升高一个分级。

2.腺癌伴鳞状上皮分化

腺癌组织中有时含鳞状上皮成分,伴化生鳞状上皮成分者称为棘腺癌(腺角化癌),伴鳞状细胞癌者称为鳞腺癌,介于两者之间称为腺癌伴鳞状上皮不典型增生。

3.浆液性腺癌

浆液性腺癌又称子宫乳头状浆液性腺癌(UPSC),占1%~9%。癌细胞异型性明显,多为不规则复层排列,呈乳头状或簇状生长。该病恶性程度高,易有深肌层浸润和腹腔、淋巴及远处转移,预后极差。无明显肌层浸润时,也可能发生腹腔播散。

4.透明细胞癌

透明细胞癌占 1%~9%,多呈实性片状、腺管样或乳头状排列,癌细胞胞质丰富,透亮核呈异形性或靴钉状,恶性程度高,易早期转移。

三、转移途径

多数子宫内膜癌生长缓慢,局限于内膜或宫腔内时间长,部分特殊病理类型(浆液性乳头状腺癌、鳞腺癌)和低分化癌可发展很快,短期内出现转移。其主要转移途径为直接蔓延和淋巴转移,晚期可有血行转移。

1.直接蔓延

癌灶初期沿子宫内膜蔓延生长,向上可沿子宫角延至输卵管,向下可累及宫颈管及阴道。若癌瘤向肌壁浸润,可穿透子宫肌壁,累及子宫浆膜层,广泛种植于盆腹腔、直肠子宫陷凹及大网膜。

2.淋巴转移

淋巴转移为子宫内膜癌的主要转移途径。当癌肿累及宫颈、深肌层或分化不良时,易早期发生淋巴转移。转移途径与癌肿生长部位有关,宫底部癌灶常沿阔韧带上部淋巴管网,经骨盆漏斗韧带转移至卵巢,向上至腹主动脉旁淋巴结。子宫角或前壁上部病灶沿圆韧带淋巴管转移至腹股沟淋巴结。子宫下段或已累及子宫颈的癌灶,其淋巴转移途径与宫颈癌相同,可累及宫旁、闭孔、髂内外及髂总淋巴结。子宫后壁癌灶可沿宫骶韧带转移至直肠淋巴结。约 10% 的内膜癌经淋巴管逆行引流累及阴道前壁。

3.血行转移

血行转移少见,晚期经血行转移至肺、肝、骨等处。

四、临床表现

(一)症状

极早期无明显症状,以后出现阴道流血、阴道排液、疼痛等。

1.阴道流血

主要表现为绝经后阴道流血,量一般不多。尚未绝经者表现为月经增多、经期延长或月经紊乱。

2.阴道排液

多为血性液体或浆液性分泌物,合并感染则有脓血性排液,恶臭。因阴道排液异常就诊者约占 25%。

3.下腹疼痛及其他

若癌肿累及宫颈内口,可引起宫腔积脓,出现下腹胀痛及痉挛样疼痛。晚期浸润周围组织或压迫神经时,可引起下腹部及腰骶部疼痛。晚期可出现贫血、消瘦及恶病质等症状。

(二)体征

早期子宫内膜癌妇科检查无异常发现。晚期可有子宫明显增大,合并宫腔积脓时可有明显触痛,宫颈管内偶有癌组织脱出,触之出血。癌灶浸润周围组织时,子宫固定或在宫旁可扪及不规则结节状物。

五、诊断

除根据临床表现和体征外,病理组织学检查是确诊的依据。

(一)病史及临床表现

对于绝经后阴道流血和绝经过渡期月经紊乱,均应排除内膜癌后再按良性疾病处理。对于以下情况,女性要密切随诊:①有子宫内膜癌发病高危因素,如肥胖、不孕、绝经延迟。②有长期应用雌激素、他莫昔芬或雌激素增高病史。③有乳癌、子宫内膜癌家族史,必要时可进行分段诊刮送组织病理学检查。

(二)B 超检查

经阴道 B 超检查可以了解子宫大小、宫腔形状、宫腔内有无赘生物、子宫内膜厚度,以及肌层有无浸润及深度等,为临床诊断及处理提供参考。子宫内膜癌超声图像表现为子宫增大,宫腔内有实质不均回声区,或宫腔线消失,肌层内有不规则回声紊乱区等。彩色多普勒显像可见混杂的斑点或棒状血流信号,流速高、方向不定,频谱分析为低阻抗血流频谱。

(三)分段诊刮

分段诊刮是最常用且最有价值的诊断方法,其能鉴别子宫内膜癌和宫颈管腺癌,也可明确子宫内膜癌是否累及宫颈管,从而为制订治疗方案提供依据。

(四)其他辅助诊断方法

1.宫颈管搔刮及子宫内膜活检

对绝经后阴道流血,宫颈管搔刮可协助鉴别有无宫颈癌。若 B 超检查确定宫腔内有明显病变,做宫腔内膜活检也可明确诊断。

2.细胞学检查

宫颈刮片、阴道后穹隆涂片及宫颈管吸片取材做细胞学检查辅助诊断子宫内膜癌的阳性率不高,分别为 50%、65% 和 75%。近年来,宫腔冲洗、宫腔刷或宫腔吸引涂片等准确率高,但操作复杂,阳性也不能作为确诊依据,故应用价值不高。

3.宫腔镜检查

宫腔镜检查可直接观察宫腔及宫颈管内有无癌灶存在,癌灶大小及部位,可在直视下取材活检,减少对早期子宫内膜癌的漏诊,但其可能会促进癌细胞扩散。

4.其他

MRI、CT 及 CA125 测定可协助诊断病变范围, 有子宫外癌播散者其血清 CA125 明显升高。目前认为动态增强 MRI 是评估子宫肌层和盆腔内局部浸润的最佳方法。

六、鉴别诊断

1.绝经过渡期功血

绝经过渡期功血以月经紊乱,如经量增多、经期延长或不规则阴道流血为主要表现。妇科检查无阳性体征时,应做分段诊刮明确诊断。

2.老年性阴道炎

老年性阴道炎患者可有血性白带,检查时可见阴道黏膜变薄、充血或有出血点、分泌物增加等表现,治疗后可有好转,必要时可在抗感染治疗后再做诊刮,以排除子宫内膜癌。

3.子宫黏膜下肌瘤或内膜息肉

子宫黏膜下肌瘤或内膜息肉有月经过多或经期延长症状,可行 B 超检查、宫腔镜及分段诊刮确定诊断。

4.宫颈管癌、子宫肉瘤及输卵管癌

宫颈管癌、子宫肉瘤及输卵管癌均可有阴道排液增多或不规则流血症状。宫颈管癌因

癌灶位于宫颈管内,宫颈管变粗、变硬或呈桶状。子宫肉瘤使子宫明显增大、质软。输卵管癌以间歇性阴道排液、流血、下腹隐痛为主要症状,可有附件包块。

七、治疗

主要治疗方法为手术、放疗及药物(化学药物及激素)治疗。应根据患者全身情况、癌变累及范围及组织学类型,选用和制订适宜的治疗方案。早期患者以手术为主,按手术-病理分期结果及存在的复发高危因素选择辅助治疗。晚期则采用手术、放疗和药物等综合治疗。

(一)手术治疗

手术治疗为首选的治疗方法。手术目的:一是进行手术-病理分期,确定病变范围及与预后相关的重要因素,二是切除癌变的子宫及其他可能存在的转移病灶。术中首先应进行全面探查,对可疑病变部位取样做冰冻切片检查,并可留腹水或盆腹腔冲洗液进行细胞学检查。剖视切除的子宫标本,判断有无肌层浸润。手术切除的标本应常规进行病理学检查,癌组织还应行雌、孕激素受体检测,作为术后选用辅助治疗的依据。

Ⅰ期患者占75%,根据复发风险和生存时间分为3组。低危组:Ⅰa/b,G1/2,内膜样癌。中危组:Ⅰa/b,G3,内膜样癌。高危组:Ⅰa/b,浆液性/透明细胞/小细胞/未分化。

(1)Ⅰ期患者若不能耐受手术,可选择肿瘤靶向放疗并进行后续检测,可手术者应行筋膜外全子宫切除及双附件切除术加盆腔及腹主动脉旁淋巴结清扫术。

鉴于子宫内膜乳头状浆液性癌恶性程度高,若早期出现淋巴转移及盆腹腔转移,其临床Ⅰ期手术范围应与卵巢癌相同,除分期探查、切除子宫及双附件、清扫腹膜后淋巴结外,应切除大网膜及阑尾。

低危组:术后无须辅助治疗。中危组:辅助性盆腔放疗可显著减少局部复发。高危组:推荐盆腔放疗,以提高局部控制率;辅助性铂类为基础的化疗可显著改善预后。

(2)Ⅱ期不能耐受手术患者可选择肿瘤放射治疗并进行后续检测。可手术者应行广泛子宫切除及双附件切除术,同时行盆腔及腹主动脉旁淋巴结清扫。若宫颈活检或MRI为阳性,或肉眼见受侵者,可行根治性子宫及双附件切除+盆腔及腹主动脉旁淋巴结清扫。高危患者或仅行全子宫切除术者推荐进行辅助性盆腔放疗+近距离照射。

(3)Ⅲ期和Ⅳ期的晚期患者:①病灶在腹腔内,包括腹水、大网膜、淋巴结、卵巢、腹膜肿瘤细胞阳性者应行筋膜外全子宫及双附件切除术+最大限度肿瘤减灭或盆腔、腹主动脉旁淋巴结切除。②病灶在子宫外盆腔,包括阴道、膀胱、结肠/直肠、宫旁出现浸润者,行盆腔放疗或手术+近距离放疗或化疗。③腹膜外膜腔/肝脏发现病灶者,可考虑姑息性子宫双附件切除或放疗或激素治疗或化疗。腹腔镜手术目前被越来越多地应用于子宫内膜癌的治疗,尤其是对于肥胖女性和高危女性的术前诊断,且研究表明,腹腔镜手术并未增加手术并发症的发生率。

(二)放疗

放疗是治疗子宫内膜癌有效的方法之一,分腔内照射及体外照射两种。腔内照射多用后装腔内照射,高能放射源为 ^{60}Co 或 ^{137}Cs。体外照射常用 ^{60}Co 或直线加速器。

1.单纯放疗

单纯放疗仅用于有手术禁忌证或无法手术切除的晚期内膜癌患者。腔内总剂量为 45~50Gy。体外照射总剂量为 40~45Gy。对 Ⅰ 期 G1、不能接受手术治疗者可选用单纯腔内照射,其他各期均应采用腔内、腔外照射联合治疗。

2.术前放疗

术前放疗可缩小癌灶,为手术创造条件。对于 Ⅱ、Ⅲ 期患者,可根据病灶大小,在术前加用腔内照射或体外照射。放疗结束后 1~2 周应进行手术。

3.术后放疗

术后放疗是内膜癌最主要的术后辅助治疗,可明显降低局部复发率,提高生存率。对已有深肌层浸润、淋巴结转移、盆腔及阴道残留病灶的患者,术后均需加用放疗。目前最新的研究发现,单纯阴道近距离放疗对控制子宫内膜癌阴道转移非常有效,且比体外放疗的胃肠道不良反应更少,因此认为单纯阴道近距离放疗应该作为复发高危人群的重要辅助治疗之一。

(三)孕激素治疗

对晚期或复发癌、早期要求保留生育功能的患者,可考虑孕激素治疗。其机制可能是孕激素作用于癌细胞并与孕激素受体结合,形成复合物进入细胞核,延缓 DNA 和 RNA 复制。为抑制癌细胞生长,孕激素以高效、大剂量、长期应用为宜,至少应用 12 周方可评定疗效。孕激素受体阳性者有效率可达 80%。常用药物:口服甲羟孕酮 200~400mg/d;己酸孕酮 500mg,肌内注射每周 2 次,长期使用可有水钠潴留、水肿或药物性肝炎等不良反应,停药后即可恢复。据文献报道,孕激素不但可以逆转子宫内膜不典型增生,成功率高达 80%~90%,且对原发性子宫内膜癌的治疗有效率可达 50%~70%。

(四)抗雌激素制剂治疗

抗雌激素制剂治疗的适应证与孕激素相同。他莫昔芬(TAM)为非甾体类抗雌激素药物,亦有弱雄激素作用。TAM 与雌激素竞争受体,抑制雌激素对内膜的增生作用,并可提高孕激素受体水平。大剂量 TAM 可抑制癌细胞有丝分裂。常用剂量为 20~40mg/d,可先用 TAM 2 周使孕激素受体含量上升后再用孕激素治疗,或与孕激素同时应用。不良反应有潮热、急躁等类绝经期综合征表现等。

(五)化疗

化疗为晚期或复发子宫内膜癌的综合治疗措施之一,也可用于术后有复发高危因素患者的治疗,以减少盆腔外的远处转移。常用化疗药物有顺铂、阿霉素、紫杉醇、环磷酰胺、氟尿嘧啶、丝裂霉素和依托泊苷等。化疗可单独应用或联合应用,也可与孕激素合并使用。临床常用的联合化疗方案是顺铂($50mg/m^2$)、阿霉素($50mg/m^2$)和环磷酰胺($500mg/m^2$),即PAC方案,其总有效率可达31%~81%,大多数为部分缓解,缓解时间为4~8个月,但对改善5年生存率的效果不明显。子宫乳头状浆液性腺癌术后应给予化疗,方案同卵巢上皮癌。

第7节 卵巢肿瘤

卵巢肿瘤是常见的女性生殖器官肿瘤,可发生于任何年龄,组织学类型复杂。卵巢恶性肿瘤由于缺乏特异性症状和有效、实用的早期诊断手段,70%以上的患者确诊时已为晚期。卵巢上皮性癌总体预后不良,卵巢生殖细胞肿瘤对化疗敏感,经化疗后,预后可明显提高。

一、卵巢上皮性肿瘤

(一)概述

卵巢上皮性肿瘤是最常见的卵巢肿瘤,约占卵巢良性肿瘤的50%。上皮性卵巢癌占卵巢原发恶性肿瘤的85%~90%。其发病率约为57/10万,诊断时的中位年龄约为63岁,其中大约70%就诊时已是晚期。浸润型卵巢上皮癌的高发年龄是56~60岁,绝经后女性患卵巢肿瘤中30%是恶性,绝经前女性7%是恶性。交界性肿瘤患者的平均年龄约为46岁。

(二)流行病学

1.发病情况

普通女性一生中罹患卵巢癌的风险为1.4%(1/70),死于卵巢癌的风险为0.5%。

卵巢癌的发病率随年龄增长而上升,患者诊断时的中位年龄约为63岁。40~44岁的年龄标化发病率为15~16/10万,而80~89岁则上升为57/10万,达到发病高峰。卵巢肿瘤的发生可能与环境、饮食及预防等多方面因素有关,值得我们进一步去探索。

2.发病危险因素

流行病学研究已经证实了某些特殊因素可能与卵巢上皮性肿瘤的发生相关,但并不适用于其他类型的卵巢肿瘤,如生殖细胞肿瘤和特异性性索间质肿瘤。具体相关因素有以下几个方面。

(1)生殖内分泌因素:①月经史。月经初潮早(<12 岁来潮)、绝经晚等会增加患卵巢癌的危险。②生育史。妊娠对卵巢癌的发病有保护性作用。随着妊娠次数的增加,卵巢癌发病的危险性进行性下降。未生育或 35 岁以后生育,患癌风险上升。与未生育女性相比,妊娠可使患卵巢癌的危险性降低。③哺乳。有研究发现,哺乳能降低卵巢癌的发生危险性,尤其是产后半年,累积哺乳时间越长,保护作用越强。④不孕症及促排卵药物的应用。应用促排卵药物可增加患卵巢癌的危险。研究发现,应用促排卵药物的女性患卵巢浸润癌的相对危险性为无不孕史女性的 2.8 倍,而发生交界性肿瘤的相对危险性为无不孕史女性的 4 倍。此外,不论是否应用促排卵药物,不孕症女性患卵巢癌的危险性均增加。⑤外源性激素的应用。口服避孕药可抑制排卵,进而降低患卵巢癌的危险性,且服药时间越长,下降越明显。使用口服避孕药 5 年及以上,可使卵巢癌的发病风险降低约 50%。更年期及绝经期雌激素替代疗法(HRT)可增加患卵巢癌的风险。有研究证明,使用雌激素 19 年以上的女性患卵巢癌的相对危险度是 3.2。口服避孕药则对卵巢癌的发生有保护作用。

(2)个体因素:①年龄。卵巢上皮性肿瘤在绝经后女性中多见,卵巢上皮癌约 80%发生于绝经后,50%发生于 65 岁以上的老年女性。另有研究发现,20 岁组女性发病率为 2/10万,70 岁组女性发病率为 55/10 万。②饮食。经常食用动物脂肪、饮用咖啡及低碘饮食的人患卵巢癌的比例相对较高。而多食用富含纤维素、维生素 A、维生素 C、维生素 E 及胡萝卜素的蔬菜和水果,饮用茶及低脂牛奶可降低卵巢癌的发生危险。③体重指数(BMI)。BMI 与卵巢癌的发生危险性为正相关。与正常女性相比,BMI 超过正常值 15%~35%者,危险性仅增加 3%;超过 65%~85%,危险性增加 50%;BMI 超过 85%,危险性可达 90%。④其他。吸烟、染发、精神状态失衡(紧张、抑郁、焦虑)等因素均可增加卵巢癌的发生危险。

(3)遗传因素:目前认为遗传因素与卵巢癌的发生有密切关系。有研究发现,5%~10%的卵巢癌有遗传相关性,有报道称如果单卵双胎姐妹患卵巢癌,那么她们各有一个女儿也会发生卵巢癌。亦有报道提出,家族中若有卵巢癌、乳腺癌或结肠癌患者,家族成员患卵巢癌的危险性就会增加。目前研究证实有 4 种遗传综合征表现有遗传性基因突变:①遗传性乳腺癌–卵巢癌综合征(HBOC)。占卵巢癌遗传性病例的 85%~90%,其发生主要与 BRCA1(位于 17 号染色体)和 BRCA2(位于 13 号染色体)基因突变有关,属于常染色体显性遗传。②Ⅱ型 Lynch 综合征。为家族性对子宫内膜、乳腺、卵巢和结肠癌易感的综合征,占卵巢癌遗传性病例的 9%~12%。其发生与 MMR 基因突变有关。此类患者的发病年龄多在 46 岁以前。③遗传性卵巢癌综合征/部位特异性卵巢癌综合征。指家族中卵巢癌为遗传相关的唯一肿瘤,主要为上皮性癌,亦与 BRCA1 和 BRCA2 基因突变有关。此类基因突变者发病风险为5%,约为一般人群的 3 倍(1.4%~1.5%)。④其他。包括 Gorlin 综合征(即基底细胞癌综合征,与 Patch 基因突变有关)、Ollier 病(即多发性内生骨疣,与 STK11 基因突变有关)、P-J 综合征(即遗传型胃肠道息肉病伴黏膜皮肤色素沉着症,与 EXT 基因突变有关)。这些基因突变者发病风险不足 2%。

(4)其他因素:有研究发现,从事干洗工、话务员、搬运工和油漆工等职业的人患卵巢癌的概率明显高于从事其他行业的人,由此认为接触有机粉尘、滑石粉、芳香胺和芳香族碳氢化学物等是卵巢癌的致病因素之一。

(三)发病机制

目前卵巢上皮性肿瘤的发生发展机制仍不详。以往多数学者认为,卵巢上皮性肿瘤起源于卵巢表面上皮及其内陷形成的包涵体。腹膜的上皮、卵巢的表面上皮和副中肾管皆来自体腔上皮,认为卵巢表面上皮有向副中肾管分化的潜能,向输卵管上皮分化,则为浆液性肿瘤,向子宫内膜分化则为内膜样肿瘤,向子宫颈黏液上皮分化则为黏液性肿瘤,向移行上皮分化则为 Brenner 瘤。但近年来,人们对卵巢癌细胞起源的认识发生了重大变化。卵巢表面上皮起源假说已被基本否定,诞生了卵巢上皮性癌的卵巢外起源新学说。该学说主要认为高级别卵巢浆液性癌很可能起源于输卵管伞端,子宫内膜样癌和透明细胞癌可能来源于异位的子宫内膜,黏液性癌和移行细胞癌则有可能来源于输卵管伞与腹膜交界的移行细胞巢。

(四)病理类型

1.卵巢浆液性肿瘤

卵巢浆液性肿瘤占上皮性肿瘤的 46%,最为常见。其中,良性约占 60%,交界性约占 10%,恶性约占 30%。肿瘤细胞具有输卵管上皮的形态结构特征,构成较大囊腔,并向腔内折叠,形成分支状乳头,乳头一般较粗短,间质较宽,瘤腔内为富含血清蛋白质的浆液。

(1)单房性浆液性囊腺瘤:其表现为单房壁薄的囊肿,故又称为单纯性囊肿。肿瘤直径一般为 5~10cm,多呈球形,外表光滑。切面为单个囊腔,有时可见散在扁平乳头,囊壁薄,仅由单层能分泌黏液的柱状或立方上皮细胞构成,部分细胞带纤毛,与输卵管上皮极为相似。

(2)多房性浆液性囊腺瘤:肿瘤为多房囊性,直径为数厘米至数十厘米不等,外表光滑,呈球形。囊内充满淡黄色浆液,内壁光滑,内衬单层立方或矮柱状上皮,细胞排列整齐而较一致,核膜规则,染色均匀,无核分裂象。部分细胞游离缘可见纤毛。

(3)卵巢浆液性乳头状囊腺瘤:特征是有乳头生长,可为单房或多房,多房者表面呈结节状或分叶状。切面呈单房或多房,囊腔由纤维组织分割而成,内壁可见到乳头生长,乳头分支较粗,乳头状突起之间或其内常见小钙化体,乳头中心的间质为纤维结缔组织,乳头表面大部分为输卵管上皮,细胞均匀一致,无或少细胞核分裂象。

(4)浆液性表面乳头状瘤:较少见,一般较小,多为双侧,乳头大小不等,全呈外生型,镜下可见卵巢间质或纤维组织,被覆上皮由单层立方或矮柱状上皮细胞构成,部分细胞有纤毛。此类肿瘤的乳头表面上皮细胞可脱落,种植于腹膜或盆腔器官表面,引起腹腔种植,甚至出现腹水,从生物学行为看,应属交界性肿瘤。

(5)腺纤维瘤和囊性腺纤维瘤:来自卵巢及其间质。腺纤维瘤以纤维间质为主,多实性,有散在小囊腔。囊性纤维瘤以实质为主,形成较大囊腔。两者多为单侧,囊壁和腔隙的上皮主要为浆液性单层立方或柱状上皮,排列整齐,无显著不典型。

(6)交界性浆液性囊腺瘤:也称为低度恶性潜能的肿瘤,约占所有卵巢浆液性肿瘤的10%,50%发生于40岁以下女性。约10%卵巢浆液性交界性肿瘤伴有卵巢外种植,组织学分为浸润型种植和非浸润型种植。非浸润型种植的特点为非典型细胞的乳头状增生累及腹膜表面,形成光滑的内陷。浸润型种植病灶更像分化好的浆液性癌,可见不典型细胞形成边界清楚的不规则腺体。腹膜表面有浸润性种植表现的患者预后相对较差。

(7)卵巢浆液性腺癌:占卵巢上皮癌的40%~60%,约2/3为双侧,直径为数厘米至数十厘米不等。肿瘤常为多房,表面光滑或有多个乳头状突起。分化差的(高级别癌)肿瘤为实性,糟脆,有出血、坏死,多呈结节状。分化好的(低级别癌)常呈囊实性,囊内或表面有柔软而融合的乳头。少数肿瘤为表面乳头性。镜下均可见卵巢间质浸润。高分化浆液性癌有明显的乳头和腺体结构。低分化癌则为致密排列的多层细胞,细胞核形态多样,细胞排列无极性,核异型深染,有明显核仁,分裂象活跃。中分化癌介于两者之间。80%的浆液性癌可见分层的钙化砂粒体。如果有大量砂粒体形成,且细胞分化较好,称为浆液性癌,为卵巢浆液性癌的一种罕见变异,通常预后较好,临床特点与浆液性交界性肿瘤相似。目前认为浆液性癌的两种分化程度可能代表了两种不同的癌肿,分化好的低级别癌生长缓慢,预后良好,被称为Ⅰ型癌;分化差的高级别癌,侵袭性强,预后不良,被称为Ⅱ型癌。两种不同的类型具有不同的分子通路。

2.黏液性肿瘤

黏液性肿瘤占卵巢上皮性肿瘤的8%~10%,以良性为主,恶性少见。肿瘤上皮多数类似于肠黏膜上皮,少数类似于宫颈管黏膜上皮,两者亦可并存。囊内容物为富含酸性黏多糖及黏蛋白的黏稠液体。良性肿瘤的上皮形态和结构与正常宫颈腺体十分相似,交界性及恶性肿瘤则表现为不同程度的非典型性上皮复层化及乳头生长,黏液分泌也表现异常,有的细胞分泌亢进,有的分泌减少,甚至阙如。少数肿瘤内出现类似肠黏膜上皮的细胞,如杯状细胞和嗜银细胞,可能为卵巢表面上皮的化生性转化。

(1)卵巢黏液性囊腺瘤:多见,约占卵巢黏液性肿瘤的80%,多为单侧多房,体积较大,外表光滑,少见乳头,3%~5%合并皮样囊肿。镜下见囊壁被覆单层高柱状黏液上皮,细胞核位于基底部,有宫颈管黏膜上皮或肠型上皮。囊壁和房间隔为纤维结缔组织。

(2)交界性黏液瘤:约占卵巢黏液性肿瘤的12%,多为多房,囊壁较厚,囊壁内面可平滑,但多有乳头。乳头细小呈片状或反复分支呈息肉状。特点:①上皮复层化,达2~4层,常伴乳头和(或)上皮簇。②上皮轻到中度不典型增生,细胞核不规则,深染,伴黏液分泌异常,可见杯状细胞。③核轻度异型性,核分裂象少见,<1/10HP。④可有腹膜表面种植。⑤无间质

或肿瘤包膜浸润。按上皮分化,其可分为肠型和宫颈内膜型两个亚型。肠型上皮成分类似于肠上皮,无破坏性间质浸润,几乎全部含有杯状细胞。常见神经内分泌细胞,少见潘氏细胞。宫颈内膜型可伴有微乳头结构、微浸润、腹膜种植和累及淋巴结。肿瘤细胞类似于宫颈内膜上皮,核有轻度异型性,乳头内或细胞外游离漂浮区有许多急性炎症细胞。

(3)卵巢黏液性囊腺癌:少见,占卵巢上皮癌的 6%~10%。双侧性占 8%~10%。95%~98%的黏液病变局限在卵巢内。切面常呈多房囊性,有出血坏死、乳头和实性区,腔内含混浊黏液。镜下见上皮复层化超过 3 层,伴有乳头及上皮簇形成,上皮重度不典型增生,细胞排列无极性,有明显异型性,核分裂活跃,黏液分泌异常,腺体背靠背、共壁及筛状结构形成,间质内有恶性上皮无秩序地侵入。绝大多数卵巢黏液性癌含有肠型细胞,临床上仅凭组织学无法将其与胃肠道来源的转移癌进行鉴别。

(4)卵巢黏液性囊性肿瘤伴附壁结节或腹膜假黏液瘤:少数黏液性肿瘤壁上有一个或几个实性结节,一般为 2~3cm,大者可达 12cm,常为黄色、粉红或红色,伴出血和坏死。镜下与肿瘤的其他部位显著不同,可有多样化组织学改变。黏液性肿瘤可以是良性、交界性、恶性;附壁结节可以是反应性(肉瘤样型,如龈瘤样型、梭形细胞型、组织细胞型)、良性(平滑肌瘤)、恶性(肉瘤、间变性癌、癌肉瘤等)等,预后与附壁结节性质有关。卵巢黏液性囊性肿瘤伴腹膜假黏液瘤为肠型交界性肿瘤,也可是良性、交界性或恶性。在伴良性或交界性上皮细胞时,被称为"播散性腹膜腺黏液病"。当上皮细胞表现为恶性时,多呈浸润性生长,被称为"腹膜黏液性癌",常来源于阑尾或其余胃肠道原发性肿瘤。

3.子宫内膜样肿瘤

子宫内膜样肿瘤占卵巢上皮性肿瘤的 6%~8%,具有子宫内膜[上皮和(或)间质]的组织学特点,有研究表明其可与子宫内膜异位症病灶并存,可能提示了其组织起源。

(1)良性子宫内膜样肿瘤:主要发生于生育期女性。肿瘤常有明显的纤维间质,呈腺纤维瘤或囊腺纤维瘤结构。肿瘤为中等大小,表面光滑,往往为一个或多个息肉样物。切面可见大小不等的囊腔,囊壁光滑为致密结缔组织,少数有乳头状突起,囊内被覆单层立方或矮柱状上皮,核分裂象少见,伴有内膜样间质,似正常宫内膜。有的腺上皮见鳞化,称为腺棘纤维瘤。

(2)交界性子宫内膜样肿瘤:少见,临床预后好。属良性结构,伴瘤细胞不典型增生,缺乏间质浸润,包括腺瘤、囊腺瘤、腺纤维瘤和囊腺纤维瘤。多为单侧,呈多房囊性腺纤维瘤改变,表面被膜增厚,切面为致密实性区中散在大小不等的囊腔,腔内含透明液体,囊壁内可见绒毛腺管状及乳头状突起。镜检见腺上皮增生的形态类似于子宫内膜非典型改变,上皮复层和异型性,见核分裂象,鳞状上皮灶状化生,无间质浸润。腺体排列紧密,背靠背或筛状排列,腺上皮为假复层或复层,间质为致密纤维结缔组织。

(3)恶性子宫内膜样肿瘤:患者常较年轻,占卵巢上皮性癌的 10%~20%,其中肿瘤在同侧卵巢或盆腔其他部位合并的占 42%。15%~20%的病例合并子宫体内膜癌。子宫内膜癌转移至卵巢患者的 5 年生存率为 30%~40%,它具有子宫内膜癌的全部亚型,包括以下 3 种:①癌。腺癌、棘腺癌、恶性腺纤维瘤和囊腺纤维瘤。②子宫内膜样肉瘤。③中胚叶混合瘤(癌肉瘤)。为同质或异质。肿瘤一般体积较大,单房或多房,实性或囊实性,柔软,质脆,囊壁厚薄不均,囊壁内面可见乳头或瘤结节突起。

4.透明细胞肿瘤

透明细胞肿瘤多为恶性,良性和交界性罕见。透明细胞癌多为单侧。瘤体以实性结节为主,镜下为体积均匀的多边形或圆形的透明细胞和大而圆的鞋钉样细胞,也可有嗜酸性细胞、印戒样细胞及立方状细胞。由于胞质内富含糖原,故该类瘤细胞空而透明,团状、索状或乳头状排列,瘤细胞核异型性明显,深染;间质为梭形或纤维样细胞,呈极细的束,夹在腺管或细胞索之中。

5.移行细胞肿瘤

移行细胞肿瘤约占卵巢肿瘤的 2%,肿瘤多数为良性 Brenner 瘤,无包膜,但与卵巢肿瘤分界清,多为实性,灰白色,呈旋涡编织状,镜下为散在的上皮巢及周围环绕以致密的梭形间质细胞,两者界限清楚。瘤细胞为多边形或呈非角化性鳞状上皮样型,胞质透明。交界性瘤少见,为囊实性,囊腔为含有乳头被覆 8~20 层或更多分化好的移行上皮,瘤细胞轻至重度异型,核分裂象少,无间质浸润。恶性 Brenner 瘤极罕见,体积较大,囊实性,伴间质浸润,常有钙化。移行细胞癌指不含良性或交界性 Brenner 瘤成分的恶性移行细胞肿瘤,有明显间质浸润,常伴有 Mullerian 上皮瘤其他成分。

6.鳞状细胞肿瘤

鳞状细胞肿瘤为非生殖细胞来源的卵巢鳞状上皮肿瘤,包括鳞状上皮囊肿和鳞状上皮细胞癌。其可能继发于子宫内膜异位症或 Brenner 瘤,可与 Brenner 瘤合并存在,亦可独立存在。

7.混合性肿瘤

混合性肿瘤是由上述 2 型或 2 型以上卵巢上皮性肿瘤成分构成的肿瘤,其中最少的成分应占肿瘤的 10% 以上,如少于 10%,应按主要成分归类。

8.未分化及未分类肿瘤

未分化癌分化极差,镜下见未分化小细胞,呈圆形或梭形,核分裂象多见,细胞弥散排列,尚有成巢倾向,间质成分一般较丰富,预后极差。未分类肿瘤指不能按上述各亚型特点明确分类的原发性卵巢上皮性肿瘤,很少见。

(五)治疗

治疗原则以手术为主,恶性者常规辅以铂类和紫杉醇为主的联合化疗,免疫和生物治疗可作为辅助治疗措施。

1.手术治疗

(1)卵巢良性肿瘤:若卵巢直径<5cm,疑为卵巢瘤样病变,可短期观察。一经确诊,则应手术治疗。手术应根据肿瘤是单侧还是双侧,患者年龄和生育要求等综合考虑。年轻、未婚或未生育者,一侧卵巢囊性肿瘤,应行患侧卵巢囊肿剥除术或卵巢切除术,尽可能保留正常卵巢组织和对侧正常卵巢。正常者缝合保留,隐蔽的良性肿瘤则行剥除术。双侧良性肿瘤亦应争取行囊肿剥除术,保留正常卵巢组织。围绝经期女性可行单侧附件切除或子宫及双附件切除。术中剖开肿瘤用肉眼观察区分良恶性,必要时做冰冻切片组织学检查明确性质,确定手术范围。若肿瘤较大或怀疑为恶性,应尽可能完整取出肿瘤,以防囊液流出或瘤细胞种植于腹腔。巨大囊肿可穿刺放液,待体积缩小后取出,穿刺前需保护穿刺周围组织,以防囊液外溢。放液速度应缓慢,以避免腹压骤降发生休克。良性肿瘤手术可以开腹或在腹腔镜下行卵巢囊肿剥除术,阴式卵巢囊肿剥除术及超声引导下卵巢囊肿穿刺术应用较少。

(2)卵巢交界性肿瘤:手术是其主要治疗手段。对渴望保留生育功能的 I 期年轻患者,若肿瘤只侵犯一侧卵巢,并且只限于卵巢组织,可在全面分期手术时只切除患侧附件,术后需严密观察随访。无生育要求的 I 期患者可在全面分期手术时行全子宫、双侧附件、大网膜和阑尾切除。对于 III~IV 期患者,一般认为要求保留生育功能的患者亦可行保守治疗。交界性肿瘤可晚期复发,对复发病例也应积极手术。对于交界性肿瘤的术后化疗尚有争议。一般认为早期患者无须化疗。对于交界性透明细胞癌,尤其是有浸润种植者和 DNA 为非整倍体者,术后可行 3~6 个疗程化疗。术后需定期观察随访,对于选择保留生育功能的女性,若有必要,应行超声监测,生育完成后应考虑完成全面手术治疗。

(3)卵巢上皮癌:初始手术治疗的目的主要有以下几点。

1)最终确定卵巢癌的诊断。

2)准确判断病变范围,进行全面的手术病理分期。

3)最大限度切除肿瘤,实行卵巢癌肿瘤细胞减灭术。

2.化学治疗

GOG 等多项临床研究结果显示 II 期低危患者术后辅助治疗不改善生存期,不建议术后辅助治疗。低分化、高风险的 I 期卵巢上皮癌患者应接受辅助化疗。给予卡铂和紫杉醇联合化疗 3~6 个周期,年龄较大的患者可接受卡铂和紫杉醇单药短疗程化疗。晚期卵巢上皮癌患者的推荐治疗方案为紫杉醇和卡铂 6~8 个周期的联合化疗。

(1) 一般上皮性卵巢癌的静脉化疗方案为紫杉醇联合卡铂 (TC)。紫杉醇,剂量为

175mg/m²,静脉输注 3 小时,之后联合卡铂,剂量为曲线下面积(AUC)5~7.5,每 3 周重复(Ⅰ类)。②多西他赛联合卡铂。多西他赛,剂量为 60~75mg/m²,1 小时静脉输注,联合卡铂,剂量为 AUC 5~6,每 3 周重复(Ⅰ类)。

(2)一般上皮性卵巢癌的腹腔化疗方案为紫杉醇联合顺铂。第 1 天,紫杉醇 135mg/m²,静脉输注 24 小时。第 2 天,顺铂 75~100mg/m² 腹腔化疗(同时水化),于紫杉醇静脉用药结束之后使用。第 8 天,紫杉醇 60mg/m²(体表面积上限为 2m²)腹腔化疗。每 3 周重复,共 6 周期(Ⅰ类)。卵巢癌肉瘤患者,全面的手术分期后确诊为Ⅲ~Ⅳ期者术后必须接受化疗,Ⅱ期术后也可考虑应用化疗。目前尚无明确数据显示使用哪种方案最佳,可考虑采用异环磷酰胺为主的化疗方案。对于Ⅲ~Ⅳ期 MMMT 或复发病例,常采用上皮性卵巢癌的推荐方案进行治疗。

3.放射治疗

上皮性癌对放射治疗有一定敏感性。放射治疗主要适用于术后患者,目的在于继续杀灭残存肿瘤,特别是当残余肿瘤直径<2cm 时可提高疗效。随着化疗药物的应用,放疗多用于晚期的姑息治疗,以杀灭肿瘤,延长生存期,但需注意潜在并发症。

(六)预后

卵巢上皮癌的预后主要与患者年龄、分期、病理分级、残余肿瘤大小、二探术的结果、对化疗药物的敏感程度以及一般情况等相关。其中,最重要的因素是肿瘤分期,期别越早,预后越好。有报道认为不同期别的 5 年生存率分别为:Ⅰ期 76%~93%(取决于肿瘤的分化程度)、Ⅱ期 60%~74%、Ⅱa 期 41%、Ⅱb 期 25%、Ⅱc 期 23%、Ⅲ期 11%。患者年龄越大、分化越低、残余肿瘤越大、二探术所见病变越大、对化疗药物不敏感、一般情况越差,其 5 年生存率越低。

参考文献

[1]刘典芳等编著.妇产科常见疾病诊断与治疗[M].长春:吉林科学技术出版社,2019.03.

[2]焦杰主编.临床妇产科诊治[M].长春:吉林科学技术出版社,2019.08.

[3]张海亮著.妇产科常见病诊疗[M].长春:吉林科学技术出版社,2019.10.

[4]陈艳主编.现代妇产科诊疗[M].北京:中国纺织出版社,2019.06.

[5]吴洪立,王孟冬主编.现代妇产科技术与指南[M].北京:中国纺织出版社,2019.11.

[6]赵骏达,李晓兰主编.新编妇产科疾病诊疗思维与实践[M].汕头:汕头大学出版社,2019.01.

[7]李巧珍等编著.精编妇产科疾病诊治要点与技巧[M].长春:吉林科学技术出版社,2019.05.

[8]甘素玲著.妇产科常见病诊断与治疗[M].长春:吉林科学技术出版社,2019.05.

[9]叶芬,徐元屏主编.妇产科学[M].重庆:重庆大学出版社,2016.08.

索　引